# Cura tu rodilla
## (salud para tus rodillas)

ROBIN BOOK

**Doctor Robert Klapper**

**Lynda Huey**

# Cura tu rodilla

**Traducción de Francisco Javier Lorente**

alternativas

ROBIN
BOOK

Si usted desea que le mantengamos informado de nuestras publicaciones, sólo tiene que remitirnos su nombre y dirección, indicando qué temas le interesan, y gustosamente complaceremos su petición.

Ediciones Robinbook
información bibliográfica
Industria, 11 (Pol. Ind. Buvisa)
08329 Teià (Barcelona)
e-mail: info@robinbook.com
www.robinbook.com

Título original: *Heal your Knees: How to Prevent Knee Surgery and What to Do If You Need It*

© Robert Klapper and Lynda Huey

© Ediciones Robinbook, s. l., Barcelona

Diseño cubierta: Regina Richling
Fotografía de cubierta: iStockphoto © Chad Zuber
Diseño interior: La Cifra

ISBN: 978-84-9917-249-1
Depósito legal: B.15.659-2012

Impreso por Limpergraf, Mogoda, 29-31 (Can Salvatella), 08210 Barberà del Vallès

Impreso en España - *Printed in Spain*

*A Ellen y Michelle Klapper,*
*a Robert y Glenn Margaret Huey,*
*a nuestros amigos Roxie y Pepper*
*y a la memoria de Wilt Chamberlain,*
*quien dio pie a esta magnífica colaboración.*

# Agradecimientos

Las siguientes personas han colaborado para que este libro salga a la luz:

Tanya Moran-Dougherty, fisioterapeuta, nos asesoró en la planificación de los ejercicios que se presentan en los capítulos 1 y 11. Asimismo, supervisó la sesión fotográfica para los ejercicios en tierra y aportó las indicaciones necesarias de los capítulos 8 y 14 para que los lectores puedan preparar sus propios programas de entrenamiento. Su dedicación diaria a los tratamientos fisioterapéuticos de rehabilitación, tanto en la piscina como en tierra firme, la han convertido en la mejor asesora que hemos conocido.

Tampoco podemos olvidarnos del doctor LeRoy Perry Jr., uno de los pioneros en medicina deportiva y terapia acuática, maestro de Lynda Huey —a quien proporcionó los conocimientos que le han permitido desarrollar su carrera en este campo— e inspirador de muchos de los pasajes de este libro.

La contribución del cirujano ortopédico Robert Kerlan, director de la clínica Kerlan-Jobe, ha sido decisiva para que el doctor Klapper se decidiera a emprender la aventura de la divulgación médica.

Asimismo, ha sido muy útil la experiencia profesional de los cirujanos del Hospital for Special Surgery de Nueva York, quienes introdujeron al doctor Klapper en el campo de la cirugía de rodilla. Sin los doctores John Insall, Chit Ranawat, Russell Warren, Larry Dorr, Kelly Vince, Thomas Sculco y Ed McPherson, este libro nunca habría existido.

Por otra parte, la directora del programa de rehabilitación de CompletePT's Pool, Pattie O'Leary, aportó numerosas observaciones para la redacción de los capítulos 10 y 14, y supervisó el reportaje fotográfico para ilustrar los ejercicios que se presentan. Su labor a lo largo de once años la ha convertido en una colaboradora insustituible.

Zan Knudson nos ayudó a mejorar el texto con numerosos comentarios e ideas.

Jane Jordan-Browne, nuestra agente literaria, ayudó a Lynda a lidiar en el difícil mundo editorial. Antes de que nos dejase a sus setenta y un años —de manera fortuita y prematura—, se encargó de la gestión de los derechos de tres libros de Lynda y logró un contrato con el editor PJ Dempsey para que este éste pudiera publicarse.

Rodger Klein se ha encargado de tomar las fotografías acuáticas y mostró a Lynda las posibilidades que brindan las nuevas técnicas digitales.

Lora Fremont nos cedió amablemente su piscina para que pudiésemos hacer los reportajes.

Robert Reiff se encargó de la fotografía de la cubierta, también del reportaje sobre los ejercicios en tierra y nos asesoró durante el diseño y la maquetación del libro.

LaReine Chabut se prestó para hacer de modelo.

El comandante Michael Harris, de la Reserva del Ejército de Estados Unidos, preparó las ilustraciones médicas.

David Ryer, de Moonlight Design, preparó las tablas de las páginas 70, 71 y 138.

Bridget Failner, encargada del Joint Replacement Center del Hospital Cedars-Sinai nos proporcionó la información necesaria para redactar el capítulo 13.

Douglas H. Brown, de Landmark Imaging, nos enseñó las nuevas técnicas de tratamiento digital de la imagen y nos mostró cómo el capítulo 6 podía presentarse de manera más clara y precisa.

Mientras Lynda se tomaba su tiempo para la redacción, otras personas se hicieron cargo de su trabajo en las instalaciones terapéuticas y en Huey's Athletic Network. Todo habría sido más difícil sin Tanya Moran-Dougherty, Pattie O'Leary, Jane Sibley-Hasle, Cindy Batres, Sal Camancho, Dorsey Cantrell, John Koegel, Miranda Mooneyham, Mickie Eng y Bethany Wright.

Gracias a Mark Frantz, técnico de radioscopía, se han podido incluir radiografías y fotografías quirúrgicas en los capítulos 6 y 12.

Bibi Vabrey, gestor de la clínica del doctor Klapper, ha aportado numeroso material para el capítulo 5, sobre todo en lo referente al establecimiento de situaciones de emergencia y al mantenimiento de un bien equipo médico.

Adriana Iturrios, Cristina Esparza, Vivian Arango, Adelle Baumgard y Marion Dillon, asistentes del doctor Klapper, han brindado su colaboración y apoyo en todo momento.

Robby, Ellen y Michelle Klapper permitieron que Lynda Huey pudiese enclaustrarse en Ventura (California) para que pudiese escribir tranquilamente. Lo mismo hicieron David y Denise Fleetham en Olinda (Maui), así como Yogananda, quien la acogió en su Self-Realization Fellowship Retreat en Encinitas (California).

Gary Ochman, John Buch, Nick Lozica, Pat Connolly y Charles Kuntzleman brindaron su experiencia y asesoramiento para la preparación del capítulo 4.

Mike Shapow nos regaló las comparaciones entre el astronauta y el oso del capítulo 11.

Gary Gagliardi nos mostró cómo encarar algunos trastornos que se comentan en el capítulo 7 desde un punto de vista quiropráctico.

Por último, aunque no menos importante, Ben Hasle se ocupó de que Lynda Huey fuese receptiva a todo lo que pudiese servir para hacer este libro mucho mejor.

# Introducción de Robert Klapper

No hace mucho, en Italia, un escultor me explicaba: «se dice que uno se convierte en un maestro escultor cuando se golpea el martillo siguiendo el ritmo del corazón». Éste sería el epítome de lo que significa implicarse en el trabajo. Y eso es lo que pretendo conseguir cada día cuando desarrollo mi vocación como cirujano ortopédico o cuando practico mi afición a la escultura.

En la década de 1970, cuando estudiaba Historia del Arte en Columbia, me enamoré de las obras de Miguel Ángel; sin embargo, al entrar en la facultad de Medicina dejé de lado mi vena artística. Más tarde, a finales de la década de 1990, solía alquilar cada verano un estudio en Italia y, con la misma piedra de las canteras de Carrara que empleaba Miguel Ángel, comencé a crear mis propias versiones de sus mejores obras. De hecho, presenté mi *Piedad* en un certamen artístico auspiciado por la Academia Americana de Cirujanos Ortopédicos y obtuve el primer premio. Mi pasión por la escultura crecía a medida que apreciaba similitudes con mi trabajo quirúrgico. Sentía la misma ilusión en el estudio como en el quirófano. Soy plenamente consciente de lo que significa operar un organismo hecho por Dios y ese privilegio implica una gran responsabilidad. No obstante, creo que soy un cirujano un tanto peculiar en la medida en que intento mantener a mis pacientes fuera del quirófano.

Tras haber atendido a miles de pacientes a lo largo de los últimos quince años, he llegado a la conclusión de que la mejor manera no invasiva de evitar el dolor de las articulaciones es el agua. Sus efectos en ciertos aspectos que podemos controlar, como el peso, la resistencia y el calor, son magníficos, si bien debemos tener en cuenta otros que todavía no comprendemos, como el equilibrio que debe mantenerse en el agua y las reacciones que se producen por el contacto del con la piel. Algunos de los beneficios que experimentaban mis pacientes en la piscina no tenían ninguna razón aparente, pero eran reales y se debían a Lynda Huey, por ello le insistí en que colaborara conmigo.

Cuando los pacientes iban a la piscina, les explicaba que se hallaban en una situación en la tenían todo que ganar. Dos meses de trabajo duro les evitaría cualquier operación quirúrgica y les permitiría disfrutar de una salud general envidiable sin fármacos, inyecciones o tratamientos más severos. No obstante, incluso cuando la lesión de la rodilla hace inevitable una intervención, conviene seguir la terapia en la piscina para prepararse y lograr que el proceso de recuperación sea mucho más rápido y cómodo, ya que los resultados son excelentes si se los compara con los de personas que no la han seguido. Creo que esta *prehabilitación* —es decir, la rehabilitación previa a la operación— ha recibido un fuerte impulso desde que Lynda Huey y yo publicamos nuestro primer libro, *Mantén en forma tus caderas,* en 1999. Por aquel entonces, bastantes personas entraban en mi quirófano sin haber dedicado previamente un mes o poco más a practicar un programa de ejercicios en la piscina.

Mientras escribíamos nuestro primer libro, Lynda y yo nos dábamos cuenta de que otras publicaciones sobre lesiones y trastornos de la cadera no estaban al alcance del público. Por ello nos decidimos a incluir explicaciones anatómicas y a mostrar, de un modo breve y claro, cuáles eran los problemas que podían detectarse en esa parte del cuerpo, por muy complicados que fueran. Llevamos a los lectores al quirófano para mostrarles cómo se llevaba a cabo una operación de cadera e incluso cómo se llevaba a cabo una exploración por artroscopia. Por lo que respecta a la rodilla, hemos de reconocer que éste no será el único libro disponible sobre el tema. En este libro nos proponemos presentar primero la información elemental para dar paso después a otras cuestiones que consideramos más importantes, como el alivio del dolor durante los ejercicios y la planificación de un programa de rehabilitación posterior a la operación. El capítulo dedicado a cuestiones quirúrgicas no se centra en el proceso de intervención sino en una exposición de diversos casos que considero más útil para el lector.

En mi actividad profesional, me gusta estar rodeado de personas que sienten una gran pasión por su labor y obedecen más a su vocación que a un interés estrictamente laboral. Lynda Huey y yo nos entendemos tan bien, que creo que nuestra colaboración continuará desarrollándose como si tuviese vida propia.

DOCTOR ROBERT KLAPPER,  BEVERLY HILLS, CALIFORNIA

# Introducción de Lynda Huey

Si cuando tenía veinticinco años hubiese visto mi futuro, nada me habría sorprendido más que verme trabajar en piscinas durante décadas. Cuando era atleta profesional mis entrenadores me decían: «haz natación; ejercitarás *otros músculos*». ¡Qué absurdo! Fui una de las primeras en aprender, junto a mi primera promoción de conejillos de indias olímpicos —Jeannette Bolden, Al Joyner, Valerie Brisco, Florence Griffith Joyner, Andre Phillips, Diane Dixon, Willie Banks, Mike Powell, Jackie Joyner-Kersee, Gail Devers, Kim Gallagher, Carole Lewis y muchos más—, que la piscina era la mejor formar de conservar una forma física excepcional y de curar lesiones. En la década de 1980, trabajé con el doctor LeRoy Perry's en el International Sportmedicine Institute como directora atlética. Su trabajo en la hidroterapia despertó mi vocación.

Mis años de competición dieron paso a mi empresa de preparación física, Huey's Athletic Network, especializada en rehabilitación acuática. Era la única de Los Ángeles y los buenos resultados hicieron que muy pronto me viese obligada a contratar nuevos preparadores ante la creciente demanda. Por suerte, un fisioterapeuta se puso en contacto conmigo y aprendí cómo organizar una empresa de fisioterapia. Recorrí Estados Unidos, Europa, Suramérica y Australia para enseñar a cientos de fisioterapeutas mi programa de rehabilitación en el agua así como los beneficios de las nuevas técnicas. En 1999 completé mi periplo y volví a la piscina y el gimnasio del doctor Perry, recién renovados, con mi propia empresa, CompletePT Pool & Land Physical Therapy.

Algunos antiguos compañeros de atletismo me comentaban lo «inteligente» que me había convertido tras haber pasado tanto tiempo en el agua. Ellos habían continuado con el tenis, el baloncesto o el voley playa. Ahora, cuando frisamos los cincuenta o los sesenta junto con el resto de *baby boomers,* comienzan a pagar el precio por haber practicado deportes tan abusivos y sienten las primeras molestias en sus articulaciones. No son raros los casos de tenistas que deben abandonar la raqueta y pasarse al ciclismo, de baloncestistas que se ven obligados a practicar el pádel tres días a la semana en Venice Beach o de jugadores de voleiplaya que se ha convertido en entusiastas de los entrenamientos en piscina y los combinan con su deporte preferido. Muchos de mis amigos corredores me han confesado que han dejado de disfrutar a causa de los dolores de espalda, caderas, rodillas o pies, y que se dedican a pasear o hacer senderismo. Dicho en otras palabras, han arrinconado su vida atlética. En mi caso, desde que convertí el entrenamiento en agua en la base de mi programa de preparación física —hace ya unos veinte años—, no me he visto obligada a realizar cambios importantes. Es más, siempre he estado dispuesta a enseñar mi programa (Waterpower Workout) a todo aquel que estuviese interesado. Y cada vez hay más personas que lo desean.

El doctor Robert Klapper apostó desde el principio por mi programa de rehabilitación acuática. Por supuesto, conocía el trabajo en agua, pero el hecho de que un prestigioso cirujano ortopédico alabase a diario mi labor ante nuestros pacientes me parece algo extraordinario y, sí, nuestra colaboración ha sido fantástica. Él me permitió entrar en el quirófano para ver de primera mano qué era preciso rehabilitar, me brindó sus ideas acerca de la cirugía preventiva y me animó a comprender los beneficios de este tipo de terapia.

El primer libro que escribimos juntos, *Heal Your Hips* (*Salud para tus caderas*) —y su correspondiente sitio web, www.hiphelp.com— sigue atrayendo a cientos de pacientes a su consulta y a mi programa de preparación física. Desde que se publicó el libro en 1999, muchos nos han preguntado «¿cuándo prepararán uno sobre las rodillas?». Aunque poco tiempo después, en 1993, apareció mi libro *The Complete Waterpower Workout Book,* cada vez era más necesario escribir uno dedicado a las rodillas. Esta vez, mientras supervisaba un programa fisioterapéutico en el que se combinaban ejercicios en agua y en tierra, propuse a la especialista de mi equipo, Tanya Moran-Dougherty, que participase en la redacción del libro con algunos ejercicios en tierra, que aparecen en los capítulos 1 y 11. Ella, sabiamente, me preguntó: «¿los pacientes sabrán cuándo y cómo realizarlos?». Ninguno de los otros libros que indican cómo se mantienen en forma las rodillas dan consejos en ese sentido. Para conseguirlo, dedicamos un mes a preparar las indicaciones no quirúrgicas del capítulo 8 y las postoperatorias del capítulo 14 para que los lectores se beneficiasen de nuestra experiencia en programas de rehabilitación. Esperamos haber sido útiles a los miles de personas que sufren de dolor de rodillas y que necesitan algunos consejos que los ayuden a prevenir una operación o —en el caso de que sea estrictamente necesaria— a recuperarse rápidamente.

LYNDA HUEY, SANTA MÓNICA, CALIFORNIA

# 1. Diez minutos en el agua, diez minutos en tierra

*En colaboración con Tanya Moran-Dougherty, fisioterapeuta*

Le duele la rodilla y no sabe qué puede hacer para mitigar las molestias. Acaba de regresar a casa tras correr o dar un largo paseo y de pronto siente cómo le asalta un dolor agudo y punzante. Quizás notó un dolor profundo e intermitente en la rodilla hace unas semanas, cuando jugaba a baloncesto, o tal vez unas punzadas se manifestaban de manera intermitente durante meses sin ningún motivo aparente: tal vez por subir o bajar escaleras, o quizás por caminar o incluso por mantener un estilo de vida demasiado sedentario. Sea cual fuere la razón, siente que ha perdido movilidad, nota que su capacidad de movimiento es menor y que el dolor le impide dormir algunas noches.

Puede haber desarrollado un mal hábito. A lo mejor cojea al levantarse de la silla o al salir del coche, o incluso cuando camina. Posiblemente sus amigos y familiares se lo hayan indicado a pesar de que apenas se da cuenta de cómo descarga rápidamente el peso de la rodilla dañada en la sana.

Tal vez unos años atrás le dijeron que sus rodillas acabarían por pasarle factura y ahora teme que el dolor no termine nunca.

Si el dolor de rodillas aparece por sorpresa y se convierte en una preocupación cada vez mayor o en un trastorno que desea controlar, deseará encontrar un alivio que le ayude a mitigar las molestias y hacer que los movimientos sean más suaves y cómodos. Como es de esperar, usted no desea que empeore el estado de sus rodillas, aunque ignora cómo lograrlo. Para ello, debe practicar ejercicios que permitan recuperar o mantener la fuerza y la movilidad en óptimas condiciones, si bien es necesario un método que permita aprender la manera más saludable de recuperar y mantener ese estado óptimo.

Quizás hace unos años, cuando practicaba ejercicio físico, se proponía recorrer más kilómetros, acumular más puntos, ser más veloz, ganar más *sets* de tenis o coronar cimas más altas… O nada de eso, ya que su gusto por la vida sedentaria no le ha llevado a proponerse objetivos de este tipo. En cualquiera de los dos casos, usted debería contemplar la posibilidad de dedicar un rato cada día a realizar ejercicios que le ayuden a mitigar el dolor al principio y, luego, a mantener sus rodillas en forma. Para ello ha de reconocer rápidamente los primeros síntomas y adaptar su estilo de vida para protegerlas, procurando aumentar su fuerza y movilidad en todo momento. Cuanto mejor se encuentren, menor será el riesgo de que aparezca el dolor, lo cual puede considerarse todo un desafío atlético.

En estas páginas encontrará la mejor manera de comenzar. Acérquese a la piscina más cercana y practique el siguiente programa de ejercicios. El alivio y la sensación de bienestar será mayor cuanto más camine en el agua. De ese modo, habrá dado el primer paso para la recuperación de la forma física de sus rodillas.

## DIEZ MINUTOS DE EJERCICIO EN LA PISCINA

Haga una fotocopia del programa de ejercicios, plastifíquela y llévesela a la piscina. Colóquela en el bordillo y sígalos por orden. Cada ejercicio no le llevará más de un minuto.

Mientras los realiza, fíjese en cómo se comportan sus rodillas. ¿Una se dobla con mayor facilidad? ¿Le cuesta menos enderezar una pierna que otra? Preste atención a la zancada que da con la derecha: tal vez sea más larga que la obtenida con la izquierda y es posible que no le cueste tanto.

---

### Programa de ejercicios en la piscina (10 minutos)

Ejercicio 1.　Caminar hacia delante, hacia atrás y hacia los lados

Ejercicio 2.　Marcha

Ejercicio 3.　Estiramiento del tendón posterior de la rodilla

Ejercicio 4.　Patadas hacia atrás

Ejercicio 5.　Pedaleo

Ejercicio 6.　Extensiones de cuádriceps

Ejercicio 7.　Flexión del tendón posterior de la rodilla

Ejercicio 8.　Acuclillarse

## Ejercicio 1. Calentamiento. Paseo en aguas poco profundas

Dedique tres minutos a este ejercicio: uno yendo hacia delante, otro hacia atrás y el último desplazándote lateralmente. Vaya hacia delante y atrás a lo largo de la piscina procurando que el agua le cubra a la altura del hombro. De este modo podrá acostumbrarse a la temperatura. Aunque cojee fuera, intente caminar con normalidad. A continuación, ande de lado, moviéndose con una pierna en una dirección y luego, al volver, con la otra.

---

### No debe preocuparse por un crujido si no hay dolor

Aunque sus rodillas crujan y «estallen» cada vez que las dobla, no tiene por qué preocuparse a menos que sienta algún dolor. Al igual que cuando hace crujir sus nudillos, el ruido no indica que haya problema alguno.

---

## Ejercicio 2. Marcha

Comience a caminar doblando la rodilla en un ángulo de 90 grados tal como puede verse en la figura 1-2 o en la medida en que sea posible sin que duela. Inclínese hacia delante y dé un paso; a continuacón, levante la otra del mismo modo.

Si siente algún dolor en la rodilla dañada, pruebe a realizar el ejercicio en una zona más profunda y muévase más lentamente. Si el dolor persiste, no alce demasiado la rodilla. Preste atención a la dirección que siguen mientras camina: deberían apuntar hacia delante, no hacia afuera ni hacia dentro. Doble los brazos del mismo modo que tus rodillas, de manera que el derecho se mueva acompasado con la pierna izquierda y viceversa.

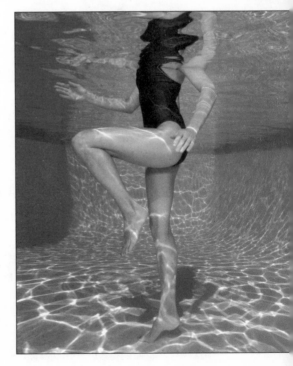

*Figura 1-2. Marcha.*

Fíjese en si las dos rodillas se elevan a la misma altura y se doblan en el mismo ángulo. Procure que los movimientos sean simétricos y ejercite ambas partes de tu cuerpo del mismo modo, especialmente las rodillas.

### Ejercicio 3. Estiramiento del tendón posterior de la rodilla

Apóyese en el bordillo de la piscina con las dos manos y coloque su pie izquierdo —con los dedos bien estirados— contra la pared, tal como se ve en

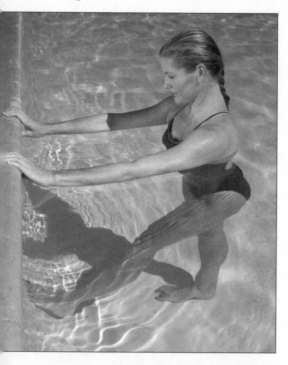

la fotografía. Procure que el cuello, los hombros, los brazos y la espalda estén relajados mientras realiza el ejercicio. Estire suavemente la rodilla izquierda y llévela todo lo lejos que pueda mientras respira profunda y lentamente. Repita el movimiento cinco veces durante medio minuto. Si le cuesta mucho o le duele, puede bajar un poco el pie y moverse más lentamente.

*Figura 1-3. Estiramiento.*

### Escuche a su cuerpo

Al realizar los ejercicios, puede sentir la tentación de mover una pierna o el resto del cuerpo de manera diferente a como se indica. Esta sensación se debe a que su cuerpo le indica cómo debe hacerlo. Si cree que conviene flexionar el pie o mover el tobillo en círculos para relajar los músculos de la pantorrilla, hágalo. Déjese llevar por la intuición y preste atención a sus sensaciones y a los movimientos que su cuerpo realiza. Los ejercicios en el agua le ayudarán a interpretar sus indicaciones de una manera más precisa.

## EJERCICIO 4. PATADAS HACIA ATRÁS

Colóquese de espaldas a la pared de la piscina y apoye los brazos en el bordillo. A continuación eleve las caderas y las piernas, y comience a dar leves patadas con las piernas estiradas.

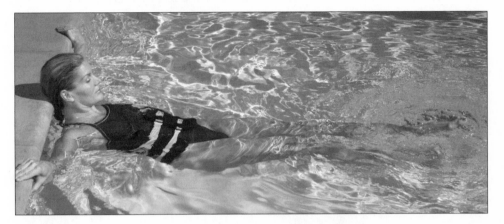

*Figura 1-4. Patadas hacia atrás.*

## EJERCICIO 5. PEDALEO

Sin dejar de apoyarse en el bordillo, doble las rodillas y comience a pedalear, como se ve en la fotografía. El ejercicio será mucho más cómodo si lo practica en una esquina.

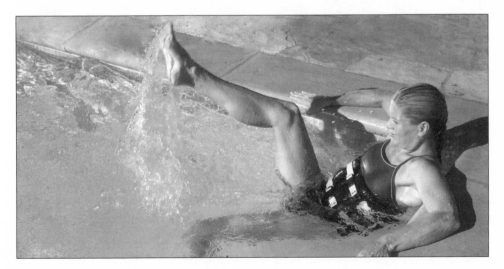

*Figura 1-5. Pedaleo.*

## EJERCICIO 6. EXTENSIONES DE CUÁDRICEPS

Las extensiones de cuádriceps permiten ejercitar los músculos de la parte delantera de los muslos cuando se estiran las rodillas. Para conseguirlo, ha de colocar la rodilla izquierda delante de usted, con el pie apuntando al fondo de la piscina (figura 1-6a). A continuación, mueva suavemente la pierna (figura 1-6b) y dóblela de nuevo para volver a la posición inicial. Si le duele, muévala más lentamente y baje la rodilla.

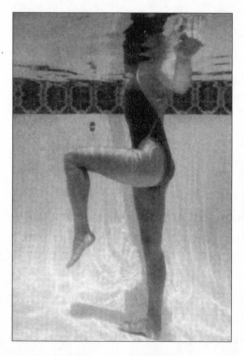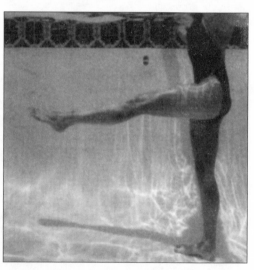

*Figura 1-6a. Extensiones de
cuádriceps.*

*Figura 1-6b.*

## Ejercicio 7. Flexión del tendón posterior de la rodilla

Este ejercicio pone en juego los músculos posteriores de los muslos cuando se doblan las rodillas. Antes de comenzar, debe situarse de pie en la piscina, con las rodillas y los pies juntos. Procure no separarlas mientras intenta tocar la nalga izquierda con el talón izquierdo (figura 1-7). A continuación, vuelva a la posición inicial. Tanto la flexión como la extensión deben ser completas y realizarse con el mismo ímpetu.

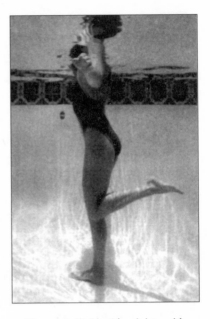

Figura 1-7. Flexión del tendón posterior de la rodilla.

## Ejercicio 8. Acuclillarse

Colóquese en una zona de profundidad media, procurando que el agua le cubra a la altura del pecho y los pies estén alineados con los hombros.

Sujétese al bordillo de la piscina utilizando las dos manos (figura 1-8a). Asegúrese de que la espalda quede recta y doble lentamente ambas rodillas hasta que su cadera alcance la superficie del agua, tal como puede verse en la figura 1-8b. En el punto más bajo del movimiento, notará cómo los talones se elevan desde el fondo de la piscina.

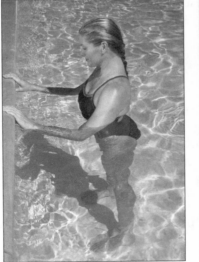

Figura 1-8a. Acuclillarse.

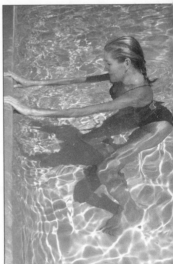

Figura 1-8b.

## ¡El agua lo hace todo!

Al practicar los ejercicios en un medio más denso donde el cuerpo flota, la sobrecarga que ocasiona el dolor desaparece. Por otra parte, al reducir la presión sobre la rodilla afectada, resulta mucho más fácil moverla en toda su amplitud y, gracias a la resistencia del agua, ésta adquiere una fuerza mayor. De hecho, no debe preocuparte por la dirección en que la mueva dentro del agua —arriba, abajo, adelante, atrás, doblándola o estirándola—, ya que encontrará la misma resistencia y en todo momento se reforzarán los músculos afectados.

Posiblemente sentirá un alivio generalizado que le invitará a permanecer en el agua cuando hayan transcurrido los diez minutos. Notará que puedes moverse con más facilidad en el agua y el dolor en la rodilla habrá disminuido. Sin embargo, no conviene exagerar demasiado en esta primera sesión y es mejor que la interrumpa cuando comience a sentir fatiga o molestias. Siempre puede volver a repetirlo y le hará un favor a esa parte del cuerpo de la que no se había ocupado antes.

Además, no puede pasarse el día en la piscina. Es preciso que la rodilla funcione perfectamente en tierra, ya que ése es el medio donde desarrolla sus actividades cotidianas. Para ello debe seguir el programa que viene a continuación.

## DIEZ MINUTOS DE EJERCICIO EN TIERRA

Al salir de la piscina, busque un lugar enmoquetado donde pueda realizar los siguientes ejercicios con comodidad. Necesitará una silla estable y de respaldo rígido para los ejercicios 12 y 13. Debe comenzar con la rodilla sana y, después, practicar con la más dañada. Si aprecia un aumento del dolor, tendrá que moverse con mayor lentitud y reducir la amplitud de los movimientos. Si éste persiste, deténgase y pase al ejercicio siguiente.

## EJERCICIO 9. DESLIZAMIENTO DE TALONES

Siéntese procurando que la espalda quede recta y pase una toalla o un cinturón por debajo de la planta del pie y sujete con fuerza los cabos, tal como puede verse en la figura 1-9a. A continuación doble suavemente la rodilla y ayúdese de la toalla
para asegurarse de que el talón se desliza suavemente hasta tocar la parte baja de la nal-
ga (figura 1-9b). Flexione la rodilla
todo cuanto pueda, asegurándose de
que el dolor no aumente, y vuelva a
la postura inicial. Repita diez veces
el movimiento en cada pierna. Hágalo lentamente y en un ángulo en el
que no sienta ninguna molestia. Compare el margen de movimiento de cada lado.

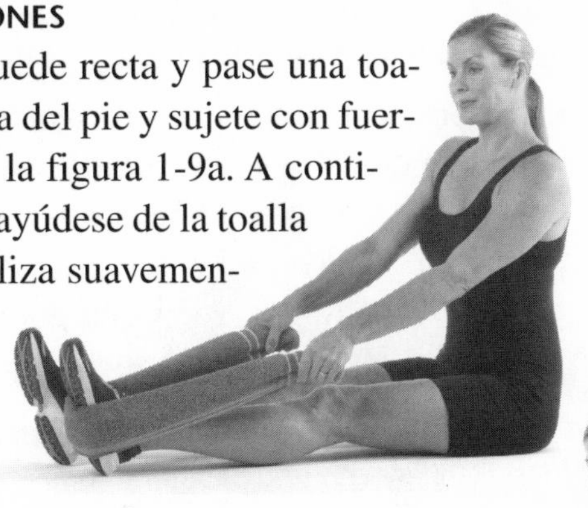

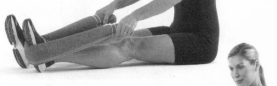

*Figura 1-9a. Deslizamiento
de talones.*

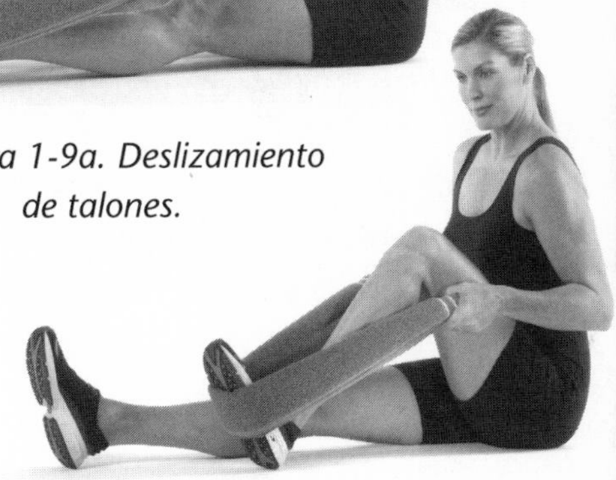

*Figura 1-9b.*

## EJERCICIO 10. TRABAJO CON CUÁDRICEPS

Siéntese con la espalda recta, con las piernas estiradas hacia delante y
las manos por detrás para mantener el equilibrio. Enrolle la toalla y colóquela bajo la rodilla sana (figura 1-10), procurando que los dedos de
las manos queden por detrás de la cabeza. Con los cuádriceps bien estirados, apriete la parte posterior de la rodilla contra la
toalla. Si realiza el ejercicio correctamente, podrá
ver cómo su rótula se desliza hacia la cadera. Mantenga la posición durante cinco o seis segundos y repita el movimiento lentamente. Haga una serie de
diez y luego pase a la otra pierna. Procure prestar
atención, ya que es muy importante que compare las
sensaciones y los efectos
que haya apreciado en
cada lado, sobre todo si
nota que una pierna es
más fuerte que la otra.

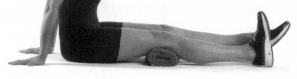

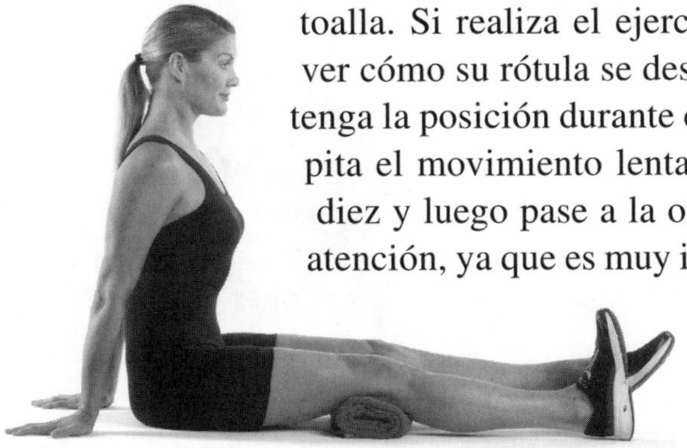

*Figura 1-10. Trabajo con cuádriceps.*

## Ejercicio 11. Levantamiento de piernas estiradas

Túmbese tal como puede verse en la figura 1-11a, con una rodilla doblada, la otra pierna estirada y las palmas de las manos alineadas con el resto del cuerpo. Tense los músculos del muslo y levante la pierna lentamente hasta alcanzar la posición que se ve en la figura 1-11b. Al bajarla, procure que los músculos de las pantorrillas sean los primeros en tocar el suelo y no los talones, ya que de lo contrario se doblaría la ro-

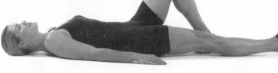

*Figura 1-11a. Túmbese con una pierna estirada.*

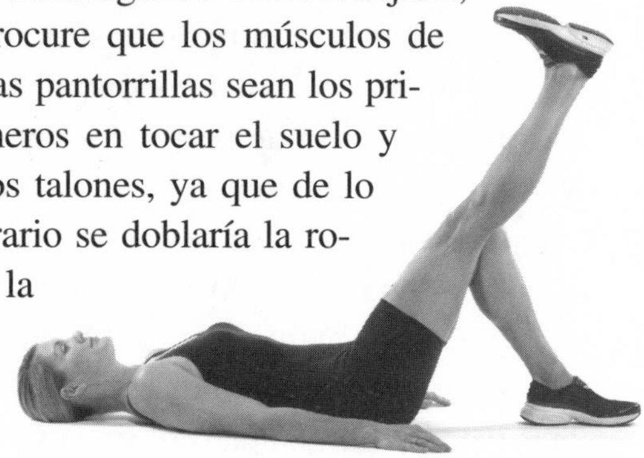

dilla. Repita el movimiento, manteniendo la pierna recta, haga una serie de diez y pase al otro lado.

*Figura 1-11b. La pierna estirada se levanta.*

## Ejercicio 12. Extensión de cuádriceps

Siéntese en una silla estable tal como puede verse en la figura 1-12a. Levante un pie estirando la rodilla tanto como puedas sin sentir dolor (figura 1-12b). Baje el pie lentamente, doblando la rodilla hasta volver a la posición inicial y sin forzarla demasiado para evitar el dolor. Si siente demasiadas molestias, puede restringir el movimiento. Repita el proceso diez veces y después pase a la otra pierna.

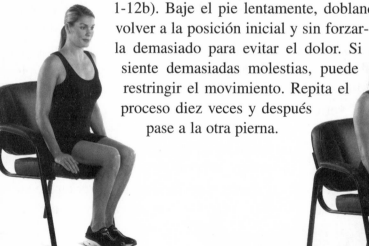

*Figura 1-12a. Extensión de cuádriceps.*

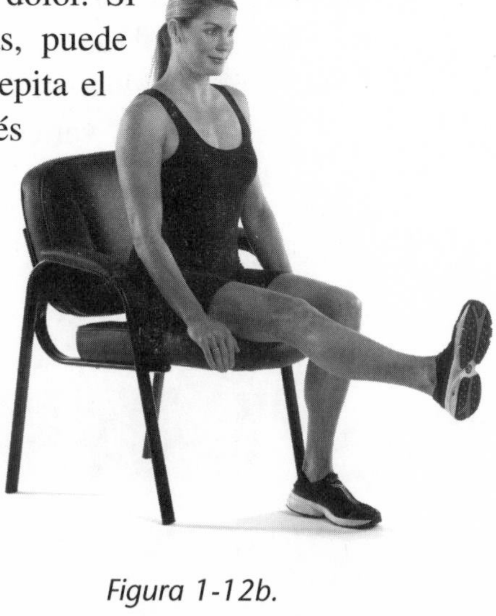

*Figura 1-12b.*

## Ejercicio 13. Flexión del tendón posterior de la rodilla

Este ejercicio debe realizarlo *sólo* con la pierna afectada; la otra servirá de apoyo.

Póngase en pie y apoye las manos suavemente sobre el respaldo de la silla o sobre una mesa para asegurar el equilibrio. Flexione la rodilla afectada y lleve el talón hasta la nalga (figura 1-13). Procure mantener la rodilla fija, alineada con la pierna sobre la que se apoyas, y fíjese en el comportamiento de los músculos posteriores de la rodilla mientras ascienden y descienden los talones. Repita el movimiento diez veces.

Después de haber dedicado diez minutos a los ejercicios en el agua y otros diez a los de tierra, probablemente notará que su rodilla se mueve con mayor facilidad y sin tanto dolor. De este modo habrá descubierto algunas nociones que debe tener en cuenta:

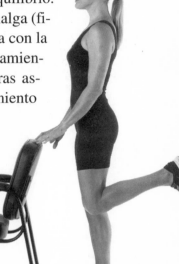

Figura 1-13. Flexión del tendón posterior de la rodilla.

- Los ejercicios acuáticos permiten realizar movimientos que resultarían dolorosos en tierra.
- Los ejercicios en tierra exigen un esfuerzo que dupica al que se hace en el transcurso de una jornada de trabajo.
- El movimiento cura.

# 2. Rodillas sanas

Tal vez piense que puedes saltarse este capítulo y los siguientes por ser demasiado técnicos e ir directamente a los dedicados al entrenamiento, mucho más amenos. Sin embargo, quien padezca dolor o alguna limitación de movimiento encontrará en ellos información muy útil sobre cómo las rodillas funcionan y, en el caso de que no sea así, a qué puede deberse. El hecho de conocer más sobre la estructura de las rodillas permite a los pacientes distinguir entre molestias que pueden ser tratadas en casa y dolores importantes que requieren la atención del doctor, el fisioterapeuta u otros especialistas. Cuanto más se sepa sobre estas cuestiones, mejor se responderá a las preguntas del médico, quien podrá emitir un diagnóstico más preciso y desarrollar un programa de recuperación adecuado.

La rodilla no es una simple bisagra que se abre y se cierra. Se trata, con mucha probabilidad, de *la articulación más compleja del cuerpo,* ya que está formada por otras tres que, al ensamblarse y trabajar juntas, permiten realizar flexiones, estiramientos y hasta rotaciones, aunque limitadas.

La articulación de la rodilla se encuentra en el punto donde el fémur se conecta a los dos huesos de la parte inferior de la pierna, la tibia

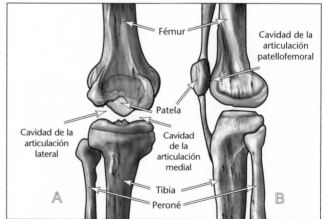

*Figura 2-1. A: vista frontal de la estuctura ósea de la rodilla derecha en la que se aprecia el encaje de las articulaciones medial y lateral.*
*B: vista lateral izquierda donde se aprecian la patela y su encaje con el fémur.*

y el peroné, que es el hueso más pequeño de los dos (figura 2-1a). La cavidad medial o interna de la articulación se halla justo donde se tocan las rodillas cuando se juntan. La cavidad lateral, en cambio, puede localizarse en la parte exterior de la pierna. La tercera parte de la articulación de la rodilla corresponde a la unión patellofemoral, justo donde el cartílago posterior de la rótula se une a la cavidad femoral (figura 2-1b). Cuando se flexiona y se estira la rodilla, la patela se desliza a través de esa parte de la superficie del fémur, denominada tróclea.

La articulación de la rodilla, sin duda una bella obra de ingeniería, se mantiene estable en todo su espectro de movimiento, desde la flexión a la extensión completas, gracias a los cuatro ligamentos que la mantienen unida. El ligamento medial colateral (LMC) se extiende a lo largo del fémur y la tibia por la parte interior de la rodilla y limita el movimiento a ambos lados de la rodilla (figura 2-2a). El ligamento colateral lateral (LCL) discurre por la parte exterior de la rodilla y limita el movimiento en la dirección opuesta. Otros dos ligamentos se entrecruzan en el centro de la rodilla: uno por la parte anterior y otro por la posterior (figura 2-2b). El ligamento cruzado anterior (LCA) y el posterior (LCP) aportan estabilidad por delante y detrás, y protegen la rodilla durante la rotación.

Dos tipos de cartílago amortiguan la articulación: el hialino y el menisco. Al igual que en el resto de las articulaciones, el cartílago hialino de la rodilla protege la cabeza de los huesos. Se trata de una capa fina y suave que recubre la parte final de los huesos y los protege de posibles impactos. Sin embargo, a diferencia de otras articulacio-

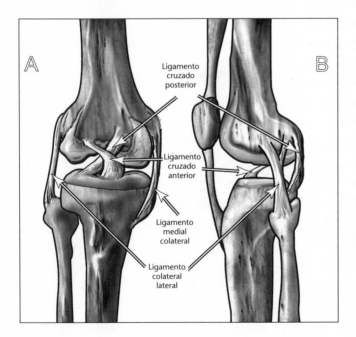

*Figura 2-2. A: vista frontal de una rodilla en la que se aprecian los ligamentos de estabilización.*
*B: vista lateral de los ligamentos de la rodilla.*

nes, la rodilla posee un amortiguador en forma de disco, el menisco, en las cavidades medial y lateral que permite absorber impactos fuertes entre el fémur y la tibia, y que está compuesto por fibras cartilaginosas muy elásticas, similares a las que se encuentran en la oreja y la nariz. La periferia del menisco medial colinda con la parte más profunda del LMC, de ahí que cuando éste se ve afectado, el daño repercuta en el menisco y viceversa. El menisco lateral posee un tendón, el poplíteo, que parte de su centro y que hace mucho más difícil la circulación y, por lo tanto, su alimentación, sobre todo si se lo compara con el medial, ya que forma una cavidad no vascularizada que complica cualquier intervención quirúrgica en caso de desgarro (figura 2-3a).

Cuando las rodillas están sanas, el cartílago hialino funciona suavemente y no causa ninguna fricción durante el movimiento. Para comprender mejor cómo se lleva a cabo, tome dos cubitos de hielo de la nevera. Humedézcalos y frótelos entre sí. Fíjese en cómo se deslizan: no hay ningún tipo de fricción y las superficies en contacto son más suaves que el resto de los cubitos. Cuando las rodillas se flexionan, se estiran o rotan, se da un fenómeno similar, aunque en este caso el contacto entre las diversas partes de la articulación es incluso mucho más suave.

El cartílago hialino no está vascularizado y se nutre de la aportación de diversos fluidos, como si de una esponja se tratase. Piense en lo que ocurre cuando usted desea limpiar una superficie con una esponja: primero la estruja y luego, al ponerla en contacto con la humedad, la absorbe. El cartílago se comporta de una manera similar. Cuando usted levanta la pierna para dar un paso, el líquido que lubrica la articulación pasa al interior del hialino y así, mediante ese movimiento de absorción y expulsión, se establece un intercambio de fuerzas que ayudan a mover la rodilla.

La nutrición del menisco es mucho más fascinante. Este cartílago se divide en tres partes, cada una de las cuales se nutre de manera distinta. En la figura 2-3b puede observar una sección horizontal del menisco donde se aprecia su forma biselada. La periferia está completamente unida a la cápsula articular, cuyos vasos sanguíneos se infiltran en el menisco y le proporcionan los nutrientes necesarios. Esta parte se conoce como *zona roja* o *vascularizada* por su irrigación y es la más gruesa del cartílago. El tercio medio se denomina *zona roja/blanca* o *de transición* porque se nutre en parte por el aporte de la sangre y en parte por el líquido que absorbe. El tercio interior, la parte del cartílago más cercana al centro de la articulación, llamado *zona blanca,* es la más fina

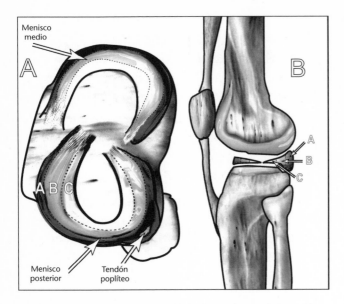

*Figura 2-3. A: vista superior de las tras áreas del menisco.
B: zona roja roja (A), zona rojiblanca (B),
zona blanca (C).*

de las tres y depende sólo de los nutrientes aportados por el líquido sinovial.

Las fibras y ligamentos resistentes que rodean y alojan la articulación forman la denominada *cápsula articular*. La bursa prepatelar contiene fluido sinovial y se encuentra en la superficie, justo donde se desarrolla la presión cuando se mueve la rodilla, actuando como un amortiguador que, además, previene la fricción.

Todas las articulaciones se encuentran revestidas de una membrana sinovial que produce su propio fluido. El líquido sinovial, de naturaleza alcalina, es similar a la clara de huevo y lubrica, nutre las superficies cartilaginosas y de él depende en parte el funcionamiento de la articulación. Aunque ha sido desatendido durante mucho tiempo, en la actualidad es uno de los factores a los que se da más importancia a la hora de estudiar los problemas de las rodillas. El desgaste de los músculos —y, en consecuencia, de la rodilla— se debe en buena parte a la disminución de este fluido, del mismo modo en que nuestra piel pierde tonicidad cuando se reseca demasiado.

La importancia del líquido sinovial para nuestras rodillas es similar a la que tiene el aceite de motor para los cilindros del coche. La acidez cambia a lo largo del tiempo, al igual que su viscosidad o espesor, y repercute en el funcionamiento del sistema. De manera similar, el líquido sinovial también se acidifica y pierde su capacidad de lubricación. De hecho, puede dañar la superficie del cartílago y se cree que su alteración acaba por afectar a una gran variedad de funciones que todavía están por estudiar. La rótula, un hueso sesamoide —es decir, formado en el interior de los tendones—, es el rasgo más peculiar de la rodilla. La función del fulcro es bien conocida, similar a la del gato que empleamos para cambiar un neumático o para mover un objeto tan pesado como una nevera. Si intentamos hacerlo con nuestras manos, nos daremos cuenta de que no podemos; pero si nos ayudamos de una palanca y una pieza de madera para que bascule, podremos moverlo fácilmente (figura 2-4). El fulcro y la palanca conforman un dispositivo mecánico que aumenta la fuerza desarrollada. De forma similar,

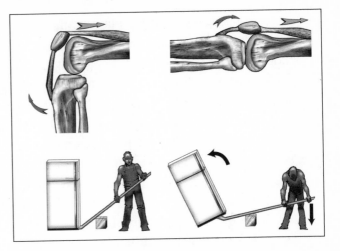

Figura 2-4. La patela es un hueso sesamoide que actúa como un fulcro para la rodilla y que permite al cuádriceps desarrollar una fuerza enorme cuando se estira.

nuestras rodillas disponen de un mecanismo similar: la rótula. El músculo cuádriceps actúa como una palanca, la patela como el fulcro y el ligamento que une el cuádriceps con la tibia es la nevera. Al intentar moverlo, la rodilla se estira. El cuádriceps se tensa por encima de la patela y aumenta la cantidad de trabajo. Si la patela se encuentra en perfectas condiciones, la pierna podrá desarrollar una fuerza mayor. La patela, en la medida en que es una pieza indispensable para el movimiento de la rodilla, puede considerarse la clave de la movilidad y la energía de nuestro cuerpo.

## LOS MÚSCULOS QUE MUEVEN LA RODILLA

El movimiento de los músculos que cruzan las articulaciones produce determinados efectos en ellas. Los que cruzan la articulación para conectar los muslos y las pantorrillas permiten controlar el movimiento de la rodilla. Los tendones los conectan a los huesos por ambos lados. En la figura 2-5 (a y b) pueden verse los músculos y los tendones que mueven la rodilla. El cuádriceps flexiona la cadera y extiende la rodilla. Los tendones posteriores de la rodilla se encargan de lo contrario: flexionan la rodilla y estiran la cadera. Mientras los cuádriceps y los tendones son los principales motores de la rodilla, otros músculos que cruzan la articulación de la rodilla desempeñan labores secundarias de movimiento y estabilización. Por ejemplo, los músculos aductores que se hallan en la parte interior del muslo trabajan en combinación con los cuádriceps para elevar un balón de fútbol por delante del cuerpo, tal como puede verse en la figura 3-4 de la página 43.

Los músculos abductores y la banda iliotibial descienden a lo largo de la parte trasera del muslo e intervienen en otras combinaciones de movimientos que permiten que la pierna se balancee. El gastrocnemio, anclado en la parte trasera de la pantorrilla, ayuda a que la rodilla se flexione.

Otras articulaciones del cuerpo, como las del hombro y las de la cadera, están recubiertas por músculos que las protegen y mantienen su estabilidad. Por el contrario, la rodilla carece de este tipo de refuerzo, lo cual la hace mucho más vulnerable, de ahí que las lesiones en esta zona sean mucho más frecuentes.

El capítulo 3 se centra en diversos factores que pueden causar trastornos en la rodilla.

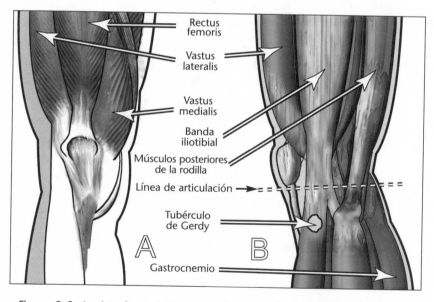

*Figura 2-5. A: vista frontal de una rodilla. Los cuádriceps descienden por la parte delantera del muslo y, al contraerse, tensan la rodilla.*
*B: vista lateral de la rodilla. Los tendones de la corva descienden por la parte trasera del muslo y el gastrocnemio se extiende por detrás de la pantorrilla. Ambos músculos se encargan de flexionar la rodilla.*

# 3. Trastornos que afectan a la rodilla

Las sensaciones de dolor, inestabilidad o limitaciones del movimiento son los primeros síntomas del trastorno. Por muy consciente que sea de su estado, si no toma medidas para hacerle frente, no tardará en desarrollarse un círculo vicioso como el que puede verse a continuación.

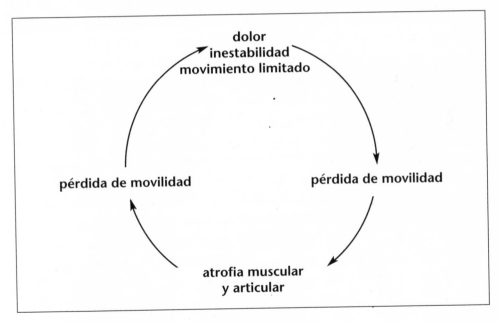

*Espiral negativa.*

Las primeras molestias le llevarán a mover menos la rodilla y adoptará un estilo de vida cada vez más sedentario. Dejará de dar paseos y tomará con más frecuencia el coche, se saltará el programa de entrenamiento del gimnasio e incluso le pedirá a alguien que saque al perro a pasear. Al no ejercitar demasiado las articulaciones, éstas dejarán de recibir el fluido que las nutre y se producirán constricciones e inflamaciones. Los músculos perderán tonicidad y, a medida que vayan debilitándose, se atrofiarán más y más. Los tendones, los ligamentos y la cápsula que envuelven la rodilla no se flexionarán ni se extenderán como antes y se agarrotarán, lo cual producirá un desgaste notable. Por si fuera poco, el dolor le llevará a alterar su manera de caminar y forzará la cadera y la zona lumbar, que a su vez acabarán por resentirse.

Tal vez esta analogía le ayude a comprender mejor el problema. Imagine que se ha roto el pie y que se lo han escayolado para que se recupere. Sin embargo, los músculos y los tendones que recubren los huesos quedarán aprisionados y, cuando se retire el yeso y se examinen las radiografías, se apreciará que a pesar de que los huesos se han soldado, el tejido muscular del tobillo, y muy posiblemente el del resto de la pierna, se habrá debilitado. Durante el periodo de reposo, los tendones y los ligamentos no se han ejercitado, por lo que ha disminuido su lubricado y, en consecuencia, han perdido flexibilidad. Por si fuera poco, los músculos, al no tensarse ni contraerse, se han atrofiado y debilitado. Del mismo modo, si se comienza a evitar el movimiento de la rodilla a causa del dolor, se inicia un proceso similar al de una inmovilización con escayola y los músculos, los ligamentos y los tendones que recubren la rodilla padecerán el mismo destino que sus compañeros del pie.

He aquí el círculo vicioso mencionado un poco más atrás: la ausencia de movimiento debilita los tejidos, lo cual a su vez hace que aumente el dolor y se adopten hábitos cada vez más sedentarios. No obstante, este círculo no es una condena: puede romperse. Basta con acometer una serie de ejercicios que permitan que sus músculos, ligamentos y tendones recuperen la tonicidad perdida, disminuya el dolor y aumente la movilidad.

Si usted ha comprado este libro, probablemente habrá sufrido alguno de los síntomas. Es el momento de saber un poco más acerca de este proceso degenerativo para conocer sus causas y detectar qué ha dejado de funcionar en su rodilla.

## CAUSAS COMUNES DE LOS PROBLEMAS DE RODILLA

Muchas de las articulaciones del cuerpo están recubiertas por ligamentos que la protegen y le aportan estabilidad. En el caso de la rodilla, ya hemos visto que existen dos que protegen su parte posterior. Sin embargo, la rodilla es la única articulación que está compuesta por varios grupos especializados —como, por ejemplo, los que forman los ligamentos cruzados y los meniscos—. La realización de cualquier tipo de esfuerzo, por muy habitual que sea, pone en marcha un complejo sistema motriz en el que se combinan la flexión, la extensión y la rotación, de ahí que tampoco sea extraño que, en el caso de padecer una lesión, ésta afecte a diversos elementos motores.

Por otra parte, es posible que su rodilla no haya sufrido ningún accidente y que los daños se deban a un proceso degenerativo que se ha desarrollado durante varios meses o años. A continuación se presentan los trastornos de este tipo más comunes.

## ROTURA DE MENISCO

Con el paso del tiempo, el menisco, al igual que otros tejidos, tiende a debilitarse y a volverse más frágil. De este modo, mientras que una rotura juvenil es bastante habitual si se practica algún deporte —como, por ejemplo, el fútbol—, en la vejez es más frecuente que ésta la provoque un movimiento tan cotidiano como el que realizamos para agacharnos.

El síntoma más común en ambos casos es un dolor punzante en la línea de la articulación de la rodilla. Para localizarlo con más precisión, podemos recurrir a la imagen siguiente: pensemos que la rodilla es como un reloj; a las 12 se encontraría el centro de la parte superior (figura 3-1); a las 6, su punto opuesto, el polo de la patela. Coloque los dedos índice y corazón a las 6 y deslice la mano a lo largo de la línea que dibuja la articulación. En el caso de que el dolor se produzca en esa área, es muy posible que el menisco medial esté dañado. Si por el contrario lo siente más arriba o más abajo, la lesión afectará a otra parte de la articulación.

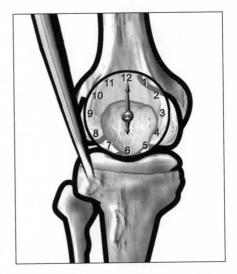

*Figura 3-1. La división de la rodilla en «zonas horarias» permite anticipar un primer diagnóstico de rotura de menisco.*

   No obstante, el problema es mucho más complicado, ya que depende del tipo de rotura, la calidad del menisco y la zona afectada. Las causas se componen a su vez de diversos factores, tal como puede verse en la figura 3-2 (A-D). Es posible que se trate de una rotura horizontal fisurada, o bien vertical —también denominada *radial*—, en ángulo o incluso una combinación de todas ellas. También es importante su localización, pues no es lo mismo que se encuentre en la parte media anterior que en la posterior o bien en el centro o, puestos a suponer, en la corva.

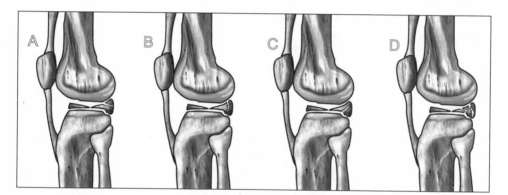

*Figura 3-2.*
*A: rotura horizontal de menisco.*
*B: rotura vertical o radial.*
*C: rotura en ángulo.*
*D: rotura compuesta en la que se combinan las anteriores.*

## Cambio de ideas

Hace treinta años muchos médicos creían que se podía prescindir del menisco. Cuando se rompía, lo eliminaban por completo. Sin embargo, lo que para una generación fue un dogma, para otra se convirtió en un pecado y, desde hace unos diez años, sabemos que la vida de las personas es más larga si se mantienen todo, incluido el apéndice y las amígdalas.

Si una persona de ochenta años sufre una rotura de menisco, no tiene sentido someterla a una operación para reparárselo porque, para ser sincero, a su edad ya no está para muchos trotes. Incluso cuando se trata de una lesión pequeña que no requiere una intervención demasiado complicada, lo mejor es eliminar la parte rota y procurar que recupere la mayor movilidad posible. Sin embargo, cuando se trata de una persona joven —de, por ejemplo, veinte o treinta años—, conviene repararlo bien, aunque todo depende de un factor: su localización. Si la rotura se ha producido en la zona roja roja, puede intentarse, ya que la irrigación es lo suficientemente masiva como para pensar en una recuperación satisfactoria (puede verse la figura 2-3 de la pág. 32). En cambio, el tratamiento de una lesión en la zona rojiblanca es menos sencillo, aunque también puede repararse. Menos posibilidades hay en la zona blanca blanca, ya que la ausencia de sangre impide una recuperación completa o satisfactoria, por lo que, en este caso, lo más conveniente es extirpar la parte rota. Si se considera necesario eliminarlo por completo, tal como suele ser habitual, se acelerará el desarrollo de la osteoartritis (véase pág. 48) en la articulación, ya que el cartílago hialino, al carecer de protección, se verá expuesto a un riesgo mayor.

## Qué hace un buen paciente en estos casos

Cuando el médico le comenta que sufre una lesión de menisco, no está de más que le pregunte en dónde se ha producido, si se trata de una rotura horizontal, radial o en ángulo y si afecta a la zona roja roja, a la rojiblanca o a la blanca blanca y si el fragmento se ha enquistado.

DR. ROBERT KLAPPER

A diferencia de las lesiones comentadas hasta ahora, la rotura en forma de asa es la más compleja de todas. En la figura 3-3a (véase pág. 40) se aprecia cómo la fractura sigue el perímetro del menisco, lo cual puede provocar un desplazamiento (figura 3-3b) que origine un vacío en el interior del cartílago y que éste adopte una forma similar a la de una asa.

Si una de estas roturas es lo suficientemente grave como para causar un desprendimiento, el fragmento puede llegar al espacio que media entre la tibia y el fémur y, en consecuencia, entorpecer el movimiento de la rodilla e incluso a impedirlo, tal como sucede cuando se coloca un objeto en el gozne de una puerta.

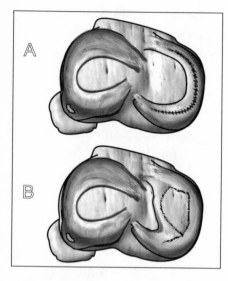

*Figura 3-3. Fractura del menisco en forma de asa en un primer momento (A) y después del desplazamiento (B).*

Algunos pacientes me han comentado que se torcieron la rodilla jugando al béisbol o que resbalaron en la cocina y desde entonces no pueden doblarla por completo. En esos casos, es muy posible que la fractura haya ocasionado un desplazamiento de menisco. La intervención es sencilla y se da el alta de un día para otro, sin tener que permanecer una semana en cama.

Algunas personas padecen una anormalidad genética en el menisco lateral, denominada *menisco discoide*, en la que se aprecia un grosor exagerado que en algunos casos lleva a que el cartílago ocupe toda la cavidad formada por la tibia y el fémur. No se trata, como se puede pensar, de un proceso benigno, pues no protege a los huesos de la artritis, sino que provoca un mayor desgaste y aumenta el riesgo de accidente. A la hora de tratar una fractura con un menisco de estas características, los médicos se enfrentan al dilema de restituir la parte rota o bien de pulir el resto para darle una forma normal. Hay quien incluso va más allá y se plantea la posibilidad de trasplantar un menisco sano. Personalmente, opto siempre por las soluciones más simples. En algunas ocasiones he pulido algún menisco para que tuviese las dimensiones normales y si he visto que las lesiones reincidían, he propuesto un trasplante. Ciertos cirujanos ortopédicos los realizan con cierta frecuencia, aunque es preciso siempre tener las mayores garantías de que la intervención es necesaria.

## Qué hacer en estos casos

En el caso de que padezca un bloqueo en la rodilla, no espere ni un momento a consultar con su especialista en ortopedia. Si no hubiese ninguna consulta cercana, diríjase a un centro de urgencias. Es muy posible que deba someterse a una intervención.

## Trasplantes de menisco

Hay un dicho bastante difundido en medicina: «si crees que eres un martillo, verás clavos por todas partes». Por esta razón conviene obrar con cierta prudencia. Los trasplantes de menisco suelen ofrecerse con cierta frecuencia porque son posibles. Sin embargo, por muy dañado que esté el cartílago hialino, su reemplazo por uno nuevo no es la mejor solución.

## ROTURAS DE LIGAMENTO

Cuando una articulación sufre una torcedura, es muy posible que algún ligamento haya resultado dañado. Las lesiones de este tipo suelen ser bastante benignas, pues no van más allá de la rotura microscópica de algunas fibras, aunque en algunos casos son algo más aparatosas y pueden originarse derrames o incluso fracturas que impidan el funcionamiento completo de una estructura. En el caso de la rodilla, cada ligamento requiere un tratamiento particular.

El ligamento colaterial medial (LCM) es muy vulnerable a los golpes, por lo que es uno de los más proclives a dañarse al practicar deportes como el esquí o el fútbol. En un pasado no demasiado remoto, ante una lesión de este tipo, el cirujano practicaba una incisión, localizaba los dos extremos rotos y aplicaba una sutura o una grapa. En la actualidad conocemos un poco mejor el problema. Según el método anterior, había que cortar, detener la hemorragia, vendar, esperar a que cicatrizase… y aceptar la marca que queda en la piel. Piense en lo que ocurre cuando usted se corta. El LCM sigue el mismo proceso: sangra, se coagula la sangre, se regenera el tejido y acaba curándose por sí mismo. La intervención quirúrgica en estos casos no es indispensable y, es más, en la mayor parte de las lesiones de este tipo es desaconsejable.

El tratamiento de los ligamentos cruzados es distinto. Al encontrarse dentro de la articulación de la rodilla, están bañados continuamente por el líquido sinovial. Cuando el ACL se rompe, la sangre fluye en el interior de la rodilla y se corre el peligro de que se forme un coágulo que, al entrar en contacto con la masa de fluido articular, haga que aumente la presión. En estos casos, es preciso someterse a una intervención quirúrgica. Sin embargo, si bien las reparaciones del ACL son relativamente sencillas, no se han logrado todavía resultados plenamente satisfactorios en el tratamiento del PCL.

Basta con echar una ojeada a la reciente bibliografía sobre ortopedia para darse cuenta de que este ligamento es el único que presenta aún graves efectos postoperatorios. No obstante, cualquier cirujano experto se prestará a una operación de este tipo, si bien antes de tomar una decisión no está de más buscar un segundo o incluso un tercer diagnóstico.

Por lo que respecta a las lesiones del ligamento colateral lateral (LCL), la situación puede considerarse una combinación de las dos anteriores: a veces sana por sí mismo y a veces no. La operación, a pesar de ello, no es recomendable, ya que muy cerca de este ligamento discurre el nervio peroneal y los riesgos de dañarlo son considerables. El cuerpo sabe muy bien cómo curarse y conviene optar por una intervención sólo cuando estamos seguros de que no podrá hacerlo por sí mismo. Personalmente, cuando entro en el quirófano para reparar un LCL pienso que me adentro en una jungla en la que un tigre —bajo la forma de un nervio o una arteria— me acecha para devorarme en cualquier momento.

## Hay que saber interpretar las señales del cuerpo

En el caso de que sólo haya sufrido una torcedura de rodilla sin que se haya roto un ligamento, puede darse por contento. Pero no baje la guardia, ya que es un aviso. Siga el tratamiento del capítulo 7 para acelerar el restablecimiento y comience a practicar los ejercicios de recuperación y fortalecimiento del capítulo 4. No se preocupe por su entrenamiento cotidiano: basta con aprender a interpretar las señales que le envía el cuerpo y obrar en consecuencia.

## LESIONES DE LOS TENDONES

Observadas con el microscopio, las estructuras de los tendones y los ligamentos parecen bastante similares. Ambas están formadas por colágeno, una proteína imprescindible para los tejidos. Sin embargo, la diferencia principal entre unos y otros reside en que los primeros unen músculos y huesos, y los segundos únicamente huesos. Además, los tendones, por su localización, están implicados en el movimiento y los ligamentos, en cambio, son estáticos.

Los tendones suelen dañarse al realizar un esfuerzo excesivo por un periodo de tiempo amplio. De hecho, un movimiento exagerado que se repita a menudo puede ocasionar un trastorno agudo en los tendones o incluso, si se reincide de manera contumaz, causar una lesión que aumente de forma progresiva. La inflamación de los tendones se conoce con el nombre de tendinitis. En el caso de la rodilla, puede darse a raíz de un macrotraumatismo, originado por un golpe o una lesión, o de un microtraumatismo consistente en la acumulación de roturas microscópicas en el tendón. En ambas situaciones, puede experimentarse dolor y disfunciones. El microtraumatismo suele ir aparejado a movimientos repetitivos, como los producidos al correr o al subirse encima de una silla. Imagine que descubre una mancha en una camiseta de algodón e intenta eliminarla rascándola con la uña. Si no presta atención, acabará por agujerear la tela. Algo similar ocurre cuando se fuerzan demasiado las articulaciones: los tendones se resienten.

Cerca de la rodilla se encuentran tres tendones que suelen inflamarse y causar una tendinitis: la banda iliotibial (BIT), el tendón patelar y el pes anserinus (que conecta la corva con la rodilla). Algunas personas de vida sedentaria que, por cualquier razón, se ven en el trance de participar en alguna competición deportiva, se han llevado más de una desagradable sorpresa. De hecho, nadie está a salvo: incluso quienes llevan bastantes años practicando ejercicio, si se ven en la tesitura de aumentar el esfuerzo —si deben participar en su primera maratón, por ejemplo— pueden salir mal parados.

La banda iliotibial recorre la cadera y cruza la rodilla hasta llegar

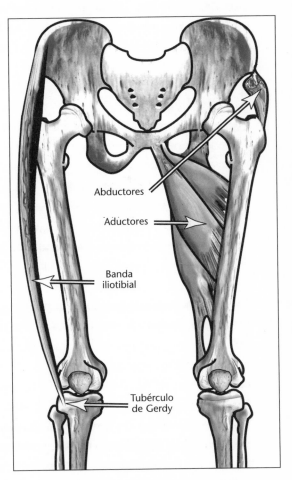

*Figura 3-4. La banda iliotibial discurre por el muslo hasta llegar al tubérculo de Gerdy, donde conecta con la rodilla. Puede inflamarse y causar una tendinitis.*

al tubérculo de Gerdy, una prominencia ósea en la parte superior de la tibia (figura 3-4). Si palpa la zona, no les costará mucho encontrar el punto de unión entre la BIT y el tubérculo de Gerdy.

El tendón patelar, justo debajo de la rótula, se encuentra a las seis en punto de la patela, en la parte delantera de la tibia. Diversos deportistas —atletas, baloncestistas y jugadores de balón volea— han sufrido tendinitis patelares, de ahí que se hable de la dolencia como *rodilla de saltador*.

Uno de los músculos de las corvas acaba en el tendón pes anserinus (expresión latina que puede traducirse como «pata de ganso» y que se debe a la forma que adopta al unirse a la parte alta de la tibia). Los velocistas y otros deportistas de elite suelen padecer inflamaciones en este tendón.

## Autodiagnóstico

La manera más habitual de hacer un primer diagnóstico y asegurarse de que se padece una rotura de menisco o de ligamentos consiste en colocar los dedos a las seis (figura 3-1, pág. 37) y deslizarlos a lo largo de la línea de articulación yendo desde la zona medial (hacia dentro) hasta la lateral (hacia fuera). Evidentemente, el método es muy impreciso, pero útil en un primer momento. Si el dolor se localiza más arriba o más abajo de la línea de la articulación, puede estar de suerte: descarte la rotura de menisco y decántese por una tendinitis.

La próxima vez que pase por un puente suspendido, fíjese en los cables. Cada uno es un manojo de unos cinco o diez más finos que, a su vez, se componen de otros cinco o diez. Todos están entrelazados para aumentar su resistencia. Las fibras de colágeno que se imbrican en los tendones son similares. Pese a ello, en algunas ocasiones estas fibras se rompen y dan lugar a microtraumatismos que pueden provocar una tendinitis. Al producirse esta rotura, los vasos sanguíneos de los tendones se rompen y sangran. La sangre que antes se encargaba del suministro de nutrientes se convierte en una sustancia irritante para las terminaciones nerviosas de la zona y causan dolor e hinchazón. Aunque dolorosa, la tendinitis no requiere operación. Basta con evitar el esfuerzo que la ha provocado para disminuir la inflamación y dejar que el tendón descanse para que el cuerpo se encargue del proceso de curación. Si desea poner algo de su parte, puede seguir las indicaciones del capítulo 7.

## En caso de tendinitis, nunca hay que inyectar cortisona

Las inyecciones de cortisona son una de las causas más comunes de la rotura de tendones. Uno de mis pacientes, partidario acérrimo de la vida sana, practica tenis a sus cincuenta y cinco años con un amigo que es además su reumatólogo. Hace unos años, le aplicó seis inyecciones de cortisona en cada rodilla. No hace mucho, mientras jugaba un partido de tenis, mi paciente oyó un crujido y sufrió una rotura del tendón patelar. Tuve que operarlo para reparárselo.

DR. ROBERT KLAPPER

Una rotura de tendón es más grave aún cuando requiere una intervención quirúrgica desde el primer momento. Cualquier tendón cercano a la rodilla es susceptible de romperse, pero si se trata del cuádriceps o el patelar, el daño puede llevar a una pérdida de movilidad considerable. Si se fuerza el tendón cuádriceps desde su unión en la zona alta de la rodilla, puede palparse la zona para determinar si se ha producido en el músculo, ya que la fractura sólo es posible en este punto. Tampoco estará de más asegurarse de si se es capaz de estirar la pierna por completo. Por lo que respecta al patelar, los puntos más sensibles son las uniones con la rodilla y la tibia. Las lesiones en la rótula suelen ser frecuentes entre deportistas, mientras que las que afectan a la tibia son más comunes entre las personas que se han sometido a operaciones de rodilla.

A efectos terapéuticos, da igual dónde se haya producido la lesión, ya que el tratamiento quirúrgico es el mismo. Pueden practicarse pequeños

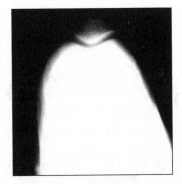

Figura 3-5A. La patela en su posición normal, centrada en la troclea.

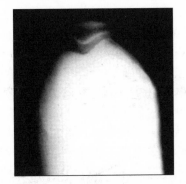

Figura 3-5B. Esta radiografía muestra una patela descentrada.

agujeros en la rótula y dar algunos puntos para suturar y unir de nuevo las zonas afectadas. Asimismo, es factible unir de nuevo el tendón al hueso y causar una pequeña hemorragia que drene la herida y ayude a cicatrizar.

En el caso de que usted sufra una lesión de estas características, prepárese para permanecer con la pierna escayolada durante seis semanas y afrontar un programa de rehabilitación arduo. No obstante, no se preocupe demasiado: quedará como nuevo.

## LESIONES PATELARES

A menudo el dolor de rodilla se origina en la unión patelofemoral, el lugar donde la rótula se desliza a través de la cavidad femoral, la troclea. En las figuras 3-5a y 3-5b (pág. 45) puede verse lo que se denomina el «orto» de la rodilla. La primera radiografía muestra una patela sana; en la segunda, en cambio, se aprecia un cierto desplazamiento. Conviene tener en cuenta que la rótula, cuando se mueve de manera incorrecta, siempre lo hace lateralmente y no hacia la zona medial, como sería de esperar. El cartílago hialino cubre las superficies de la troclea y la parte posterior de la patela. Si ésta no se desplaza suavemente en su cavidad, sino que sale de ella, se incrementa el peso sobre el cartílago (condromalacia) en la misma zona donde la fricción es excesiva y el resto permanece prácticamente intacto.

Para entender qué ocurre, observemos los tacones de los zapatos. Probablemente una parte estará bastante desgastada a causa de nuestra manera de caminar. En el caso de que hayamos descargado el peso únicamente sobre los talones, podemos intentar repartirlo por toda la planta del pie. Algo similar deberíamos hacer con el cartílago que queda por detrás de la rótula: basta con distribuir mejor la presión para evitar un mayor desgaste. Si se tensa el músculo vasto medial oblicuo (VMO) —es decir, la parte interior del cuádriceps— para llevar la rótula a su posición natural, es posible que ésta funcione mejor y se equilibre el peso a lo largo del cartílago. Los ejercicios de los capítulos 10 y 11 ayudan a tensar correctamente el VMO.

Estos trastornos suelen ser más comunes entre las mujeres que entre los hombres, tal vez porque ellas sufren más los desplazamientos de rótula. Las personas que los padecen suelen sentir dolores cuando suben y bajan escaleras, caminan o corren por pendientes o incluso cuando permanecen sentadas durante largo rato. Este malestar palatofemoral es uno de los problemas más peliagudos de la ortopedia.

## CONDROMALACIA

De acuerdo con su etimología, este término está formado por dos palabras de origen griego: *kondro*, que significa «cartílago», y *malakos*, que podría traducirse por «blando», y se emplea para denominar el reblandecimiento y la posterior fractura del cartílago hialino. El trastorno es bastante frecuente entre los pacientes menores de treinta años; los que superan esa edad y están afectados del mismo proceso degenerativo suelen estar en una fase posterior, denominada osteoartritis, que veremos más adelante.

Se distinguen cuatro grados de condromalacia. El primero se caracteriza por un reblandecimiento y una cierta hinchazón del cartílago, normalmente en la parte posterior de la patela. Los dos siguientes reflejan distintas etapas de empeoramiento en las que aparecen fisuras y roturas en el cartílago. En el cuarto, el hueso subcondral antes cubierto por el cartílago está completamente expuesto. La condromalacia puede obedecer a alguno de los problemas de movimiento antes mencionados o bien tener un origen genético, pues no es extraño que, llegados a cierta edad, comencemos a experimentar ciertos procesos degenerativos.

Por lo general, se descartan las soluciones quirúrgicas porque no dan buenos resultados. Son mejores los programas de recuperación fisioterapéuticos. La clave reside en el refortalecimiento del VMO, ya que éste permite recentrar la rótula e impedir que se desplace a los lados. En los capítulos 10 y 11 se pasa revista a los ejercicios más adecuados para este menester.

### La cincha rotuliana Cho-Pat

Este tipo de rodillera es muy útil para aplicar una presión sobre el tendón patelar que permita recentrar la rótula. Su diseño garantiza la distribución correcta del peso sobre toda la superficie y es impermeable, por lo que puede emplearse en cualquier actividad acuática. Sin embargo, debe usarse sólo al realizar un ejercicio físico. No es bueno tenerla puesta mientras se descansa.

## Osteoartritis

Conocida también como artrosis, osteoartrosis, osteoartritis crónica, osteoartritis degenerativa, artrosis deformante, artritis senil u osteoartritis hipertrófica, esta dolencia se debe a los efectos producidos por un esfuerzo excesivo en las articulaciones. Sin embargo, estudios recientes han demostrado que, pese a lo que pudiese pensarse, el ejercicio regular no predispone a ella. De hecho, los pacientes aquejados de este trastorno han recuperado parte de sus capacidades funcionales tras someterse a programas de trabajo específicos.

La osteoartritis (OA) suele afectar a las zonas de sobrecarga de las articulaciones a partir de los cuarenta. Todavía se desconoce la causa exacta, aunque la obesidad y los antecedentes familiares se consideran factores de riesgo. A medida que envejecemos, el cartílago hialino comienza a secarse y deja de proteger a los huesos. Conviene tener en cuenta que, al igual que nuestros dientes, tan sólo disponemos de un sólo juego de estos cartílagos y que es imprescindible protegerlos. A medida que la osteoartritis progresa, el cartílago es más quebradizo y llegará un momento en que se rompa. La superficie, con el paso del tiempo, perderá su lisura y se volverá cada vez más desigual, llegando incluso a apreciarse pequeñas cavidades. Por otra parte, a pesar de que en un principio afecta sólo al cartílago, el desgaste puede repercutir en zonas colindantes, como los músculos y los tendones que recubren la articulación, así como el hueso subcondral.

### Síntomas de la artritis

Los síntomas más comunes están relacionados con el reuma y el aumento de humedad. Cuando la presión barométrica cambia rápidamente, las personas que sufren de artritis sienten un dolor punzante en las articulaciones. Por lo que respecta a las rodillas, se aprecian hinchazones, pérdida de movilidad y deformaciones, además de las molestias y dolores habituales. Conviene tener en cuenta si cada vez se es más zambo o estevado. En algunos casos, las personas que muestran los primeros indicios no se dan cuenta de ellos porque resisten muy bien el dolor. No está de más preguntar a algún familiar o amigo si nos han visto cojear alguna vez.

No hace mucho, el primer estudio a escala nacional llevado a cabo en Estados Unidos mostró que este problema es mucho más frecuente de lo que se pensaba. Casi cuarenta millones de estadounidenses cree que padece artritis. Es más: los centros para el Control y la Prevención de Trastornos calculan que uno de cada tres (es decir, setenta millones de personas) sufre alguna forma de dolencia degenerativa —en especial, osteoartritis.

## ARTRITIS POSTRAUMÁTICA

Apenas se distingue de la anterior, si bien ésta se debe a un daño estructural previo que no tiene por qué estar en la rodilla, ya que un traumatismo producido en cualquier articulación sobrecargada —sea la zona lumbar, la cadera, la rodilla, el tobillo o el pie— puede causar diversos daños en otras articulaciones adyacentes. De hecho, el trastorno no debe localizarse necesariamente en la misma pierna. Una lesión en el tobillo derecho puede provocar dolencias en la rodilla izquierda. Incluso puede darse el caso de que una persona que se hubiese fracturado la pierna o el tobillo años atrás podría haber modificado su manera de caminar sin haberse dado cuenta, con la sobrecarga consiguiente, lo cual a su vez le llevó a un prematuro proceso degenerativo.

Supongamos que usted se rompió la rodilla en su infancia o adolescencia. Los doctores le curaron, pero fijémonos en la manera de hacerlo. Imagínese que tiene dos platos en las manos y que lanza uno de ellos contra el suelo; como es de esperar, se rompe en varios pedazos. Ahora imagine que tiene el mejor adhesivo y que se entretiene un rato restaurando la forma original. A pesar de su diligencia y de la eficacia del pegamento, se aprecian todavía las uniones. Los médicos que le atendieron trabajaron de una manera similar: pusieron todo el empeño en reconstruir la rodilla, pero quedaron ciertas irregularidades de las que su cuerpo tomó nota y que, años después, al igual que el papel de lija, han desgastado su articulación.

Los síntomas para la osteoartritis postraumática son prácticamente los mismos que los de la osteoartritis convencional. La única diferencia importante es que, si el paciente se ha sometido a alguna intervención quirúrgica, las molestias pueden deberse a los implantes —placas y tornillos— con los que se ha reconstruido la tibia, el fémur o la patela. La punta de una pieza de metal puede clavarse en un músculo o en algún tejido blando y causar inflamaciones, en cuyo caso bastará con retirarla para solventar la molestia.

La artritis postraumática probablemente sea la dolencia de rodilla más fácil de diagnosticar, a menos, por supuesto, que se hayan olvidado las lesiones sufridas en la infancia o la adolescencia que pueden ser la causa de trastornos actuales. Cuando haya completado el cuestionario acerca de su historia médica que aparece en el capítulo 5, tal vez encuentre algunas claves para sopesar con mayor fiabilidad el estado de su rodilla.

## Bursitis

En la rodilla sólo hay una bursa que deba tenerse en cuenta: la prepatelar, que se encuentra delante de la rótula. Los carpinteros y enmoquetadores que trabajan a diario arrodillados aplican una presión enorme sobre sus rótulas durante más tiempo del deseado. Con el paso del tiempo, la viscosidad del fluido que se halla dentro de la bursa se altera y se producen las primeras hemorragias e inflamaciones. Aunque en esos casos conviene aplicar una bolsa de hielo y descansar, lo mejor es evitar que la bursitis empeore. Para ello, habrá que evitar cualquier postura que fuerce las rodillas. En el caso de que usted practique alguna actividad en la que deba estar arrodillado —como, por ejemplo, la jardinería—, puede emplear una estera o un cojín.

## Quistes

En algunos casos, aparecen quistes meniscales subcutáneos en la zona medial (interior) o lateral (exterior) de la rodilla. En las primeras etapas, estos quistes sólo pueden apreciarse mediante una resonancia magnética; más adelante, aparece una hinchazón a lo largo de la línea de la articulación. Por definición, este quiste se debe a una fisura horizontal en el menisco (figura 3-2a, pág. 38) que se comporta de una manera similar a una valva por la que escapa el líquido sinovial y se filtra en los tejidos cutáneos. En esta situación, no es muy conveniente reparar la rotura de menisco, ya que se puede provocar una lesión mayor. El tratamiento más correcto consiste en practicar una artroscopia en la fisura horizontal del menisco roto, absorber el fragmento en forma de valva, drenar la cavidad donde se alojaba el quiste y suturar. Lo peor que puede hacerse es extraer el quiste directamente sin recurrir a la artroscopia, ya que si no se incide sobre la causa principal, la rotura de menisco, el quiste puede reproducirse.

Se conoce como quiste de Baker a la hinchazón que se produce en la cavidad poplítea, que se halla a su vez en la parte posterior de la rodilla, y se comunica con la cavidad articular. Cerca del cincuenta por ciento de la población presenta este tipo de anomalía en la ordilla, si bien la mayoría vive tranquilamente con ella, pues raramente causa dolores o disfunciones. Sin embargo, si usted ha notado su presencia y cada vez siente más molestias en la zona, debe comenzar a preocuparse. Quizás se trate de un proceso artrítico, de una rotura de menisco o de ambos problemas, en cuyo caso se producirá un aumento del fluido en la articulación que nutra el quiste. Como puede verse, éste no es el problema, sino el síntoma de un trastorno mayor. La mejor manera de atajar la hinchazón es someterse a la revisión de un especialista para conocer la causa precisa. Un examen por resonancia magnética (pág. 109) permitirá hacer un diagnóstico acerca del estado de su menisco y de las zonas adyacentes.

## FRACTURAS FORTUITAS Y POR ESTRÉS

Se denomina *fractura* a la rotura que sufre un hueso. Por lo general, se debe a un traumatismo inesperado, como una caída o un accidente. Dependiendo del grado de desagregación de los fragmentos, se habla de *fracturas desplazadas* o *no desplazadas*. Las fracturas por estrés o sobrecarga, a diferencia de las anteriores, se caracterizan por no presentar apenas marcas externas, por lo que no pueden apreciarse en una radiografía y es preciso recurrir a la resonancia magnética o al escáner de huesos. En cualquiera de los casos, el paciente sufre dolores, inflamaciones, hematomas, debilidad en la zona o incluso pérdidas de movilidad.

Si la fractura se encuentra cerca de la rodilla, deberá evitar cualquier tipo de sobrecarga y mantener la zona lo más inmovilizada posible. Seguramente le prescribirán el uso de muletas y tendrá que permanecer en reposo unas seis semanas. No es preciso que le escayolen la pierna, sino que bastará con usar una rodillera ortopédica que podrá quitarse a la hora de dormir. De este modo se abstendrá de forzar la articulación y, de paso, permitirá que el flujo sanguíneo y de otros fluidos nutra la parte afectada. En el caso de que no siga estas indicaciones, los fragmentos de hueso podrían desplazarse y agravar la situación hasta el punto de tener que ser operado. Tenga en cuenta que las fracturas no desplazadas no requieren tratamiento quirúrgico alguno. Sin embargo, debe ser consciente también de que esas seis semanas de reposo habrán debilitado sus músculos y tendones, y su rodilla habrá perdido parte de su flexibilidad, por lo que deberá someterse a un programa de rehabilitación para recuperar la tonicidad perdida. Piense que, además del hueso, también conviene prestar atención a los tejidos que lo rodean.

Independientemente del tipo de fractura que afecte a la rodilla, es preciso determinar la manera en que ésta afecta a la articulación y, en consecuencia, al cartílago. Si la superficie de éste se ha dañado, se habrá perdido parte de la tersura que permite el juego con el extremo del fémur, de la tibia o la patela y se iniciará un lento proceso de abrasión que puede desembocar en una osteoartritis postraumática (pág. 49).

La fractura más común de la rodilla suele localizarse en la meseta tibial, el extremo óseo donde se encuentra el cartílago hialino. Imagínese el *tee* donde se coloca la pelota de golf: su forma es similar a la de una tibia, con una superficie plana en la parte superior y un fuste largo. Supongamos que el *tee* se quiebra y la parte superior se rompe. La mejor manera de arreglarlo consistirá en unir de nuevo los dos fragmentos. La pieza es de madera, pero ¿qué pasa si la parte superior es de cartílago y la inferior de hueso? El cuerpo puede encargarse del proceso de regeneración, pero éste no será perfecto, por lo que con el paso de los años puede aparecer una artrosis postraumática.

Si la fractura de la meseta tibial es algo más que una simple quiebra y se produce una depresión en el hueso, el cirujano deberá realizar diversos orificios para la reinserción del fragmento desplazado y suturar las partes desgarradas. Para asegurarse que el hueso está donde debe, puede hacerse un injerto óseo para prevenir posteriores trastornos.

Una fractura conminuta de la rodilla es, sin embargo, una lesión de ligamentos. En el caso de que el hueso y el ligamento se hayan roto y una parte de este último permanezca unida al primero, se habla de *fractura conminuta* o *fractura con desgarro*. No obstante, el tratamiento recomendado en estos casos es similar al de una torcedura de ligamentos. Hay quien considera este tipo de lesiones mucho más benignas porque, tras la intervención, se puede recuperar la longitud original del ligamento. Personalmente creo que, en la medida en que una parte del tejido se ha roto, el proceso de recuperación es mucho más largo de lo habitual en otras circunstancias y la rodilla pierde sensibilidad y estabilidad.

Si usted se rompe la rótula, conviene que se piense dos veces si debe permitir al cirujano que se la recomponga. Fijar a la patela los fragmentos con tornillos no es la mejor solución. Considero más razonable extraer los pedazos más pequeños, pulir los bordes de la pieza mayor y fijar en ella el tendón y el músculo. De este modo, aunque el paciente tendrá una rótula de menores dimensiones, no habrá sido necesaria la inserción de tornillos ni grapas que, con el paso del tiempo, podrían causar una artritis postraumática.

## ¿Rotura de rótula?

Consulte al cirujano sobre la posibilidad de someterse a una patelectomía parcial. Si se eliminan los fragmentos más pequeños de la patela en favor del mayor, usted disfrutará de una movilidad mayor, se recudirá el riesgo de sufrir una artritis postraumática y, en el caso de padecerla, no deberá someterse a una segunda operación para que le extraigan placas, grapas y tornillos.

## ESPOLONES, CONTRACTURAS Y ADHERENCIAS

Dado que el cartílago hialino de la rodilla tiende a romperse con el paso del tiempo, el espacio intermedio entre los huesos se reduce. El cuerpo se adapta a este cambio y la articulación se vuelve más laxa, por lo que conviene estabilizarla de nuevo. Los espolones pueden ser de gran ayuda, ya que actúan como topes que limitan los movimientos de la rodilla. Sin embargo, conviene tener en cuenta que producen molestias, como dolores e hinchazones, y dificultan la deambulación.

La contractura de la cápsula o del músculo provoca dolor y limita el movimiento. En la rodilla, la más común es la que afecta a la flexión y hace que ésta permanezca siempre ligeramente doblada. Las personas que padecen este tipo de trastornos tienden a adoptar un estilo de vida muy sedentario y llegan al extremo de reposar siempre con un cojín bajo las rodillas o a sentarse en sillas con reposapiés. Para superar esta situación, hay que tomar conciencia del círculo vicioso del que se hablaba en la página 39.

Por lo que respecta a las adherencias, éstas suelen deberse a procesos de cicatrización derivados de inflamaciones, lesiones o intervenciones quirúrgicas. Aunque la presencia de tejido cicatrizado es imprescindible para que la recuperación sea satisfactoria, hay que evitar que éste se produzca en exceso, pues puede causar dolores o limitaciones de movimiento. Piense que, en estos casos, tejidos que anteriormente estaban separados y se movían de manera independiente se han unido y, en consecuencia, se ha perdido parte de la movilidad original, de ahí que al dar un paso note ciertos tirones en las articulaciones.

Un tejido normal y otro cicatrizado presentan ciertas peculiaridades cuando se los observa con el microscopio. Mientras que el tejido normal muestra una apariencia regular y bien organizada, el cicatrizado se parece más a un amasijo desordenado de tramas que fluyen en todas direcciones. Las capas de tejidos conectivo y adiposo, los vasos sanguíneos, los nervios y los músculos, perfectamente distinguibles en un tejido intacto, forman ahora una masa compacta, mucho más gruesa y menos elástica. La irregularidad del tejido cicatrizado restringe la circulación sanguínea y el drenaje linfático, que se dan, además, de manera desorganizada, de ahí que sean tan comunes la sensación de entumecimiento, las hinchazones y el dolor. En algunas circunstancias, el tejido cicatrizado, si es todavía joven, evoluciona y alcanza el grado de organización propio de un tejido sano y recupera la fuerza y la flexibilidad originales. Sin embargo, no hay que alarmarse porque nuestro cuerpo cicatrice de esta forma, pues se trata de un proceso de recuperación normal.

A pesar de los trastornos que puedan afectar a las rodillas, existe un conjunto de medidas encaminadas a aliviar el dolor, la inestabilidad y las limitaciones habituales en estos casos. No está de más que comience con los autotratamientos que se sugieren en el capítulo 7 y que siga los programas de recuperación en la piscina y en tierra que se incluyen en los capítulos 10 y 11. No obstante, antes de dar el primer paso, le aconsejo que lea el siguiente capítulo para que aprenda a modificar sus hábitos cotidianos y evite que empeore el estado de sus rodillas.

# 4. Cómo evitar que sus problemas se agraven

Muchas personas que padecen dolores de rodilla nunca han realizado ningún tipo de ejercicio. Otras hace mucho que lo dejaron o no han seguido una pauta precisa. Sólo unas cuantas sufren lesiones por haber practicado deporte con un excesivo apasionamiento. No obstante, puede hablarse un aumento creciente de los trastornos de rodilla, sobre todo entre personas de unos cuarenta o cincuenta años que se han aficionado a correr, esquiar, jugar al tenis, al baloncesto, al balonvolea o al pádel y que, por haber realizado un sobreesfuerzo o no ignorar ciertos principios de medicina deportiva, los han desarrollado durante los entrenamientos, las carreras o los partidos que han disputado. Incluso hay quien persevera y continúa forzándose hasta extremos abusivos con demasiada regularidad.

Salvo un diez o un veinte por ciento de la población que está bien preparada, desde un punto de vista anatómico, para correr, se cuentan por cientos las personas que, de manera un tanto torpe y distraída, corren o se entrenan sin tener en cuenta que padecen una asimetría en sus rodillas. No es extraño, pues, que tarde o temprano sufran alguna dolencia. De hecho, buena parte de mis pacientes pertenece a este grupo. Por mi consulta han desfilado tenistas con rodillas doloridas que suelen jugar tres sets cada día y culturistas que se han excedido con su programa semanal de pesas. En algunos casos, su malestar es tan grave que no pueden conducir o ver una película porque el hecho de estar sentados les produce dolores muy agudos.

Como puede ver, es posible que usted practique algún deporte que no se avenga mucho con la estructura anatómica de sus rodillas. Si se dedica sólo a un tipo de actividad física y durante más tiempo de lo recomendable, acabará sufriendo una lesión por sobrecarga. Si entrena con una máquina de *stair-climbing* o practica *steps*, por muy poco tiempo que dedique, realizará un esfuerzo abusivo para las rodillas, algo que también ocurrirá si se toma las clases de aeróbic con demasiado empeño. Si nota alguna molestia, el dolor no tardará en aparecer.

## Un toque de atención

Si el dolor de rodillas le impide entrenar, considérelo un aviso. Aproveche la ocasión para aprender a interpretar las señales que le envía su cuerpo. Para ello, realice uno de los movimientos que le causan dolor y modifíquelo hasta que éste desaparezca.

Para hacerse una idea de cómo un esfuerzo excesivo provoca estas lesiones, pellízquese en el dorso de la mano y observe qué ocurre. Tras estirarla, verá cómo la piel recupera lentamente su forma original —tenga en cuenta que el tiempo de recuperación varía en función de la edad, ya que la elasticidad de los tejidos se pierde con el paso del tiempo—. Músculos, ligamentos, tendones y articulaciones se comportan de una manera similar.

Esta pérdida de elasticidad indica que usted no debería forzar demasiado su cuerpo sin estar atento a posibles daños. Piense en cómo se quiebra la superficie de una tarjeta de crédito cuando la rompe: no es lo mismo cortarla con unas tijeras que partirla en dos doblándola una y otra vez hasta que la línea de fatiga, de color blanco, acaba por separar las dos mitades. Algo similar ocurre cuando usted realiza un ejercicio de manera contumaz. Al correr distancias demasiado largas, jugar al tenis más de la cuenta, levantar pesos para los que no estamos preparados o superar nuestras marcas al esquiar, las rodillas pueden avisarnos de que algo va mal.

Nunca debería olvidar que el estado de sus rodillas depende de cómo se porte usted. Si las tiene en cuenta al preparar su programa de entrenamiento o al escoger su deporte, evitará el riesgo de lesiones.

El ejercicio físico puede ser saludable o perjudicial. Los deportes que gozan de una aceptación mayor —que suelen ser los mencionados anteriormente— tienden a sobrecargar las articulaciones, especialmente las rodillas. En cambio, la natación, el ciclismo y el entrenamiento con máquinas de esquí como el Nordic Track reducen la sobrecarga y evitan las lesiones articulares. Mucha gente no es consciente del riesgo que corre hasta que sobreviene el dolor o se da cuenta de que ha perdido movilidad. Entonces viene el llanto.

Si usted está leyendo este capítulo, tal vez considere oportuno modificar su programa de entrenamiento. Nuestro propósito es que su actividad física sea lo más saludable posible para que pueda practicar con mesura sus deportes preferidos durante muchos años.

En las páginas siguientes le indicaremos cómo lograr todo esto:

- Incluir diversas actividades de recuperación y mantenimiento en su programa de ejercicio diario.
- Pasar de su programa de trabajo habitual a otro más saludable.
- Reconocer sus propios límites.
- Prever lesiones e identificar los primeros síntomas.
- Establecer periodos de reposo.
- Recurrir a remedios caseros para mitigar el dolor y las inflamaciones provocadas por el ejercicio excesivo.
- Tratar una lesión de rodilla y acelerar su recuperación.
- Aprender cuáles son los movimientos y posturas que causan lesiones de rodillas y conocer las actividades que los motivan.
- Conocer los requisitos necesarios para mantener las rodillas en condiciones óptimas.

## ACTIVIDADES DE MANTENIMIENTO

Los ejercicios que recomendamos, por orden de preferencia, son los entrenamientos acuáticos, el ciclismo y el uso de la máquina de esquí. Usted deberá determinar cuál de ellos se ajusta más a sus necesidades. Puede que le guste pedalear —algo que para mucha gente es cómodo y agradable—, pero tal vez no pueda hacerlo porque le duelen la espalda y las caderas. Quizás prefiera entrenarse con la máquina de esquí, pero una lesión lumbar le impide mantener el equilibrio. Incluso se vea obligado a descartar los ejercicios en la piscina porque el cloro del agua irrita su piel. No se preocupe: encontrará una solución que se adapte a su problema. Tan sólo debe tener en cuenta cuáles son los inconvenientes que le impiden escoger un ejercicio u otro e ir descartándolos. Si tiene la posibilidad de practicar los tres, prepare un esquema de trabajo que le permita pasar de uno a otro con cierta periodicidad.

## PROGRAMA EN LA PISCINA

Como indicábamos anteriormente, esta opción es la que preferimos, ya que ofrece las ventajas siguientes:

*a) Desarrollo equilibrado de la fuerza muscular.* Gracias a la sincronización de ciertos pares de músculos, podemos realizar series de movimientos de brazos, piernas y tronco. De este modo, cuando uno se contrae, el otro se relaja. A veces, durante una sesión de entrenamiento en tierra, podemos ejercitar a medias un músculo. En la piscina es imposible, ya que la resistencia del agua obliga a los músculos a emplearse a fondo. Cada vez que desplacemos una parte de nuestro cuerpo, notaremos cómo nos vemos impelidos a realizar un movimiento de compensación que garantiza el desarrollo simétrico de nuestra musculatura.

*b) Ejercicio aeróbico y anaeróbico.* El ejercicio aeróbico permite afrontar un esfuerzo continuo y constante, como el que supondría recorrer diez kilómetros sin parar. El ejercicio anaeróbico, en cambio, es imprescindible para aumentar la cantidad de esfuerzo en un periodo de tiempo muy corto. Gracias a él podemos pasar de un estado de reposo a subir las escaleras corriendo. La práctica de ambos tipos de ejercicio es indispensable para mantenerse en un buen estado de salud. Si usted sufriese dolor de rodillas, debería abstenerse de realizar este tipo de actividades en tierra. No así en la piscina, donde podría caminar, correr e incluso saltar sin miedo. A medida que entrene en este medio, apreciará una cierta mejoría, pues no sólo aumentará su fuerza al enfrentarse a la resistencia del agua, sino que también se evitará los riesgos derivados de una sobrecarga en las articulaciones.

*c) Aumento de la flexibilidad.* A pesar de que los ejercicios de estiramiento en tierra son bastante cómodos, las personas que padecen de alguna dolencia en las rodillas pueden experimentar molestias al practicarlos. En el agua pueden realizar movimientos y adoptar posturas que en otras condiciones serían imposibles.

d) *Desarrollo del equilibrio.* Cuando estamos en el agua nos valemos de los músculos abdominales y lumbares, así como de los brazos y las piernas, para mantenernos erguidos y a flote. Esta actividad nos ayuda a aumentar nuestra fuerza y capacidad de resistencia además de nuestro sentido del equilibrio, algo muy útil para nuestras actividades cotidianas, pues reducen en buena parte el riesgo de sufrir caídas.

e) *Mejora de la capacidad de movimiento.* El hecho de mantenerse a flote permite doblar la rodilla con mayor comodidad que en tierra, lo cual facilita la práctica de ejercicios en los que se estimule la movilidad mediante saltos o flexiones.

f) *Incremento de la coordinación.* Cuando caminamos o corremos en tierra, solemos acompasar el brazo derecho con la pierna izquierda y viceversa. Este patrón de movimiento es idéntico al de estilo de natación *crawl,* por lo que podemos aplicarlo perfectamente a nuestros ejercicios acuáticos. Muchas personas, al zambullirse, experimentan una cierta desorientación y no saben cómo moverse. Caminando de este modo, se evitarán pérdidas de energía inútiles, el esfuerzo redundará en un fortalecimiento de los músculos y mejorará la coordinación entre nuestras extremidades.

g) *Corrección de la deambulación.* A causa de una dolencia en la rodilla, puede haberse desarrollado un patrón de deambulación defectuoso que perjudique al cuádriceps y al tendón de la corva. Los ejercicios 12 y 13 de las páginas 155-156 le ayudarán a corregir los malos hábitos y a caminar de forma simétrica y equilibrada además de fortalecer los músculos debilitados.

h) *Sensación de bienestar.* Pensemos por un momento en la sensación de alivio que experimentamos al entrar en el agua. Inspiramos profundamente, relajamos el cuello y los hombros, y nos parece que todas las preocupaciones se quedan en la orilla. El mero hecho de sumergirnos en el agua hace que nos sintamos mejor. En el capítulo 10 encontrará un programa de entrenamiento acuático muy satisfactorio.

## PROGRAMA DE EJERCICIOS CON BICICLETA

Los ejercicios de este tipo le ayudan a ejercitar sus articulaciones (zona lumbar, caderas, rodillas, pies y pantorrillas) sin sobrecargarlas, pues en ningún momento descansa sobre ellas el peso del cuerpo. Por otra parte, el pedaleo sólo afecta a la unión articular de la rodilla, sin impicar el movimiento rotatorio, lo cual evita daños en el menisco y los ligamentos cruzados, muy susceptibles a sufrir lesiones provocadas por una mala rotación (bastante común en otros deportes como el tenis o el baloncesto). Además, este tipo de ejercicio tonifica especialmente a los cuádriceps, de los que depende la protección de las rodillas.

Los atletas, profesionales o no, suelen preferir la bicicleta estática tradicional. Las personas mayores o las que sufran dolencias de espalda deben emplear un modelo inclinado, pues gracias a la disposición del sillín y los pedales, muy cerca del suelo, se evita la sobrecarga lumbar. Muchos gimnasios ofrecen la posibilidad de entrenar con cualquiera de los dos modelos. Si no sabe cuál de las dos es más adecuada para usted, pruébelas. Dedique una sesión a cada una de ellas. Su cuerpo le indicará cuál es la mejor. Si lo cree conveniente, puede comprar una, aunque debe cerciorarse de que el modelo reúne todas las prestaciones buscadas. Es muy importante que los pedales tengan correas de sujeción para que el pie quede inmovilizado para ejercitar perfectamente los cuádriceps y los tendones de las corvas.

Los atletas profesionales suelen preferir las bicicletas convencionales a las estáticas. La sensación de correr en un espacio abierto es muy agradable, pero no imprescindible, por lo que puede practicar en cualquier habitación de su casa cuanto quiera. Los resultados serán los mismos. Tenga en cuenta además que el esfuerzo que usted desarrolle será constante, ya que no deberá detenerse en los semáforos, y no se interrumpirá el flujo de sangre y otras sustancias en las articulaciones. Si pedalea cada día durante un rato, notará cómo sus tejidos adquieren una consistencia mayor y más rápidamente que si corre por las calles.

Piense en una tira de goma envejecida. Si la estira poco a poco, verá cómo comienza a calentarse gradualmente. Sin embargo, si la tensa de manera súbita, se romperá. Sus tendones, músculos, ligamentos y otros tejidos reaccionan del mismo modo. En el caso de que deban ponerse a trabajar, agradecerán que el ritmo se incremente de manera paulatina y que se les permita entrar en calor. Si desea correr al aire libre, escoja un lugar donde no haya apenas tráfico para evitar interrupciones y asegúrese de que los pedales y los arneses son cómodos; de este modo evitará torceduras.

## Bicicletas de montaña

Aunque el ciclismo de montaña permite correr de manera ininterrumpida, entraña riesgos mayores, por lo que no estará de más que los tenga en cuenta antes de lanzarse a pedalear. Piense en el grado de esfuerzo, las pendientes y las condiciones del terreno (que puede ser angosto, rocoso, resbaladizo o arenoso), así como en las repercusiones que pueden tener en sus rodillas.

## Ejercicios con bicleta estática

Tal vez la parte más importante de este programa de entrenamiento se halla en el sillín. Aunque sería deseable que la persona que lo practica conozca un poco las características de la herramienta con la que va a trabajar, no siempre es así. Es necesario que el sillín sea liso y no esté inclinado ni hacia delante ni hacia atrás, ya que de lo contrario puede causar lesiones graves en el coxis y la zona lumbar. Además de poderse sentar con comodidad, es indispensable que los arneses sujeten perfectamente los pies a los pedales, de manera que los arcos plantares no lleguen a tocar la superficie y se pueda desarrollar un movimiento y un esfuerzo constantes.

Al pedalear, hay que procurar que la planta del pie no apunte al suelo, sino que quede un poco inclinada hacia arriba. El sillín debe formar un ángulo de veinte grados con las rodillas para evitar una sobrecarga en las articulaciones. Si al comenzar el ejercicio se nota que las rodillas se doblan demasiado, habrá que parar y subir un poco el sillín, pues de lo contrario se puede sentirán dolores en la cadera o en la zona palatofemoral (por detrás de la rótula).

La manera más correcta de ir en bicicleta consiste en mantener los pies y las rodillas ligeramente adelantados al resto del cuerpo. Hacerlo de otro modo puede causar dolores en caderas, rodillas y tobillos. Procure además que los brazos se encuentren relajados y flexione los codos, pues cualquier tensión se transmitirá a los hombros y al cuello. Evite asir el manillar con demasiada fuerza y pedalee lentamente para entrar en calor. Deténgase si nota cualquier atisbo de dolor y vuelva a empezar, aunque a un ritmo más lento. Tal vez sienta algo similar al acelerar, en cuyo caso deberá aminorar la marcha y, una vez hayan desaparecido las molestias, intente incrementar la velocidad, aunque esta vez de manera más calmada. Antes de comenzar la sesión, realice ejercicios de precalentamiento durante cinco minutos, observe cómo responden sus rodillas y decida cuál es la velocidad máxima que se propone alcanzar. Durante los primeros días observe en qué circunstancias acelera, decelera o se detiene, así como su capacidad de resistencia al dolor.

Si en el transcurso de los ejercicios de precalentamiento no siente molestias, pedalee unos catorce minutos, procurando en todo momento no excederse. Si al día siguiente no siente agujetas, dedique dos minutos más y continúe del mismo modo hasta que pueda dedicar media hora al entrenamiento. Llegado a este punto, es preciso comenzar a desarrollar su capacidad de resistencia, por lo que deberá pedalear con mayor intensidad, *pero durante treinta minutos como máximo*. El esfuerzo que usted desarrollará será similar al que realizaría con una máquina de pesas, pero sin el riesgo a sufrir una lesión.

Muchas bicicletas estáticas permiten regular el grado de resistencia mediante una llave o un botón. El primer día puede seleccionar el básico y, una vez consiga pedalear durante treinta minutos sin experimentar ninguna molestia, pasar al nivel siguiente. Vuelva a pedalear durante catorce minutos e incremente el tiempo de ejercicio cada día hasta alcanzar el tiempo máximo. Llegado a este punto, pase de nivel y repita todo el proceso de nuevo, aunque si se aburre demasiado, puede dedicar catorce minutos a correr en un nivel y el resto en el siguiente. En el caso de que sienta algún dolor, baje al nivel anterior. Puede introducir cuantas variaciones quiera. Por ejemplo, tal vez sea divertido colocar la bicicleta frente al televisor y acompasar el pedaleo a los cambios de programación e ir lentamente mientras se emite un programa y acelerar cuando se emitan anuncios.

Una variante más atlética sería la siguiente: correr durante un minuto al nivel 1, dos minutos al nivel 2, tres al nivel 3 y así hasta llegar al quinto. A continuación se vuelve a la situación inicial pedaleando cuatro minutos al nivel 4, tres al nivel 3, etc. No estará de más que adquiera ciertos complementos, como calzado o pedales ergonómicos, que le ayuden a ejercitarse con más soltura.

## Cómo aprovechar una bicicleta convencional

Si usted posee una bicicleta convencional, no es preciso que adquiera una estática. Basta con que consiga unos soportes que le permitan inmovilizar las ruedas y disponerse a pedalear en un recinto cubierto, a salvo de las inclemencias del tiempo.

## Máquinas de esquí

Las máquinas de este tipo son muy útiles para realizar ejercicios de mantenimiento ya que reducen la carga sobre la espalda y las piernas (especialmente en rodillas y caderas). Además, desarrollan la agilidad, la coordinación y el equilibrio mientras se practica un ejercicio aeróbico que refuerza las extremidades inferiores, ya que los músculos trabajan sin cesar para mantener la estabilidad. Sin embargo, conviene tener en cuenta que se implica otras partes del cuerpo, como el cuello, por lo que si éstas sufren algún tipo de dolencia, habrá que decantarse por otro tipo de entrenamiento o bien comenzar poco a poco e incrementar el esfuerzo de manera gradual.

Hay dos clases de máquinas de esquí: dependientes e independientes. En los modelos dependientes, los esquíes están conectados de manera que cuando uno avanza, el otro retrocede. Las máquinas de tipo independiente exigen un mayor esfuerzo, aunque la sensación es mucho más auténtica y el entrenamiento, más vigoroso. Antes de decantarse por una u otra, no estará de más probarlas, sobre todo si se ha decidido a comprar una, ya que la inversión es considerable y deberá amortizarla trabajando a diario. Tenga en cuenta además sus dimensiones, ya que exigen un espacio considerable.

El primer día deberá dedicarlo a aprender su manejo. Aunque no es demasiado difícil, le llevará un tiempo, pues tendrá que caminar con los pies fijados en las palancas y las manos en los arneses de seguridad sin perder el equilibrio. Mueva los brazos y las piernas de manera alternada, tal como lo haría en la piscina. No se ponga demasiado tenso ni se desespere: necesitará un par de semanas para sentirse cómodo e imaginarse esquiando en la nieve.

Por lo que respecta a la alineación de las rodillas, algunos expertos afirman que este tipo de máquinas impiden cualquier desviación y que incluso ayudan a las personas zambas o estevadas a corregir su defecto. En cualquier caso, lo importante es que usted se encuentre cómodo.

### Programa de entrenamiento con máquinas de esquí

La primera semana puede dedicarla a conocer mejor la máquina. Bastará con tres o cuatro sesiones para aprender su manejo y la manera en que debe moverse. Fíjese en las reacciones de su cuerpo. En el caso de que no esté seguro de que su rodilla responda bien, siga estas indicaciones. Súbase a la máquina e intente esquiar durante dos minutos sin perder de vista sus articulaciones. Al día siguiente, descanse y preste atención a cualquier molestia que pudiese sentir. Si no ha apreciado nada preocupante, esquíe el tercer día durante unos seis minutos. Repose otro día más y el quinto esquíe durante ocho minutos. Prosiga de esta manera incrementando el tiempo de ejercicio dos minutos cada día hasta que pueda esquiar durante veinte minutos.

Las personas mayores de cincuenta años deben tomar ciertas precauciones. Pueden comenzar esquiando durante cuatro minutos y dedicar cada día un minuto más al ejercicio.

Independientemente de las esperanzas que albergue o de su forma física, verá cómo notará una cierta mejoría cuando sea capaz de resistir las sesiones de veinte minutos. Si padece alguna lesión muscular o se siente cansado, prepárese un programa de trabajo que dure dos semanas y en el que alterne los días de ejercicio con los de reposo. Cuando lo haya superado, dedique dos minutos más en cada sesión hasta alcanzar la media hora. Llegado a este nivel, siga practicando mientras no sienta dolor o cansancio.

El siguiente paso consiste en aumentar la velocidad. Para ello tendrá que volver al nivel inferior y esquiar durante veinte minutos con un ritmo moderado. Al igual que en la fase anterior, deberá incrementar la duración del ejercicio en dos minutos hasta que la sesión dure media hora. Tal vez le resulte demasiado lento o aburrido, pero debe tener en cuenta que de este modo se evita el riesgo de lesiones.

Al cabo de un mes, puede esquiar con mayor rapidez, de manera que se vea obligado a respirar con más fuerza y perciba una cierta fatiga. Observe cómo se siente al día siguiente. Si no le duelen las rodillas, alterne las sesiones de ritmo moderado con las de paso enérgico. Para que el entrenamiento resulte más ameno, puede incluir breves periodos de descanso, de no más de un minuto, en los que esquíe con movimientos más amplios y lentos. Al igual que en el caso de la bicicleta estática, puede acompasar el ejercicio con algún programa de televisión, acelerando durante los anuncios o las escenas de acción y yendo poco a poco cuando los actores dialoguen.

Recuerde que las zancadas largas ejercitan los músculos de las nalgas y que las cortas estimulan los de las pantorrillas. Si lo desea, puede alternar el tipo de paso en intervalos de dos minutos.

## CÓMO CONVERTIR UN PROGRAMA DE ENTRENAMIENTO EN OTRO DE MANTENIMIENTO

A menudo dedicamos más tiempo del recomendable a ciertas actividades deportivas porque lo pasamos bien. Sin embargo, a veces descuidamos la importancia que tiene el aprendizaje de las técnicas y movimientos básicos de una disciplina y nos decantamos por soluciones que consideramos más eficaces. No pensamos en que, de manera inconsciente, trasladamos parte de ese comportamiento a otras esferas de nuestra vida cotidiana, sobre todo si hemos alcanzado un cierto éxito en alguna especialidad, como el ciclismo, el tenis o el atletismo. Ese conocimiento gestual es importante y no debemos prescindir de él porque cometamos algún error. Imaginemos que nuestras clases de aeróbic son lo más divertido que hemos hecho en nuestra vida, ¿por qué no intentamos imitar el ritmo cuando utilizamos en nuestra máquina de esquí?

Como cualquier otra novedad, debemos tomarnos un tiempo para adaptarnos a ella. Nuestro cuerpo debe aprender a moverse automática de una manera precisa. Tenga en cuenta que deberá modificar sus hábitos de ejercicio físico para toda su vida y eso es algo que no se consigue de un día para otro.

### No se queje hasta que haya terminado la sexta sesión

Las personas demasiado competitivas suelen frustrarse si no aprecian una mejora inmediata. Cuando trabajo con atletas que se siguen un programa de recuperación posterior a una lesión, siempre les digo que no digan nada antes de terminar la sexta sesión. El mismo criterio sirve para aquellas personas que pasen de un programa de ejercicio abusivo a otro más benigno. Una transición de estas características requiere su tiempo y no se pueden evaluar los resultados sin estar seguro de que se conocen bien todos los detalles.

LYNDA HUEY

## COEFICIENTE HUEY-KLAPPER

Rodee con un círculo los conceptos que describan mejor sus condiciones actuales.
A continuación, sume la puntuación de cada columna y anote los resultados
en las celdas *A* y *B*. No se olvide de sumar los 100 puntos iniciales.

| | Valor | Deducciones |
|---|---|---|
| Puntuación inicial | 100 | |
| Menor de 30 años | 30 | |
| Menor de 40 años | 20 | |
| De 45 a 55 años | | 10 |
| Más de 55 años | | 20 |
| Más de 65 años | | 30 |
| Buena forma con ejercicio físico | 10 | |
| Buena forma sin ejercicio físico | | 10 |
| Problemas de rodilla anteriores (pero no frecuentes) | | 10 |
| Problemas de rodilla frecuentes (sin intervención) | | 20 |
| Peso corporal idóneo | 10 | |
| Sobrepeso (8 kg) | | 10 |
| Sobrepeso (12 kg) | | 20 |
| Sobrepeso (16 kg o más) | | 30 |
| Estevamiento o valgus ligero | | 10 |
| Mal alineamiento de rodillas | | 30 |
| Dolor de rodillas tras el ejercicio | | 10 |
| Inestabilidad de rodillas | | 20 |
| Intervenciones quirúrgicas en la rodilla (hace más de un año, mayores de 18) | | 30 |
| Intervenciones quirúrgicas en la rodilla (hace menos de 9 meses) | | 40 |
| Intervenciones quirúrgicas en la rodilla (hace menos de 6 meses) | | 50 |
| Intervenciones quirúrgicas en la rodilla (hace menos de 3 meses) | | 60 |

**Resultados**

Valores totales (anote las cifras de la celda *A*): ☐

Deducciones totales (anote las cifras de la celda *B*): ☐

**A – B =** ☐

*Éste es el coeficiente semanal que se asigna a su rodilla.*

© 2003 Lynda Huey y Robert Klapper

## ESCALA DE ESFUERZO HUEY-KLAPPER

Los valores asignados a cada actividad se han tomado a partir de las mediciones efectuadas tras una hora de esfuerzo. Para periodos más cortos o más largos, habrá que realizar un cálculo proporcional.

| Actividad | Puntuación | Actividad | Puntuación |
|---|---|---|---|
| Aeróbic | 9 | Golf (paseo) | 6 |
| Aeróbic (intensidad baja) | 6 | Ejercicios de rehabilitación (rodilla) | 0 |
| Artes marciales | 12 | Entrenamiento en piscina | 0 |
| Ballet (barra) | 6 | Kickboxing | 12 |
| Ballet (tarima) | 9 | Máquina de esquí | 0 |
| Béisbol | 6 | Natación (crawl) | 0 |
| Baloncesto | 24 | Natación (braza, mariposa) | 18 |
| Carrera (asfalto) | 18 | Pádel | 12 |
| Carrera (hierba, tierra, pista) | 12 | Paseo (terreno llano) | 6 |
| Carrera (zancada amplia en pista) | 12 | Paseo (terreno con pendientes) | 12 |
| Ciclismo (bicleta estática) | 0 | Pilates (mantenimiento) | 0 |
| Cicilismo (circuito urbano, plano) | 0 | Pilates (rehabilitación) | 12 |
| Ciclismo (circuito urbano, algunas pendientes) | 6 | Rodillo (máquina) | 12 |
| | | Rugby | 24 |
| Ciclismo (circuito de montaña) | 12 | Senderismo (terreno llano) | 3 |
| Entrenamiento elíptico (atril) | 12 | Senderismo (terreno desigual) | 6 |
| Entrenamiento pliométrico (weight training): cuerpo entero | 12 | Senderismo (terreno escarpado) | 9 |
| | | Softball | 12 |
| Entrenamiento pliométrico (weight training): parte baja | 12 | Stretching | 0 |
| | | Step (aeróbic) | 12 |
| Entrenamiento pliométrico (weight training): parte alta | 0 | Step-climbing (máquina) | 12 |
| | | Surf (bodyboarding con aletas) | 3 |
| Esquí de fondo | 6 | Surf (bodyboarding sin aletas) | 0 |
| Esquí (descenso en pista) | 12 | Tenis (individual) | 12 |
| Esquí (alpino) | 24 | Tenis (dobles) | 6 |
| Fútbol | 12 | Voleibol | 18 |
| Fútbol americano (con contacto) | 12 | Voleiplaya | 12 |
| Fútbol americano (sin contacto) | 12 | Yoga (posturas de reposo) | 3 |
| Golf (con coche) | 0 | Yoga (posturas estáticas) | 9 |

## LOS LÍMITES DEL ENTRENAMIENTO

A la hora de preparar el programa de entrenamiento, deberá decidir qué ejercicios de mantenimiento le conviene incluir y cuáles son sus objetivos, sobre todo si practica algún deporte que entrañe algún riesgo para sus rodillas. La tarea no es sencilla, ya que no todo el mundo es consciente de los efectos del ejercicio físico en sus hábitos cotidianos.

La escala Huey-Klapper de la página 67 recoge los deportes y las actividades físicas más populares, y puede serle útil a la hora de determinar cuáles son los más beneficiosos en su estado y cuáles son los que debe evitar o, en todo caso, practicar con mesura.

A la hora de evaluarlos, tenga en cuenta que cada hora de entrenamiento vale un punto y que los más agresivos tienen una puntuación mayor (24) que los más beneficiosos (0).

Comience por apuntar el número de puntos conseguidos en su programa de entrenamiento semanal. Anote la fecha en la esquina superior derecha y consigne cuanto haya hecho durante el día, incluidos los quince minutos que tarda en desplazarse por el aparcamiento para llegar al coche. Evalúe cada uno según la escala Huey-Klapper, haciendo los cálculos necesarios. Dedique unos minutos al final de la jornada a revisar sus actividades y, al cabo de una semana, calcule el resultado.

Si éste se encuentra entre los 130 y los 190 puntos, tiene un grave problema. Somete sus rodillas a un esfuerzo abusivo. Para establecer el nivel óptimo de esfuerzo, debe tener en cuenta aspectos como la edad, el peso, la alineación de las rodillas, su forma física y su historia clínica. Sólo de este modo podrá determinar cuál es el límite que debe ponerse. Tal vez le resulte extraño. Sin embargo, tenga en cuenta que muchas personas llevan un recuento de las calorías que deben ingerir de acuerdo con su peso. ¿Por qué no puede usted decidir cómo debe alimentar sus rodillas? En la tabla de la página 67 encontrará todo cuanto necesita para ello. Comience por darse 100 puntos y sume y reste en función de su estado actual. El número que obtenga le indicará el valor máximo para esta semana. Si se mantiene por debajo de él, mantendrá sus rodillas en perfectas condiciones.

Supongamos que ha sobrepasado el límite: tan sólo debe buscar alguna manera de reducir la puntuación. Puede correr un poco sobre la hierba, dar un paseo largo, jugar un partido de tenis o sustituir dos sesiones de ejercicios de mantenimiento por otras dos de ejercicio intenso. Recuerde que los entrenamientos en la piscina, la natación y el uso de la bicicleta estática o de la máquina de esquí no puntúan. Si le prefiere, puede pedalear por un terreno llano, practicar ejercicios de estiramiento y realizar algunos de los que se recogen en el capítulo 11. Antes de empezar, dedique un tiempo a planificar un programa semanal que responda a sus necesidades. No se moleste si no lo consigue a la primera: siempre le queda la posibilidad de incluir pequeñas modificaciones a lo largo de las próximas semanas hasta lograr el resultado deseado. De todos modos, una buena manera de conseguirlo consiste en privilegiar las actividades que puntúan menos.

Junto con el programa de ejercicio semanal, conviene que prepare un informe pormenorizado de sus actividades cotidianas. Al cabo de un mes, podrá establecer un patrón y determinar cuáles han sido las semanas más beneficiosas para sus rodillas. La clave está en moderar la práctica de deportes agresivos y compensarla con ejercicios más benignos.

Nunca debe perder de vista el objetivo principal: no abandonar su deporte preferido, aunque para ello deba dedicarle menos tiempo del que le gustaría. Los ejercicios de mantenimiento le permitirán disponer del tono muscular que necesita para correr detrás de una pelota o para superar su marca personal. Tal vez al principio le suponga renunciar a una de sus mayores diversiones. Sin embargo, a medida que mejora el estado de sus rodillas podrá disfrutar con más intensidad las carreras o los partidos de tenis o baloncesto que juegue de vez en cuando.

A continuación puede ver algunos ejemplos de entrenamiento que le permitirán cambiar una actividad deportiva perjudicial por otra más saludable para sus rodillas.

## TENIS

Rod es un tenista de sesenta y ocho años de edad alto y un tanto regordete. Nunca ha tenido problemas con sus rodillas y se mantiene en buena forma. Antes de que comenzase a sentir las primeras molestias, seguía el siguiente programa de actividades:

| Lunes | Tenis (3 sets) | 2 horas | **24 puntos** |
|---|---|---|---|
| Martes | Tenis (dobles, 3 sets) | 2 horas | **12 puntos** |
| Miércoles | Paseo (monte) | 90 minutos | **18 puntos** |
| Jueves | Tenis (dobles, 3 sets) | 2 horas | **12 puntos** |
| Viernes | Tenis (3 sets) | 2 horas | **24 puntos** |
| Sábado | Natación (braza) | 30 minutos | **9 puntos** |
| Domingo | Descanso | — | — |
| | | **Total:** | **99 puntos** |

Según la tabla *A*, debe sumar lo siguiente:

    Buena forma durante el ejercicio                        10 puntos

Puntuación que debe sumarse en la celda *A*:          *10 puntos*

A continuación, resta los siguientes puntos:

    Mayor de 65 años                                    30 puntos

    Problemas de rodilla actuales                    20 puntos

    Sobrepeso de 12 kg                                 20 puntos

    Dolor de rodillas después del ejercicio        10 puntos

    *Puntos que deben restarse en la celda B*       *80 puntos*

Según la fórmula, el resultado es: *100 + 10 – 80 = 30 puntos*.

Rod decide modificar su programa inmediatamente y obtiene 27 puntos la primera semana. Conviene tener en cuenta que ha incluido algunos de los ejercicios de estiramiento y de recuperación en tierra que se incluyen en el capítulo 11.

    Asimismo, ha decidido sustituir la natación a braza por el crawl, mucho menos perjudicial para las rodillas, y entrenar con la máquina de esquí dos veces a la semana. No obstante, continúa jugando al tenis, aunque con pareja, ya que esta modalidad es mucho más benigna para las rodillas.

| Lunes | Estiramientos | 15 minutos | 0 puntos |
|---|---|---|---|
| | Tenis (dobles, 3 sets) | 90 minutos | 9 puntos |
| Martes | Natación *(crawl)* | 2 x 30 minutos | 0 puntos |
| | Ejercicios para las rodillas | 30 minutos | 0 puntos |
| Miércoles | Ciclismo (urbano, de montaña) | 90 minutos | 9 puntos |
| | Estiramientos | 30 minutos | 0 puntos |
| Jueves | Máquina de esquí | 30 minutos | 0 puntos |
| | Ejercicios para las rodillas | 30 minutos | 0 puntos |
| Viernes | Estiramientos | 15 minutos | 0 puntos |
| | Tenis (dobles, 3 sets) | 90 minutos | 9 puntos |
| Sábado | Natación *(crawl)* | 30 minutos | 0 puntos |
| | Máquina de esquí | 30 minutos | 0 puntos |
| | Ejercicios para las rodillas | 30 minutos | 0 puntos |
| Domingo | Descanso | — | — |
| | | **Total:** | **27 puntos** |

## ATLETISMO

Julie es una corredora de larga distancia de cuarenta y nueve años que corre a diario y que los fines de semana participa en competiciones de 10.000 m o en medias maratones. Comenzó a practicar a una edad tardía y nunca recibió un entrenamiento adecuado. Su programa de trabajo semanal muestra que corre un gran riesgo de padecer dolores de rodilla.

| Lunes | Carrera urbana de 11 km | 1 hora | 18 puntos |
|---|---|---|---|
| | Clase de yoga: 1/2 de pie, 1/2 en posición yacente o sedente | 1 hora | 6 puntos |
| Martes | Carrera de 9 km sobre hierba | 45 minutos | 9 puntos |
| | Ejercicios de pesas (peso corporal) | 30 minutos | 12 puntos |
| Miércoles | Carrera con aceleración | 1 hora | 12 puntos |
| | Entrenamiento en la piscina | 30 minutos | 0 puntos |
| Jueves | Carrera urbana de 15 km | 90 minutos | 27 puntos |
| | Estiramientos | 15 minutos | 0 puntos |
| Viernes | Carrera urbana de 8 km | 35 minutos | 0 puntos |
| | Clase de yoga: posturas yacentes y sedentes | 1 hora | 3 puntos |
| Sábado | Precalentamiento (3 km) | 16 minutos | 5 puntos |
| | Estiramientos | 15 minutos | 0 puntos |
| | Carrera (media maratón) | 90 minutos | 27 puntos |
| Domingo | Entrenamiento en piscina | 1 hora | 0 puntos |
| | | **Total:** | **129 puntos** |

Como Julia necesitaba mejorar su marca como corredora, buscó una entrenadora personal para que la ayudase. Tras calcular el esfuerzo que realizaba a la semana, le recomendó lo siguiente:

Según la tabla *A*, suma lo siguiente:

| | |
|---|---|
| Buena forma durante el ejercicio | 10 puntos |
| Peso corporal idóneo | 10 puntos |
| Puntuación que debe sumarse en la celda *A:* | *20 puntos* |

A continuación, resta los siguientes puntos:

| | |
|---|---|
| Problemas de rodilla actuales | 20 puntos |
| Dolor de rodillas después del ejercicio | 20 puntos |
| *Puntos que deben restarse en la celda B* | *40 puntos* |

Según la fórmula, el resultado es el siguiente: *100 + 20 – 40 = 80 puntos.*

Ahora Julie corre más en la piscina y menos en la calle. Compite en ocasiones, pero no todos los fines de semana, por lo que dedica más tiempo al atletismo. De este modo, ha conseguido un índice inferior al límite de 80 puntos.

| Lunes | Carrera de 11 km sobre hierba | 50 minutos | 10 puntos |
|---|---|---|---|
| | Estiramientos | 15 minutos | 0 puntos |
| Martes | Paseo (relieve medio) | 2 horas | 12 puntos |
| | Estiramientos | 30 minutos | 0 puntos |
| | Entrenamiento en la piscina | 1 hora | 0 puntos |
| Miércoles | Carrera con aceleración | 1 hora | 12 puntos |
| | Entrenamiento en la piscina | 1 hora | 0 puntos |
| Jueves | Carrera campo a través de 7,5 km | 42 minutos | 8 puntos |
| | Clase de yoga: posturas yacentes y sedentes | 1 hora | 3 puntos |
| Viernes | Entrenamiento en la piscina | 90 minutos | 0 puntos |
| | Trabajo con pesas (peso corporal) | 30 minutos | 0 puntos |
| | Ejercicios para las rodillas | 15 minutos | 0 puntos |
| Sábado | Precalentamiento | 10 minutos | 3 puntos |
| | Estiramientos | 15 minutos | 0 puntos |
| | Carrera (10.000 m) | 40 minutos | 10 puntos |
| Domingo | *Día de descanso* | | |
| | Clase de yoga: posturas yacentes y sedentes | 1 hora | 3 puntos |
| | | **Total:** | **61 puntos** |

## VOLEIPLAYA

John practica voleiplaya al menos un día a semana, incluso en sábado o domingo. Además, monta en bicicleta y juega al golf. Cuando tenía treinta y un años, se sometió a una intervención con artroscopia para que le extrayesen un pequeño fragmento del menisco. A los cuarenta y dos, comenzó a sentir molestias en la misma rodilla después de los entrenamientos y cambió sus hábitos para evitar lesiones más graves. El programa que seguía es éste:

| | | | |
|---|---|---|---|
| Lunes | Bicicleta de montaña | 90 minutos | **18 puntos** |
| | Estiramientos | 15 minutos | **0 puntos** |
| Martes | Voleibol (entrenamiento) | 2 horas | **24 puntos** |
| | Estiramientos | 15 minutos | **0 puntos** |
| Miércoles | Golf (paseo) | 4 horas | **24 puntos** |
| Jueves | Voleibol (entrenamiento) | 2 horas | **24 puntos** |
| Viernes | Estiramientos | 15 minutos | **0 puntos** |
| Sábado | Estiramientos | 1 5 minutos | **0 puntos** |
| | | horas | **36 puntos** |
| | | minutos | **0 puntos** |
| | | horas | **36 puntos** |
| | | **Total:** | **168 puntos** |

anera siguiente:

10 puntos

da A:            20 puntos

                 20 puntos
:icio            20 puntos
                 30 puntos

*Puntos que deben restarse en la celda B*          *70 puntos*

Según la fórmula, el resultado es el siguiente: *100 + 20 – 70 = 50 puntos*.

John se tomó en serio el peligro de lesión, redujo el tiempo dedicado a actividades que le exigían saltar, sustituyó las excursiones campestres en bicicleta por las urbanas y, en lugar de recorrer a pie el circuito de golf, tomó el coche. Asimismo, reemplazó el entrenamiento en aguas profundas (véase la pág. 140) por otro específico para el voleibol. Continúa disfrutando del voleiplaya los fines de semana, pero dedica un poco más de tiempo a descansar en la tumbona. Éste es su nuevo programa:

| Lunes | Día de descanso | | |
|---|---|---|---|
| | Estiramientos | 15 minutos | 0 puntos |
| | Ejercicios para las rodillas | 30 minutos | 0 puntos |
| Martes | Voleibol (entrenamiento) | 1 hora | 12 puntos |
| | Entrenamiento en la piscina | 1 hora | 0 puntos |
| | Estiramientos | 15 minutos | 0 puntos |
| Miércoles | Golf (con coche) | 4 horas | 0 puntos |
| Jueves | Ciclismo (en circuito) | 90 minutos | 9 puntos |
| | Estiramientos | 30 minutos | 0 puntos |
| Viernes | Entrenamiento en la piscina | 90 minutos | 0 puntos |
| | Ejercicios para las rodillas | 30 minutos | 0 puntos |
| Sábado | Voleiplaya | 1 hora | 12 puntos |
| Domingo | Voleiplaya | 1 hora | 12 puntos |
| | | Total: | 45 puntos |

## PRIMEROS SÍNTOMAS DE UNA FUTURA LESIÓN

Algunas personas han desarrollado una gran tolerancia al dolor de rodillas, hasta el punto de que muchas de ellas lo consideran algo normal. Han aprendido a vivir con él y no lo asocian con su cojera hasta que un familiar o un amigo se lo comenta. El hecho de renquear un poco es uno de los primeros avisos de que algo grave está ocurriendo en la rodilla. Si además se aprecian inflamaciones, entumecimientos y pérdidas de movimiento, hay serios motivos para preocuparse.

No es fácil indentificar qué síntomas están relacionados con un trastorno de la rodilla y cuáles se refieren a otras partes del cuerpo. De hecho, ante en la mayor parte de los casos se examina antes la cadera, el tobillo o la zona lumbar.

## Cómo detectar los primeros síntomas

La mayor parte de los pacientes a los que he diagnosticado osteoartritis había padecido lesiones de rodilla en el pasado. Les recomendé que escogiesen con cuidado los ejercicios de mantenimiento y que prestasen mucha atención a cualquier síntoma que pudiese interpretarse como un empeoramiento, incluido el tipo de medicación que tomasen.

LYNDA HUEY

Da igual la actividad deportiva que practique: siempre hay una posición, una postura o un gesto que permite que el cuerpo se mueva de manera más suave y cómoda. Cuando usted adopta la forma correcta, sus movimientos son eficaces y reducen el peligro de sacudidas, fracturas o torceduras. En cambio, un mal gesto le puede ocasionar molestias e incluso una lesión.

Los corredores son proclives a padecer dolencias en la rodilla. Si practica una disciplina atlética, conviene que pida a su preparador o a un colega que observe su manera de correr. Sus rodillas deben desplazarse hacia delante junto con los pies, que estarán alineados con las caderas. Por otra parte, los brazos deben seguir la marcha de las piernas de forma que las manos y los codos se muevan adelante y atrás para lograr una buena postura. Si los talones se desplazan hacia fuera, las rodillas tenderán a aproximarse y de forma gradual se desarrollará una lesión que puede tener graves consecuencias. En el caso de que su forma de correr no sea correcta, busque un buen preparador que le ayude a corregirla y le proporcione un buen programa de mantenimiento.

Da igual asimismo dónde practica sus actividades: lo importante es que la postura y el movimiento sean correctos. Cualquier molestia o dolor le puede ayudar a saber en qué circunstancias se mueve de manera incorrecta. No obstante, la mejor solución pasa por eliminar el dolor sin abandonar el ejercicio.

## EN LOS DÍAS POSTERIORES

Si es usted un apasionado del deporte y la educación física, no le hará demasiada gracia que le digan que pare. Sin embargo, debe admitir que su rodilla no está bien y que necesita tomarse un descanso.

Un buen programa de entrenamiento debe incluir periodos de reposo que permitan la acumulación de energía y la regeneración de los tejidos dañados por el ejercicio continuo. Cabe tener en cuenta además que el descanso es imprescindible para la adaptación del cuerpo a los estímulos recibidos en el transcurso del entrenamiento. En consecuencia, a la hora de planificar las tareas semanales, es preciso reservar un día completo o más para relajarse y dedicarlo, si se considera conveniente, a practicar ligeros estiramientos para aliviar las contracciones musculares. Por lo general, cuanto más mayor sea, más tiempo deberá dedicar a la recuperación.

## AFRONTAR UNA LESIÓN

En caso de detectar algún tipo de dolencia en la rodilla, debe abandonarse la práctica de la actividad que la provoca y seguir un programa de mantenimiento. El dolor desaparecerá pronto, pero habrá que continuar practicando los ejercicios al menos una semana. Si al volver a las tareas habituales reaparecen las molestias, habrá que repetir el proceso. Mientras la lesión o el dolor estén presentes, puede realizar actividades de bajo esfuerzo. Esta vez, espere a que su rodilla se reponga y antes de retomar el trabajo dedique por lo menos dos semanas a desarrollar un programa de recuperación que incluya ejercicios de mantenimiento y de terapia en tierra, como puede verse en el capítulo 11.

No recurra a los analgésicos. El dolor es la fuente de información más importante para preparar un proceso de recuperación. No se trata tanto de que éste desaparezca como de que se descubra la causa que lo produce.

### Dolores buenos y malos

Hay que aprender a diferenciar entre el dolor producido por el esfuerzo físico —las conocidas agujetas— y el causado por los daños en tendones y articulaciones. En el primer caso, se puede continuar con la actividad aunque sea molesto; en el segundo, sobre todo si afecta a la articulación, lo mejor es abandonar de inmediato. El dolor del tendón es más complejo. En algunas ocasiones, desaparece tras aplicar un poco de calor durante unos instantes y puede retomarse el trabajo; en otras, en cambio, produce una contracción muscular tan intensa que es mejor enfriar la zona afectada y permancer en reposo.

# PREDISPOSICIÓN ANATÓMICA A LAS LESIONES DE RODILLA

Del mismo modo que un ciego no puede pilotar aviones o alguien con mala puntería no puede dedicarse al baloncesto, una persona que posea una estructura anatómica que la predisponga a padecer lesiones de rodilla tendrá que descartar cualquier tipo de actividad demasiado agresiva. Recuerde el apartado dedicado a la anomalía genética del menisco discoide (pág. 40), tan proclive a fracturarse: quien la padezca deberá olvidarse de jugar al pádel, al fútbol, el baloncesto o el voleibol y tomar ciertas medidas para proteger las rodillas si practica el atletismo, el aeróbic o los *steps*. Si tiende a golpearse las rodillas de manera accidental, tal vez sufra alguna disfunción patelar que aumente el riesgo de lesionarse el menisco o la rótula. En ese caso, evite en lo posible aquellos movimientos en los que deba dar saltos o pequeños botes.

Cuando las rodillas se doblan más de la cuenta, se habla de *hiperflexión*. Por el contrario, cuando el estiramiento va más allá de la posición normal, se utiliza el término *hiperextensión*. Estos tipos de rodillas «hiperactivas» presentan ligamentos demasiado laxos que pueden dañarse en el transcurso de una carrera. Para hacerse una idea de lo que sucede, imagine a un sauce y a un roble durante una tormenta. Cuando el viento sopla con fuerza, el tronco del sauce se comba y se adapta a la presión. Las ramas del roble, en cambio, pueden partirse. Unos ligamentos demasiado laxos pueden salvarle de una lesión en ciertas ocasiones, pero también adoptar posturas muy forzadas (como las que se adoptan en la posición del loto, característica del yoga) que acaban por lesionar el menisco o la rótula.

Si la rótula no se encuentra donde debiera —delante del extremo inferior del fémur—, existe una predisposición anatómica a la condromalacia (pág. 47). Para prever lesiones posteriores del cartílago en la parte posterior de la rótula, hay que evitar todo tipo de actividades que fuercen el músculo vasto medial oblicuo (VMO, pág. 46) para permitir que vuelva a su posición correcta.

La estabilidad de la rodilla depende de tres factores:

1. La laxitud o la estrechez de los ligamentos que la recubren.
2. El encaje del fémur y la tibia.
3. El tono de los músculos que la rodean.

Si bien en estos casos es imposible modificar la estructura de un ligamento o un hueso, el desarrollo de la musculatura ayuda a prevenir las lesiones, ya que pueden absorber los impactos y evitar su efecto sobre la articulación de la rodilla. Unos músculos fuertes permiten mantener las rodillas en perfecto estado, aunque éstas no sean perfectas.

## MEDIDAS DE URGENCIA

Cuando se produce una lesión de manera accidental y repentina, independientemente de su gravedad, se habla de *lesión aguda*. Las tendinitis acaecidas en el transcurso de una carrera, la rotura de ligamentos causada por una caída mientras se esquía o la del tendón patelar mientras se juega a voleibol figuran entre las más comunes. Se perciben enseguida, pues vienen acompañadas de dolor, hinchazones y disfunciones del movimiento. A veces se producen hemorragias internas que afectan a los tejidos y producen dolor en las terminaciones nerviosas más cercanas. Cuando el derrame es de una cierta importancia, aparecen magulladuras. Algunas lesiones agudas menores, aunque no llegan a formar hematomas, son igualmente molestas a causa del dolor y las inflamaciones y pueden llegar a convertirse en crónicas si no se las trata a tiempo y no se aprecian signos de recuperación al cabo de seis semanas.

En el caso de que padezca alguna lesión aguda, puede seguir algunas indicaciones que le ayudarán a evitar el agravamiento.

a) *Reposo*. Detenga inmediatamente la actividad que ha causado la inflamación y deje la rodilla en reposo. Cuando el dolor haya disminuido, comience a practicar algunos ejercicios de mantenimiento. Continúe por lo menos durante una semana y asegúrese de que no siente ninguna molestia.

b) *Frío*. Cubra la rodilla con una bolsa de hielo para evitar que los capilares produzcan una hemorragia. Retírela al cabo de veinte minutos y repita la operación cuatro o cinco veces al día durante las primeras cuarenta y ocho horas. A partir de entonces, bastará con hacerlo un par de veces. Si no dispone de bolsas de hielo, utilice paquetes de guisantes o verduras congeladas. (En la pág. 79 encontrará todo cuando debe saber para aplicar correctamente el frío.)

## Masaje con hielo

La articulación de la rodilla está muy cerca de la superficie de la piel, por lo que responde muy bien a los efectos terapéuticos del frío, especialmente al masaje con hielo. Llene de agua un vaso de plástico y póngalo en el congelador. Cuando se haya helado, elimine unos dos centímetros del borde del vaso de manera que sobresalga parte del hielo y aplíquelo sobre la parte dañada moviendo el vaso en círculos. Cuando la piel comience a enrojecer y note una sensación de entumecimiento, seque la rodilla con una toalla y disfrute de la sensación de alivio.

c) *Elevación*. Mantenga la rodilla en alto durante un tiempo para evitar que los capilares aporten más sangre de lo normal y se produzca una inflamación.

En el capítulo 7 (págs. 119 y sigs.), encontrará más información sobre estos tratamientos de urgencia.

## MANTENIMIENTO DE LA RODILLA

Un estilo de vida activo garantiza que las rodillas se mantengan en perfectas condiciones. Para ello, es preciso seguir un programa de ejercicios de mantenimiento y evitar las actividades demasiado agresivas. Si les presta atención a diario, no tendrá que preocuparse por males mayores. No obstante, sea cuidadoso a la hora de practicar sus deportes favoritos y no olvide que para disfrutar de sus rodillas debe compensar el esfuerzo realizado con el reposo y el ejercicio responsable.

# 5. La importancia de un buen diagnóstico (y qué hacer para conseguirlo)

En plena era de la información, basta con pulsar una tecla para conocer cuanto necesitemos acerca de los últimos desarrollos en la diagnosis y el tratamiento de lesiones. Aunque conviene tomar ciertas precaudiones a la hora de informarse, usted ya no depende únicamente del médico para conocer los detalles de un trastorno que pudiera sufrir. Por si fuera poco, este libro le ayudará a comprender todo cuanto debe saber acerca de las lesiones de rodilla.

### Ayuda en internet

Si sus conocimientos de inglés le permiten leer textos de una cierta extensión, puede mantenerse al día en lo que al tratamiento de rodilla se refiere visitando nuestro sitio *web* http://www.kneehelp.com, donde encontrará fotografías de los nuevos programas de ejercicio en la piscina así como diversos análisis de casos concretos en los que alguno de nuestros pacientes se ha recuperado de su dolencia.

En el caso de que desee obtener información en español, le serán muy útiles las informaciones que proporcionan *El médico interactivo* (http://www.medy-net.com) y *Biolaster* (http://www.biolaster.com).

## CÓMO REDACTAR UN HISTORIAL MÉDICO

Una de las mejores maneras de recabar la información necesaria consiste en preparar un breve informe en el que usted consigne todas las dolencias que ha padecido en las rodillas. En las páginas siguientes encontrará un modelo que le facilitará la tarea. Preste atención a cada uno de los conceptos que se recogen; es muy posible que se lleve una sorpresa al recordar hechos ocurridos hace mucho tiempo y a los que tal vez no hubiese dado demasiada importancia. Si lo cree oportuno, amplíe la lista si lo prefiere y tome nota de cuanto considere oportuno. Una buena manera de empezar sería tomar nota de su situación actual y ver qué parte de la rodilla le duele más, desde cuándo nota esos dolores y qué ocurre cuando el dolor se agrava o disminuye.

Alguien podría decir: «todo comenzó cuando me agaché para coger una flor. ¿Cómo iba a imaginar que pasaría esto?». En estos casos, conviene meditar un poco más. Tal vez podamos recordar que, uno o dos meses atrás, nos cansamos más de la cuenta moviendo varias cajas pesadas y que, sin darnos cuenta, se hubiese producido una lesión muscular, tendinal o meniscal que se hubiese mantenido latente hasta el momento en que hicimos un mal gesto. Como puede ver, la preparación de este informe se parece más a una pesquisa detectivesca que a un mero trámite administrativo. Sumérjase en su pasado y esfuércese en recordar incluso los detalles más nimios. Tal vez dio un mal paso al esquivar a un perro revoltoso, frenó en seco mientras corría o se cayó al subir o bajar una escalera. No tema andarse por las ramas: muchas lesiones actuales son el producto de un percance muy antiguo.

Tampoco debe pasar por alto los dolores que haya padecido, por muy breves que hubiesen sido. Para hacerse una idea de la importancia de esta tarea, piense en este ejemplo. Imagine que una persona aficionada a las labores de jardinería prefiere trabajar sin guantes. Con el paso del tiempo, el roce provoca la aparición de una dolorosa ampolla en la palma de una de las manos.

Pese a las curas que se aplica, continúa trabajando en las mismas condiciones y la ampolla se convierte en un callo. El dolor desaparece, pero las secuelas de esa agresión se mantienen. Piense si se dio un proceso similar en sus rodillas. Sólo de este modo se conseguirá establecer un diagnóstico correcto.

## Historial médico

¿Qué tipo de trastorno siente?
>Dolor _____
>Cojera sin dolor _____
>Dificultad al caminar _____
>Rigidez _____
>Inestabilidad _____
>Deambulación incorrecta _____
>Limitación de movimiento _____
>>Al flexionar _____
>>Al estirar _____
>Quiste de Baker _____
>Tendones _____
>Ligamentos _____
>Menisco _____

¿Dónde le duele? (Rodee con un círculo su opción.)

| | | | |
|---|---|---|---|
| Parte anterior | I | D | A |
| Parte posterior | I | D | A |
| Parte interior | I | D | A |
| Parte exterior | I | D | A |
| Parte inferior | I | D | A |
| Parte superior | I | D | A |
| Espinilla | I | D | A |
| Pantorrilla | I | D | A |
| Pie | I | D | A |

>[*I* = izquierda; *D* = derecha; *A* = ambas]

¿Cuándo comenzó el dolor?
>Después del traumatismo _____
>Después de un sobreesfuerzo _____
>Después de una caída _____
>Aumento gradual, sin que pueda establecerse el momento _____
>Otros: _____
>
>_____
>
>_____

¿Ha tenido problemas de rodilla en el pasado?
>En la infancia _____
>En la adolescencia _____

Después de un traumatismo _____     (Explíquelo.) _____

Antes de una operación _____     (Explíquelo.) _____

Nunca _____

Otros _____          (Explíquelo.) _____

_____

¿Su problema está relacionado con el trabajo o los ejercicios que realiza?

_____

_____

¿Ha comenzado a practicar algún deporte o alguna actividad nuevos?

Aeróbic _____

Artes marciales _____

Atletismo _____

Baloncesto _____

Deportes con raqueta _____

Esquí _____

Fútbol _____

Kickboxing _____

Steps _____

Voleibol _____

Otros _____

¿Ha sufrido recientemente alguna lesión deportiva? Por favor, descríbala.

_____

¿Ha sufrido anteriormente alguna lesión deportiva? Por favor, descríbala.

_____

¿Cómo desapareció el dolor? _____

_____

¿Hubo algo que agravara el dolor? _____

_____

¿Qué medicación suele tomar? (Por favor, no pase por alto el consumo de aspirina, autotratamientos, remedios homeopáticos o naturales, píldoras anticonceptivas, hormonas, vitaminas, suplementos alimentarios, etc.)

_____

¿Ha consumido algún tipo de medicación nueva durante el pasado año?
_____

¿Se ha sometido anteriormente a tratamientos, exámenes o diagnosis de su rodilla?
    El año pasado _____
    Hace algunos años _____
    Explíquelos, por favor. _____
    _____


¿Ha hecho algo para remediar el dolor?
    Nada todavía _____
    Visitar al doctor _____
    Tomar antiinflamatorios por prescripción médica _____
    Tomar analgésicos de uso habitual (aspirina, etc.) _____
    Cambiar el programa de entrenamiento _____
    Dejar de practicar ejercicio _____
    Utilizar rodilleras o vendajes fuertes _____
    Utilizar un bastón _____
    Utilizar un andador _____
    Utilizar una silla de ruedas _____

¿Le han aplicado inyecciones en la articulación de la rodilla? Si es así, ¿de qué tipo?
    Cortisona _____
    Synvisk _____

¿Existen antecedentes familiares de su problema     _____Sí    _____No

¿Ha cambiado de entorno en los últimos años?
    He comenzado a trabajar
    He dejado de trabajar
    He cambiado de trabajo
    He cambiado de domicilio
    He de subir más escaleras para llegar a casa
    He de subir más escaleras para llegar a la oficina

Al cambiar de lugar, ¿el clima sigue siendo el mismo?
    Ahora es más seco
    Ahora es más húmedo

¿Ha cambiado de calzado o de ayuda ortopédica recientemente? Explíquelo.

_____

_____

Al practicar ejercicio, ¿ha cambiado de tipo de terreno (hierba, tierra, asfalto)?

_____

_____

¿Se ha sometido a algún tratamiento quirúrgico o ha sentido dolor en alguna otra parte de su cuerpo?

_____

_____

Dejando de lado su rodilla, ¿cuál es su estado de salud?

_____

_____

¿Ha experimentado algún cambio de peso recientemente?
    He perdido ____kg en los últimos ____meses
    He ganado ____ kg en los últimos ____meses
    Mantengo el mismo peso desde hace ____meses

¿Han cambiado sus hábitos de conducción?
    Coche nuevo ____
    Recorrido más largo ____
    Recorrido más corto ____

¿Se ha visto obligado a viajar más?
    Tomo más el coche ____
    Tomo más el tren ____
    Tomo más el avión ____

¿Ha cambiado su dieta? Si es así, ¿cómo?_____

_____

¿Ha notado alguna dificultad o trastorno al realizar alguna de estas actividades cotidianas?
    Pasear ____
    Subir y bajar escaleras ____
    Montar y bajar del coche ____
    Sentarse y levantarse del sillón o de la silla ____
    Otros ____

## AUTODIAGNÓSTICO CASERO

Tras haber completado el historial, colóquese ante un espejo de cuerpo entero para someterse a un autoexamen. Conviene que se ponga un bañador o un pantalón corto para observar atentamente ambas piernas. Respire hondo y relájese hasta que su cuerpo adopte una posición habitual.

- *Fíjese en el alineamiento de sus piernas.* ¿No ve nada raro en la parte alta y en la baja? ¿Las rodillas no están demasiado separadas o demasiado juntas? Tenga en cuenta que las personas que presentan un estevamiento acusado pueden desarrollar una osteoartritis en la parte interior de la rodilla al concentrarse en ella buena parte del peso corporal. Si, por el contrario, aprecia que sus piernas son ligeramente zambas, aumentará el riesgo de que el menisco lateral y la patela sufran algunos de los trastornos comentados en las páginas 36 y sigs.
- *Compruebe la orientación de sus pies.* ¿Sus pies apuntan hacia dentro? Si al caminar observa que tiende a torcerlos de manera que las puntas se dirijan hacia el espacio que media entre las piernas, usted padece un caso de *pronación* que reducirá aún más la distancia entre sus rodillas. Si, por el contrario, los desvía hacia fuera, padecerá una *supinación* que puede aumentar y hacer que sus piernas sean cada vez más estevadas. Una pronación o una supinación excesivas puede dañar los pies y éstos, a su vez, a las rodillas. Una mala orientación de los pies puede provocar lesiones en la rótula, dolores de las articulaciones, tendinitis u otras dolencias.

### Ortopedia técnica

Los podólogos suelen recomendar el uso de plantillas para corregir el alineamiento de los pies. En algunas circunstancias, estas soluciones permiten redistribuir el peso corporal en las rodillas y ayudan a mitigar el dolor producido por lesiones patelofemorales. No obstante, considero que tienden a utilizarse demasiado y se prescriben a personas que no las necesitan.

DR. ROBERT KLAPPER

- *¿Camina derecho o tiende a ladearse?* ¿Suele descargar el peso corporal sobre una pierna? Es posible que lo haga de manera inconsciente, sobre todo si ha padecido un traumatismo o se ha sometido a una intervención quirúrgica. Sea cual fuere la causa, es preciso que comience a practicar un programa de rehabilitación para recuperar la postura correcta. A la hora de preparar el historial que ha visto en las páginas anteriores, tenga en cuenta este hecho y no se olvide de solicitar al médico que eche un vistazo a su manera de caminar.

## Diferencia de longitud entre las piernas

No se crea el dicho «todos tus problemas son tan largos como tus piernas». Si bien se considera normal una ligera diferencia entre las dimensiones de nuestras extremidades, ésta, por lo que respecta a las piernas, no debe ser superior a los 6 mm. En el caso de que sea superior, habrá que buscar un modo de reajustarlas. Las alzas, bastante comunes, no son la mejor solución, ya que pueden ocasionar trastornos en la zona lumbar.

- *¿Sufre hinchazón en las rodillas?* Muchos pacientes suelen hacer comentarios del tipo «no pasa nada; es una simple hinchazón». No dirían lo mismo si supiesen que se debe a un desplazamiento de la patela producida por una acumulación de líquido sinovial en la cavidad articular. Es más: aunque no se aprecie un aumento exagerado del volumen, los primeros síntomas pueden indicar la existencia de una lesión en la rótula.

  ¿Cuándo comienza la inflamación? ¿Tras practicar ejercicio? ¿Después de haber permanecido de pie durante un cierto tiempo? ¿Al salir de la cama? ¿Al final del día? Si al sentarse con las piernas en alto nota cómo ésta remite, es posible que se hubiese debido a una sobrecarga de los vasos sanguíneos que irrigan la rodilla. Si por el encontrario no fuese así y persistiese al día siguiente —habiendo pasado toda la noche en reposo—, habrá que pensar en una lesión más grave. Tal vez se haya roto algún vaso sanguíneo en uno de los ligamentos que se encuentran en el interior de la articulación o se trate de una infección. Sea cual fuere el caso, conviene tomar nota del hecho así como del momento en que ha sucedido. No dude de que será una información muy famosa para el doctor.

- *Compruebe si puede doblar y extender completamente las rodillas*. Intente tocar las nalgas con los talones, tome nota de hasta dónde llega con cada pierna y compare los resultados. Observe si le cuesta doblar más una rodilla que otra o si por el contrario la extiende con mayor comodidad. No se olvide de apuntarlo en el historial. En el caso de que sus rodillas se estiren más de la cuenta, es posible que padezca alguna lesión en los ligamentos que las recubren. Aunque no debería preocuparse demasiado, si aprecia que una de las dos se mueve de manera más laxa, no dude en comentarlo con su médico.
- *Palpe la parte trasera de la rodilla*. Como se ha comentado más atrás (pág. 51), cerca del 50 % de la población mundial posee un quiste de Baker. Si usted ha padecido algún trastorno relacionado con él o le parece que su tamaño es exagerado, acuda a la consulta del médico, ya que es muy posible que esté asociado a un problema más grave.
- *Examine los lados de la rodilla*. Si aprecia un pandeo lateral, por leve que sea, tal vez se deba a un quiste meniscal (pág. 50) producido por una rotura del menisco.
- *Suba y baje por las escaleras*. Intente hacerlo colocando un pie en cada escalón sin perder el paso. Si sus rodillas están bien, sus rodillas estarán en perfecta forma. En el caso de que no sea así, tendrá un problema de deambulación que deberá considerar como el síntoma de un problema más grave. Si se repite a diario, coméntelo al médico.
- *Observe el desgaste de la suela de sus zapatos*. Su calzado, al igual que los neumáticos de un coche, está sometido a la erosión que produce el desplazamiento y puede ser muy útil para conocer ciertos detalles. Fíjese en el estado de los tacones: si el desgaste es mayor en los de un lado, hay un problema de alineamiento. Compare, no obstante, sus zapatos más nuevos con los más viejos para saber si esa manera de caminar es relativamente reciente o no. Cualquier detalle es importante, pues puede ayudarle a prevenir la artritis de las rodillas.

## EN LA CONSULTA

Tras haber completado el historial médico, haber revisado el estado de las rodillas y haberse tomado un tiempo para sopesar las respuestas, es el momento de dirigirse hacia la consulta del médico para buscar un diagnóstico profesional y, en el caso de que haya algún problema, iniciar el tratamiento. Tal vez tenga el presentimiento de que existe una lesión latente o quizás sus hábitos cotidianos hayan cambiado por culpa de dolores, pérdida de agilidad o una deambulación defectuosa. Sin embargo, lo cierto es que —da igual el motivo— usted siente la necesidad de confrontar sus impresiones con el dictamen de un experto.

El tipo de especialista al que se acuda es muy importante, pues a pesar de que el diagnóstico será el mismo en todos los casos, la solución escogida puede variar notablemente según se trate de su médico de cabecera, de un traumatólogo, un ortopedista o un cirujano. Conviene que tenga presente en todo momento que el tipo de especialista al que acuda determinará el tipo de terapia que se le prescriba. En otras palabras: si consulta directamente con un cirujano, lo más probable es que acabe pasando por el quirófano y deba someterse a un tratamiento farmacológico bastante agresivo. En cambio, si opta por un médico especializado en rehabilitación, deberá tomar antiinflamatorios, le administrarán inyecciones y tendrá que seguir un programa de ejercicio físico. Si opta por un reumatólogo, éste se inclinará por tratar los trastornos del tejido conectivo (artritis reumatoide, osteoartritis, lupus, gota). Un quiropráctico le preparará un programa compuesto por manipulaciones, ejercicio, aplicación de ultrasonidos y electroterapia, sin recurrir a la medicación ni a la cirugía. Los fisioterapeutas se centrarán en la movilización pasiva de los tejidos blandos y las articulaciones, la aplicación de frío y calor, los tratamientos electroterapéuticos y el ejercicio terapéutico en tierra y en la piscina. Si, por último, no le convence demasiado la medicina convencional, puede decantarse por disciplinas alternativas como la acupuntura, la fitoterapia, la homeopatía u otras. De ellas se tratará más extensamente en el capítulo 7.

## La mejor información

Siempre es conveniente recabar un segundo diagnóstico para estar más seguros. Cada especialista observa el problema desde un punto de vista particular que no tiene por qué ser único, por lo que no estará de más que busque el dictamen de dos expertos en diferentes disciplinas y decidirse por el tratamiento que le parezca más adecuado.

Es muy importante que busque siempre al mejor especialista de su ciudad. Si no sabe quién es, consulte en el centro de atención primaria o en la clínica a la que suele ir, busque en internet o coméntelo con algún conocido que pueda serle útil. Cuando lo encuentre, ármese de paciencia, ya que suelen tener muchos pacientes y es posible que deba esperar unas cuantas semanas.

No espere a la víspera para preparar su historial. La primera visita debe proporcionarle toda la información que usted precisa y para ello es preciso tener las ideas muy claras.

## Cómo tener una buena relación con el equipo médico

- Trátelo con el mismo respeto que brinda al doctor, pues son tan profesionales como él y se encargan de aspectos tan importantes como la actualización de su informe médico y la tramitación de sus radiografías. No olvide sus nombres y sea siempre amable. De ese modo todo será más sencillo.
- Tenga en cuenta que suelen estar muy ocupados, por lo que debe procurar no entretenerlos demasiado, sobre todo al concertar una cita por teléfono. Infórmeles de los síntomas de manera breve y concreta para que redacten una nota que permitirá que el doctor se haga una idea de su dolencia.
- Si sufre un empeoramiento repentino, no dude en comentarlo. Establezca una escala de dolor del 1 al 10 y si cree que ha alcanzado el grado 8, notifíqueselo para que acorte el plazo de la próxima visita. Consulte posibles tratamientos para mitigarlo y, sobre todo, no exagere. Al practicar el examen, no sienta demasiado bien descubrir que alguien ha mentido para obtener una visita de urgencia.

## SÍNTOMAS

¿Desde cuándo siente molestias en la rodilla? ¿Hace semanas? ¿O tal vez meses? ¿Aparecieron de pronto o han ido agravándose progresivamente? ¿El dolor se debe a algún gesto brusco, un accidente o, por el contrario, se ha desarrollado sin que usted apenas se haya dado cuenta? La localización de la zona dolorosa y la determinación del momento en que se originó ayudarán a establecer un diagnóstico más preciso.

### Emergencias

En el caso de haber sufrido un percance grave en la rodilla, puede determinar si debe considerarse motivo de emergencia o no atendiendo a estos criterios:

• No puede mover la rodilla.
• Hay inflamación y aumento de la temperatura (síntomas de una posible infección).
• Hay algún hueso roto.
• La rodilla se ha dislocado.

En cualquiera de estos casos, debe acudir al servicio de urgencias más cercano para que lo atienda un traumatólogo.

## FACTORES AGRAVANTES

Cuando usted permanece sentado en un coche, un avión, en el cine o en un restaurante, ¿siente algún dolor en la parte delantera al levantarse y dar los primeros pasos? Este fenómeno se conoce como *dolor inicial* y se considera un indicio de la existencia de trastornos patelofemorales. Este tipo de síntomas, denominados *patognomónicos*, son el primer aviso de que el problema se localiza en la zona patelofemoral y no en otra.

Imagine por un momento el taller mecánico de una gasolinera de pueblo. Usted estaciona el coche para repostar y, al frenar, se oye un ruido extraño. El mecánico, sin inmutarse, le comenta que seguramente hay un escape y que conviene cambiar la bujía.

Ha reconocido una señal que le indica que pasa algo raro y, por la manera en que ha sonado el coche, ha determinado el problema. El ruido, en este caso, es el síntoma patognomónico. Algo parecido sucede cuando le explica al médico que siente un dolor agudo cuando se levanta del asiento y da los primeros pasos. Si, por otra parte, siente molestias en las rodillas cuando sube o baja las escaleras, lo más probable es que sufra el mismo tipo de trastorno patelofemoral y, si presta atención, se dará cuenta de que también nota esos dolores cuando camina en cualquier otra dirección.

Por otra parte, quizás la causa de su lesión sea el entrenamiento o el deporte que practica habitualmente. Observe si el dolor cesa tras unos días de reposo. También es posible que las molestias sean el resultado de una larga caminata y que desaparezcan tras sentarse un rato. Sea cual fuere el caso, si usted experimenta este tipo de síntomas, hay bastantes probabilidades de que sufra algún tipo de trastorno circulatorio o neurológico en la zona. Si la rodilla comienza a dolerle con especial intensidad cuando pasea y, nada más sentarse, se encuentra mejor, tal vez exista algún pinzamiento de los nervios o una hernia discal.

Tenga en cuenta además que cualquier dolor cercano a la rodilla también tiene a ésta como causa principal. Sin embargo, antes de tomar cualquier decisión, el médico debe dictaminar si su rodilla está lesionada o si el problema se debe a algún trastorno del muslo o la pantorrilla.

## MEDICACIÓN

Comente al doctor el tipo de medicación que toma, así como los suplementos que ingiere a diario. No se olvide nada: fármacos por prescripción médica, aspirinas y otros analgésicos, complementos hormonales y vitamínicos, aminoácidos, calcio, hierbas, productos homeopáticos, anticonceptivos, etc. Explíquele además si alguno de ellos tiene algún efecto secundario grave y si usted lo ha padecido.

Algunas personas se sienten mejor tomando más antiinflamatorios de la cuenta (Advil, Aleve, Tylenol); otras, en cambio, prefieren los inhibidores (Vioxx, Celebrex, Bextra). Ambos tipos de fármaco tienen importantes efectos secundarios, por lo que deben administrarse con mucha precaución. En algunos casos, han llegado a desarrollar ciertas complicaciones cardiovasculares que, afortunadamente, desaparecen cuando cesa la medicación.

### Absténgase de las inyecciones

- En algunos casos, puede producirse una leve rotura de la aguja y quedar atrapado un fragmento entre los huesos y los ligamentos de la articulación. Si ocurriese, correría un grave riesgo de infección o de inflamación del tejido articulatorio (sinovitis).

→

- Las compañías farmacéuticas incentivan el uso de tratamientos basados en la inyección de sustancias que ayuden a regenerar el cartílago. Sin embargo, su eficacia es muy relativa y todavía se desconocen las consecuencias de una terapia tan agresiva.
- Evite las inyecciones de cortisona, pues tiene efectos disruptivos sobre el cartílago articular. Aunque es bastante eficaz a corto plazo, ya que permite reducir inflamaciones, provoca daños internos de los que se lamentará en unos años.

## TRATAMIENTO PREVIO

¿Ha solicitado a otro médico o fisioterapeuta un segundo diagnóstico sobre el estado de sus rodillas? Si es así, ¿ha seguido sus consejos? ¿Ha seguido algún tratamiento previo o se ha sometido a alguna prueba de reconocimiento? ¿Sufrió anteriormente alguna fractura o fue intervenido quirúrgicamente? ¿Padeció lesiones en las rodillas durante su infancia?

En el caso de que, durante su niñez, hubiese contraído una infección en los huesos cercanos a la rodilla a resultas de una operación, es importante que lo notifique al doctor, incluso cuando el problema no hubiese pasado a mayores y el tratamiento postoperatorio acabase con ella rápidamente. Tenga en cuenta que la infección podría haber destruido alguna capa de la cabeza del hueso y esa parte perdida comience a echarse en falta ahora. Es probable que no recuerde con claridad los hechos, por lo que no estará de más que consulte a sus padres, hermanos y otros familiares qué sucedió. Basta con que alguno de ellos le comente que, de pequeño, usted fue operado o llevó algún aparato para que deba hacerse algunas radiografías. Es la única manera de saber a ciencia cierta cuál es el estado real de su rodilla

Tal vez haya acudido recientemente a la consulta de varios médicos o fisioterapeutas para determinar qué le pasa en la rodilla. Si el diagnóstico no fue preciso, quizás esté sufriendo ahora las consecuencias de un tratamiento incompleto. Por ello, no estará de más que reúna los informes anteriores y se los lleve al doctor para que les eche una ojeada. No obstante, antes de iniciar la terapia, solicite a su especialista que le explique bien qué es lo que ha pasado y qué se puede hacer.

## Listas de espera

Si lleva un mes esperando a que le visiten y su rodilla no deja de dolerle, es imprescindible un análisis radiográfico, pues seguramente esas molestias serán el síntoma de un problema más grave. Tal vez se trate de una fractura, una dislocación o un tumor. No piense en el tiempo ni en el dinero (en el caso de que decida acudir a un centro privado): lo importante es conocer su estado de salud. Si yo fuese su médico, en cuanto oyese hablar de torceduras, crujidos o inflamaciones, no tardaría en realizarle un examen por palpación para localizar el dolor. Puede que se haya dañado el ligamento cruzado anterior (LCA), pero no se podrá hacer un dictamen seguro hasta ver los resultados de una resonancia magnética. ¿Que la lista de espera es muy larga? Asegúrese de que el médico le prepara una terapia que mitigue las molestias y que hace todo lo posible para que le atiendan cuanto antes. Si no lo cree así, puede recurrir al sector privado. Muchas aseguradoras ofrecen este tipo de servicios sin un coste exorbitado.

## EVALUACIÓN FUNCIONAL

La capacidad funcional de un órgano puede medirse por su rendimiento cotidiano. ¿Han cambiado sus hábitos cotidianos a raíz de una dolencia en la rodilla? ¿Puede subir escaleras? ¿Entra y sale del coche con normalidad? ¿Cumple las normativas de seguridad laboral y doméstica? ¿Necesita una cincha para la rodilla, una rodillera o un vendajepara ayudarse en sus tareas diarias? ¿Qué tal camina? ¿Da pasos cortos o cojea? Si es así, tal vez sea por un dolor agudo o la debilidad de los cuádriceps y músculos posteriores de la rodilla.

## Observaciones sobre el rendimiento cotidiano de la rodilla

Suelo invitar a mis pacientes a que caminen por mi consulta para ver cómo se comporta su rodilla. Me interesa apreciar la velocidad con la que se mueve y la manera en que se flexiona cuando la persona se sienta. También observo las muecas o gestos que pueda hacer si le duele. Presto atención no porque crea que puedan ocultarme algún detalle, sino porque aprecio más detalles de los que ellos me cuentan. De este modo puedo entrever cambios en sus hábitos y acomodaciones de los que tal vez no tenían conciencia.

## EL EXAMEN MÉDICO

Cuando un paciente entra en mi consulta y comienza a quejarse de que le duele una rodilla, lo primero que hago es examinar la otra. Si ambas causan molestias, empiezo por la menos dañada. No es bueno tomarse prisas en este momento, ya que es importante establecer qué es lo que el paciente considera normal. En el caso de que la lesión sea aguda, es probable que afecte a los ligamentos. Si una rodilla se extiende de manera exagerada, lo mejor será observar la otra para ver qué sucede. Sólo cuando se aprecian diferencias entre las dos hay que centrarse en la que preocupa al paciente.

Asimismo, antes de pronunciarme, prefiero realizar una serie de pruebas que me indiquen qué puede ocurrir a la rodilla. ¿Los ligamentos y el menisco están intactos? ¿Acaso se debe a la articulación patelofemoral? ¿Los tendones están dañados? Los sonidos y las sensaciones relacionadas con esa parte del cuerpo son de gran ayuda. Con todo, es preferible cotejar los datos con los de una base de datos con los exámenes que todos mis pacientes.

### El examen de rodilla no tiene por qué ser doloroso

El examen de rodilla debería realizarse con extremada cautela. Conviene tener en cuenta que al estimular la parte afectada, tan sólo habría de sentir una débil punzada. Si usted siente un cierto temor, coménteselo al médico: tal vez su aprensión le ayude a localizar el origen de la lesión. Tras la sesión, no debería haber ningún efecto secundario.

A continuación puede ver cada uno de los pasos que sigo durante un examen de rodilla.

- *Observación y palpación de la inflamación*. En las personas delgadas o de complexión media, no cuesta demasiado examinar una rodilla dañada, algo mucho más complicado con pacientes obesos. La manera más eficaz consiste en cubrirla con la mano para sentir la consistencia de la hinchazón y calcular su temperatura. Que se encuentre en ese estado no presupone demasiado, pues tan sólo puedo saber que algo falla en la articulación y que los tejidos que la protegen han respondido a una agresión.

A medida que avance en el examen, podré saber si el daño se debe a una causa mecánica, una lesión reciente, una infección o algún trastorno crónico como una artritis reumatoide. Si todo es resultado de un traumatismo, seguramente me inclinaré por un tratamiento similar al que se presenta en el capítulo 7. Si, en cambio, parece haber daños estructurales más graves, extraeré una muestra de líquido articular para analizarlo, pues en el caso de que se hallasen cristales, tendría que diagnosticar gota y, de encontrar bacterias, habría que atajar una infección. Si, por otra parte, sospechase que se trata de una artritis reumatoide, solicitaría un análisis de sangre.

- *Evaluación de la alineación de ambas piernas*. Me interesa comprobar si el paciente corre el riesgo de desarrollar ciertos problemas causados por una alineación incorrecta de las rodillas debida tal vez a una antigua lesión de la cadera o el tobillo. Si el paciente presenta un cierto estevamiento, me interesaré por el estado de su menisco medial, ya que puede estar desarrollando una osteoartritis en ese punto. Si, por el contrario, aprecio un valgus —esto es: si es zambo—, puede que haya sufrido un desgaste del menisco lateral y que comience a sentir los primeros síntomas de una osteoartritis en el compartimento lateral. También es probable que el daño se haya producido en la patela o en la rótula, que puede haberse dislocado. En el caso de que la alineación sea correcta, podremos respirar tranquilos, pues de ella depende el buen estado de las rodillas.
- *Medición de la capacidad de movimiento de rodillas y caderas*. Solicito al paciente que doble y estire las rodillas y las caderas para comprobar si las mueve con naturalidad o si, de haber algún problema, se apreciase alguna hinchazón o un exceso de fluido articular. Tal vez se aprecie una rotura de ligamentos o bien un fragmento del menisco haya bloqueado la articulación. Incluso todo se deba a espolones u otras deformidades producidas por la osteoartritis en la unión articular. Asimismo, es conveniente asegurarse de que las caderas se abren en toda su amplitud sin que haya limitaciones que afecten a la manera en que las rodillas se mueven.
- *Examen del movimiento patelar durante la flexión y la extensión*. Mientras poso una mano sobre la rodilla del paciente, con la otra hago que se doble y se extienda para sentir el desplazamiento de la rótula. Me fijo en si ésta es el origen del dolor o en si oigo cómo cruje y rechina, lo cual me llevaría a pensar en una lesión del cartílago. Los especialistas en ortopedia han

establecido una gradación para las alteraciones de las articulaciones que va del 0 al 4. En el caso de apreciar un deslizamiento suave, como el de dos cubitos de hielo que se frotan, no habrá ningún indicio de artritis y, por lo tanto, hablaremos de un grado 0. Un ligero ruido llevaría al grado 1 y, si éste fuese similar al que produce una patata frita cuando se parte, el daño sería de grado 4.

- *Comprobación de la estabilidad lateral.* Si no se aprecia ninguna anomalía, los ligamentos permanecen intactos. Para asegurarse, es preciso estabilizar la pantorrilla con una mano y tomar el tendón de Aquiles por la otra. Como si se tratase de dos soportes, se procede a estirar la rodilla de manera que ésta se abra hacia afuera. Si el movimiento es más amplio de lo normal, el paciente tal vez sufra de una lesión en el ligamento colateral medial (LCM). A continuación, presiono en dirección contraria para observar cómo se flexiona. Si la respuesta es similar a la anterior, es posible que también esté dañado el ligamento colateral lateral (LCL).
- *Comprobación de la estabilidad anterior y posterior.* Para examinar el ligamento cruzado anterior (LCA) y el posterior (LCP), el paciente debe apoyar el pie sobre una superficie plana y, a continuación, presionar sobre la rodilla de manera que se abra como un compás. Si la parte inferior de la pierna se mueve demasiado, habrá que pensar en una rotura del LCA. Para comprobar el estado del LCP, debe hacerse el movimiento contrario. Si estuviese roto, el desplazamiento será más exagerado que el permitido por una rodilla sana.
- *Palpación de la línea de articulación cuando la rodilla se dobla en un ángulo de 90°.* Si el paciente siente un dolor punzante cuando examino la zona medial de la rodilla, es muy probable que el menisco medial esté lesionado. Si el dolor es en cambio agudo, la lesión se encontrará en el menisco lateral.
- *Control de reacciones dolorosas durante la rotación.* En algunas ocasiones los pacientes experimentan una debilidad en la zona meniscal, en cuyo caso la lesión no se encontrará en la parte anterior. El examen de la posterior es más complicado porque el grosor de los músculos impide detectar daños en el menisco. No obstante, puede apreciarse con algunas rotaciones para localizar el punto doloroso. El modo correcto de hacerlo consiste en tomar el talón del paciente con una mano y sujetar el músculo con la otra. Si el menisco está roto por la parte posterior, el

paciente notará una punzada cuando dé el primer giro. En algunos casos puede escucharse un ligero crujido que indica que el menisco se mueve adentro y afuera al desplazarse, y el paciente experimenta una pérdida de estabilidad y un cierto dolor.

## La cadera puede ser la causa del dolor de rodilla

Aunque es poco habitual que pacientes con trastornos de rodilla sientan dolores en la cadera, no es extraño el fenómeno contrario (problemas de cadera que se manifiestan a través de dolencias en las rodillas). Según mi experiencia, los cuádriceps frontales del muslo están formados por cuatro haces musculares. El rectus femoris, uno de los más potentes, posee un punto de anclaje cercano a la parte anterior de la cápsula articular de la cadera. Cuando se produce dolor o un aumento de la temperatura en esa zona, se comunica a través de todo el rectus femoris (figura 5-1), de ahí que las personas que sufran una inflamación de la cápsula articular de la cadera noten a veces un profundo dolor en la parte delantera del muslo y tiendan a pensar que la lesión es de rodilla.

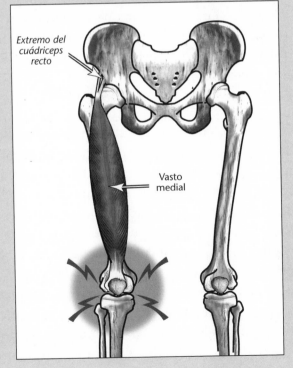

Extremo del
cuádriceps
recto

Vasto
medial

*Figura 5-1. El extremo del rectus femoris, cercano a la cápsula articular de la cadera, puede irradiar el dolor hacia la rodilla.*

## Caderas, tobillos y espalda

Tras comprobar el estado de las rodillas del paciente, conviene examinar las caderas, los tobillos y la espalda. Dolores, inflamaciones y limitaciones del movimiento en esas articulaciones pueden alterar la manera de caminar y acarrear problemas en las rodillas. Como hemos visto en el cuadro de la página anterior, los trastornos de la cadera pueden causar dolores de rodilla; también es posible que se deban a un pinzamiento de nervios en la espalda o a un patrón de deambulación defectuoso provocado por un tobillo dañado. Conviene tener en cuenta además otro detalle: las hinchazones pasan más desapercibidas en las caderas y la espalda que en los tobillos, por lo que no estará de más observar atentamente tales partes. Este último tipo de inflamación es uno de los más peligrosos, ya que el aumento de grosor de los tejidos y ligamentos que rodean el tobillo dificulta la circulación de la sangre, que llega en menor cantidad a la rodilla y ocasiona dolores. No siempre se debe a un traumatismo o un mal movimiento; son frecuentes los casos en que se deben a condiciones sistémicas como lupus, artritis reumatoides o problemas cardiacos.

## Examen neurológico

El cuerpo humano posee dos tipos de nervios: sensores y motores. Los nervios sensores transmiten sensaciones del cuerpo al cerebro. Gracias a ello podemos ser conscientes del mundo que nos rodea. Los nervios motores transmiten las órdenes de movimiento desde el cerebro a los músculos, los cuales las ejecutan. Por lo que respecta a los trastornos que estamos tratando, ambos tipos de nervios son importantes. Primero, conviene examinar la capacidad del paciente para sentir con sus pies diversos cambios de intensidad. La percepción de pequeños estímulos puede detectarse pasando por las plantas el filo de una hoja de papel. Si no fuese así, quizás habría que pensar en un síntoma prematuro de diabetes. En cambio, la comprobación de los estímulos más intensos se haría presionando con los dedos tanto en las plantas como en los talones y las puntas de los dedos. Después, habría que ver el estado de los nervios motores. Por lo general, solicito al paciente que estire el pie hacia delante e intente resistir la presión que hago para evitarlo. A continuación, le invito a hacer el ejercicio contrario. De este modo veo su capacidad de impulso y de resistencia contra una fuerza. Si una de las piernas realiza estos movimientos sin dificultades y la otra no, es probable que se trate de un trastorno relacionado con los nervios antes que con la debilidad muscular.

## PULSO

Hay dos regiones en el pie y el tobillo por las que circula todo el torrente sanguíneo de las extremidades inferiores. La intensidad del caudal se mide con una escala de tres grados (del 0 al 2). El pulso dorsal se encuentra en la parte más alta del pie, en el empeine. El pulso posterior tibial se encuentra tras el maléolo medial, el hueso interior del tobillo. Si el pulso es débil, no hará falta ninguna intervención quirúrgica, sino un completo programa de rehabilitación. Sin embargo, si el médico le recomienda entrar en quirófano para corregir la anatomía del tobillo y usted accede, no estaría de más que antes consultase a un cirujano vascular para que, de manera no invasiva, examine el estado de sus vasos sanguíneos. Tenga en cuenta que, si el riego es insuficiente, hay muchas probabilidades de que la operación termine mal.

## EXÁMENES COMPLEMENTARIOS

En el caso de que el médico necesite más información para establecer un diagnóstico de sus rodillas, puede solicitar una resonancia magnética o un escaner, tal como se verá en el capítulo siguiente.

# 6. Rayos X, resonancia magnética y tomografías

Los exámenes constituyen el lenguaje universal de la medicina. Podría darse el caso de que me encontrase en China intentando comunicarme con un colega. En principio, el encuentro se saldaría con un fracaso hasta el momento en que los dos observásemos un juego de radiografías, ya que gracias a ellas podríamos comenzar a entendernos. De manera similar, cuando usted contempla una radiografía, una resonancia magnética o una tomografía, comienza a adquirir un conocimiento que se considera universal. En este capítulo, esperamos explicarle todo lo necesario sobre los trastornos de rodilla para que pueda comprender mejor a su médico y conocer todos los detalles del diagnóstico.

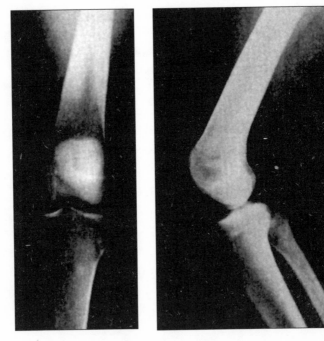

*Figura 6-1a. Vista frontal de una rodilla sana. Observe la superficie suave a los lados de la articulación. El espacio más oscuro que se aprecia entre ellas es el cartílago.*

*Figura 6-1b. Vista lateral de una rodilla sana. En la parte anterior se aprecia la patela. El fémur es el hueso superior; la tibia, el hueso más largo de la parte inferior y el peroné, el más corto.*

En las figura 6-1a y 6-1b se muestra respectivamente la radiografía frontal y lateral de una rodilla sana. A lo largo del capítulo nos referiremos a ellas.

De acuerdo con la medicina clásica, es preciso distinguir entre dolencias subjetivas y objetivas. Las dolencias subjetivas comprenden todas las explicaciones que facilita el paciente (localización del dolor, intensidad y frecuencia con que se da, presunto origen, etc.). Este tipo de información es muy útil para acercarse al diagnóstico. Sin embargo, no es tangible. Por ello son necesarias las pruebas objetivas, que pueden proporcionar diversos sistemas de reconocimiento como la radiografía, la resonancia magnética o la tomografía axial computarizada (TAC).

Un radiólogo es un médico especializado en la interpretación de imágenes obtenidas por cualquiera de estos procedimientos. Los ortopedas y otros especialistas suelen consultarle los detalles más complejos. Aunque se requiere bastantes años de formación y práctica para leer correctamente una de estas pruebas, nuestro objetivo en este capítulo es mostrarle una de las especialidades médicas menos conocidas y darle las indicaciones precisas para que usted pueda apreciar el problema que padece, escoja entre los tratamientos disponibles y se comprometa con ellos.

En la actualidad, los centros médicos poseen servicios de gestión de la imagen médica digital (PACS) en los que se almacenan todas las radiografías. Cuando el doctor solicita los archivos radiológicos de un paciente, el PACS se los facilita impresos o bien grabados en un disco. En algunos casos, existe un buscador automatizado que localiza la información y la envía directamente al ordenador del radiólogo o del especialista que desea consultarla. De este modo, se evitan los desplazamientos de material y, sobre todo, el riesgo de dañar o perder alguna de las radiografías. En algunos casos, las imágenes pueden verse a través de internet, si bien para ello es necesaria una clave de acceso que el centro facilita al usuario.

## Gracias a las nuevas tecnologías, la información ya no puede perderse

Hasta hace bien poco, cuando se tomaban radiografías, la placa original solía adjuntarse al examen médico. Si éste desaparecía, no quedaba ninguna copia disponible y, en consecuencia, se podía considerar que nunca se había realizado. En la actualidad, si se perdiese o se estropease el disco en el que están registrado su historial, tan sólo habría que grabar otro, ya que existen archivos de seguridad diseminados por todo el país que permiten recuperar la información en caso de pérdida o destrucción.

Dr. Douglas Brown, RADIÓLOGO

## Red de intercambio mundial

Los PACS se encuentran en todo el mundo, si bien son más comunes en Estados Unidos y Europa Occidental. La mayor parte de las universidades y centros hospitalarios iniciaron la digitalización a finales de la década de 1990 y en la actualidad coexisten diversos sistemas, todos ellos compatibles entre sí. De este modo, si un paciente lleva consigo un disco con su historial, sea desde Nueva York o desde Pakistán, en el que haya imágenes tomadas mediante resonancia magnética, podrán estudiarse en cualquier hospital. Es más, usted mismo podrá observarlas en su ordenador o proporcionárselas a su médico para que las vuelque en su archivo personal.

Dr. Douglas Brown, RADIÓLOGO

Algunos médicos prefieren examinar directamente las placas para comentar los resultados con sus pacientes. Otros, en cambio, se han pasado al formato digital. Cuando le prescriban un examen radiológico o por resonancia magnética de su rodilla, no está de más que pregunte si le van a entregar los resultados impresos en acetato, digitalizados o en ambos formatos.

Los radiólogos pueden manipular las imágenes digitales de diversas formas para observar con mayor claridad la causa de una lesión en la rodilla. Para ello pueden alargar las imágenes y alterar el brillo y el contraste. La resolución en una estación de trabajo PACS es excelente y permite ampliar la imagen al doble o al triple de su formato normal sin perder detalle. Imaginemos que es preciso medir el grosor de un cartílago. Evidentemente, para hacerlo necesitamos una imagen de gran tamaño. Si usamos una impresión en acetato, no podremos hacer demasiado. En cambio, un archivo digital permite cambiar diversos parámetros como las dimensiones o la gradación de grises para ver los detalles con más nitidez y realizar todo tipo de cálculos e interpretaciones.

Otra manera de manipular una imagen digitalizada consiste en cambiar el contraste y el brillo del mismo modo en que lo hacemos en una pantalla de televisión o en un monitor. Las radiografías impresas en acetato no ofrecen muchas posibilidades, ya que la escala de grises se fija durante el calibrado de la máquina. Si la imagen es demasiado clara o demasiado oscura, el médico no puede hacer nada y, en consecuencia, tal vez se equivoque en su diagnóstico. Sin embargo, si se trabaja con un archivo digitalizado, se puede mejorar la calidad de la imagen mediante el ajuste del brillo y el contraste. Por ejemplo, cuando busco una posible fractura meniscal en una resonancia magnética de la rodilla, puedo identificarla en una delgada línea blanca que cruza la mancha oscura del menisco.

Los avances tecnológicos han permitido desarrollar mucho el diagnóstico por la imagen. Hoy en día, casi todos los centros hospitalarios poseen un departamento de este tipo, aunque no siempre es todo lo completo que cabría esperar, ya que las inversiones en maquinaria exigen un gasto muy elevado. En la mayor parte de los casos, se combinan las instalaciones digitales con las mecánicas, si bien estas últimas comienzan a desaparecer.

Probablemente, el cirujano ortopédico dispondrá de su propia máquina de rayos X y, en el caso de necesitar un examen por resonancia magnética o tomografía axial computarizada, lo enviará a un centro más especializado. Si le proporcionan una copia en disco de las imágenes —algo que todavía no está demasiado difundido en nuestro país—, puede acudir con ella a otro especialista para que las estudie y le dé una segunda opinión.

De todos modos, no se preocupe por el formato de su historial. Lo importante es que el médico trabaje con él sin que haya de consultar a un radiólogo y que usted pueda interpretar las imágenes.

En caso de embarazo, aun siendo posible el examen radiográfico, por resonancia magnética o tomografía axial, es preciso informarse de todo cuanto afecte a la seguridad de la madre y el feto.


## RADIOGRAFÍAS

Las radiografías se sirven de la radiación electromagnética conocida como *rayos X* que permite atravesar los sólidos e impresionar una placa dejando marcas cuya intensidad puede establecerse mediante una escala de grises. Las imágenes que se forman permiten observar partes del cuerpo que poseen una cierta intensidad, como el calcio, de ahí que los huesos queden plasmados en la placa y que este tipo de imágenes sea imprescindible para diagnosticar una fractura, una dislocación, un tumor o cualquier otro tipo de cambio patológico.

Supongamos que una de sus rodillas se encuentra en condiciones normales y la otra está lesionada. Observe de nuevo las radiografías de la página 107. Fíjese en cómo el fémur y la tibia se encuentran pero no están en contacto. El espacio que media entre ellos no está vacío: lo ocupa un cartílago que, al no tener calcio, no aparece reflejado. Cuando se aprecia un espacio de esas dimensiones, se puede colegir que el cartílago que se halla en él se encuentra en perfectas condiciones. Preste atención ahora a la radiografía que aparece en esta misma página (figura 6-2a). Se trata de una rodilla en la que la distancia entre el fémur y la tibia es mínima por un lado y normal por el otro, lo cual lleva a suponer una pérdida parcial del cartílago y la existencia de una artritis degenerativa.

Además de estos problemas, puede apreciar también osteofitos y espolones —es decir, concreciones cálcicas en los extremos de la tibia, el fémur o la patela— en la figura 6-2b.

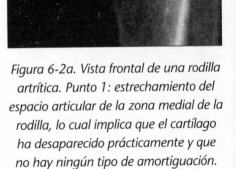

Figura 6-2a. Vista frontal de una rodilla artrítica. Punto 1: estrechamiento del espacio articular de la zona medial de la rodilla, lo cual implica que el cartílago ha desaparecido prácticamente y que no hay ningún tipo de amortiguación.

A mi juicio, su presencia se debe a un intento de estabilizar la rodilla a medida que el cártílago desaparece. Sin embargo, estas excrecencias se han convertido en un agravante, ya que se desarrollan en un espacio en el que sólo debería haber superficies lisas. En algunas circunstancias, estos espolones pueden llegar a romperse y depositar fragmentos en el interior de las articulaciones. El punto 3 (pág. 112) muestra algunos de ellos en la rodilla.

Los quistes subcondrales aparecen más oscuros en la radiografía, en forma de manchas circulares que indican que el hueso ha sido reemplazado por un quiste lleno de fluido. En el punto 4 se puede apreciar un quiste subcondral en la patela. Para comprender cómo estos quistes pueden formarse, piense en un suelo de linóleo agrietado sobre el que se vierta un poco de leche. No tardará demasiado en cubrir la grieta y comenzar a filtrarse por el interior hasta quedarse embalsada. Algo similar ocurre cuando el cartílago se rompe tras un proceso artrítico degenerativo, el fluido lubricante de la articulación de la rodilla se infiltra en las capas más profundas del hueso subcondral y se enquista. Estos quistes debilitan el cartílago del mismo modo como las termitas pueden destruir la tarima sobre la que se asienta un suelo de linóleo.

Con el término *esclerosis* se denomina un proceso de endurecimiento de los huesos, inverso a la osteoporosis, en la cual los huesos tienden a perder masa y se vuelven más frágiles. En las radiografías, las partes esclerotizadas aparecen bien nítidas y las osteoporosas, desvaídas. En el punto 5 de la figura 6-2b se aprecia una esclerosis en la tibia. A medida que avanza la artritis en la rodilla y aparecen los primeros trastornos, se altera la distribución del peso corporal en ella y comienza a concentrarse en algunos de los espolones y en las áreas cuya densidad aumenta para proteger la articulación, de ahí que la radiografía muestre un proceso de esclosis, tal como puede apreciarse en la zona más densa del hueso de la rodilla artrítica.

El análisis radiológico es el mejor método de diagnóstico para las lesiones de rodilla, pues permite apreciar los síntomas de artritis ósea mencionados así como de-

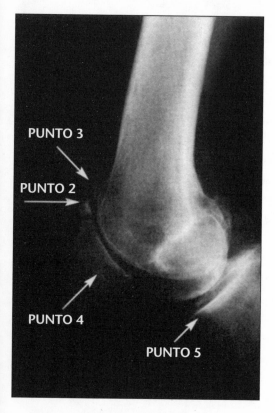

*Figura 6-2b. Vista lateral de una rodilla artrítica. Punto 2: espolón en la patela. Punto 3: fragmento de hueso en la articulación. Punto 4: quiste subcondral. Punto 5: indicios de esclerosis en la tibia.*

terminar la presencia de un tumor o la ausencia de una fractura. No obstante, en caso de que el dolor persista después de iniciar el tratamiento, puede solicitarse una resonancia magnética para ver si éste se debe a un daño en uno de los tejidos blandos.

Cuando usted deba hacerse una radiografía, le recomendarán que inspire y no se mueva. Oirá un ligero zumbido y todo habrá acabado. No sentirá nada.

## RESONANCIA MAGNÉTICA

Esta técnica de diagnóstico se ha convertido en la más importante a la hora de examinar la rodilla, ya que, a diferencia de las radiografías, permite registrar el estado de los huesos y de los tejidos blandos, por lo que puede detectarse cualquier alteración (roturas meniscales o de ligamentos cruciales, así como condromalacia patelar) que de otro modo pasaría desapercibida. Gracias a ella pueden observarse contusiones, hematomas e inflamaciones como, por ejemplo, las que suelen darse en las primeras fases de una artritis. Incluso se aprecian embolsamientos de fluido en la articulación e inflamaciones en los tejidos articulares. Su grado de definición es muy alto, con una escala de grises capaz de registrar tejidos grasos, cartílagos, meniscos, tendones y ligamentos.

Para comprender la diferencia entre la radiografía y la resonancia magnética, imagínese que una vela de unos 25 cm colocada sobre un candelabro y cuyo pabilo esté impregnado de calcio. Al tomarle una radiografía, la cera habrá desaparecido y sólo se apreciará una línea vertical que corresponde a la mecha. Si, en cambio, se decide realizar una resonancia magnética, la imagen mostrará un corte transversal realizado desde arriba en el que se verá una especie de círculo vacío en su interior en el que podremos observar ciertos detalles de todos sus lados. Por otra parte, se distinguen ciertos detalles de las capas y las hebras que integran la mecha así como ciertos defectos de la cera. Asimismo, podría observarse incluso una rotura de las fibras o una alteración de su forma que indica que no se han dispuesto correctamente.

No osbtante, hay que aprender a interpretar correctamente una imagen obtenida por resonancia magnética. Para ello, lo mejor es guiarse por la rejilla de referencia, que indica que, en este caso, la primera fotografía corresponde a la parte superior de la vela y la segunda, a la inferior. Si se desea, pueden establecerse más divisiones, tantas como se considere preciso. Un radiólogo puede solicitar, por ejemplo, diez o treinta cortes de la vela. En el caso de que desee saber si un menisco está roto o no, puede solicitar secciones microscópicas que le proporcionen más información.

A diferencia de la radiografía, que sólo puede mostrar imágenes en dos dimensiones, la resonancia magnética proporciona una vista tridimensional desde un plano superior de todas las secciones.

## Hay que atender a los síntomas, no a las evidencias

Las evidencias obtenidas por resonancia magnética pueden indicar los síntomas de una lesión. Incluso si se da el caso de que se demuestre que usted padece una rotura de menisco y los síntomas tienden a desaparecer, no tiene por qué entrar en el quirófano directamente. Los médicos pueden operar cuando los síntomas lo requieren, pero no antes. Los resultados de un examen de este tipo no son lo suficientemente concluyentes como para prescribir una intervención quirúrgica.

La imagen por resonancia magnética no se obtiene mediante rayos X, sino con magnetismo y ondas de radio. El empleo de un campo magnético tan poderoso requiere ciertas precauciones que convienen tenerse en cuenta antes de que el paciente entre en el recinto.

Si usted se ve en la circunstancia de someterse a un examen por resonancia magnética de la rodilla, le prepararán para ser introducido en una máquina de forma tubular con un hueco cilíndrico de poco más de un metro de ancho en su interior. El técnico le ayudará a tumbarse en una plataforma móvil de manera que sus piernas estén recostadas sobre un cojín. Cuando el examen esté a punto de empezar empujarán la plataforma hasta que su cuerpo quede dentro del túnel, si bien sus hombros y su cabeza se mantendrán fuera. Deberá permanecer inmóvil durante unos treinta minutos mientras escucha unos chirridos y golpes que se repetirán rítmicamente. Estos sistemas de examen por resonancia, denominados *cerrados,* poseen una resolución tres veces mayor que la de los escáneres *abiertos,* muy apropiados para las personas que padecen claustrofobia. En nuestro caso, al tratarse de un examen de la rodilla, no tenemos por qué sentir angustia. Probablemente, en el futuro se desarrollen modelos abiertos con la misma calidad de imagen que los cerrados, aunque por el momento, la diferencia es todavía notable.

Recientemente, se han aumentado las dimensiones del interior para facilitar el acomodo de personas más gruesas, así como el límite de peso, que ha pasado de los 120 a los 140 kg.

## Cómo hacer más llevadera la experiencia

En algunas ocasiones, se proporciona al paciente un juego de auriculares para que escuche música y se olvide de los ruidos provocados por el movimiento del electroimán, así como un micrófono para comunicarse con el operador. En algunos casos, incluso se genera una leve brisa que ayuda a relajarse.

## TOMOGRAFÍA AXIAL COMPUTARIZADA (TAC)

Esta técnica permite obtener radiografías tridimensionales que muestran una imagen completa de los huesos desde cualquier ángulo. Sin embargo, no pueden registrar tejidos blandos como ligamentos, tendones o meniscos.

Al igual que la resonancia magnética, el TAC ofrece secciones frontales, laterales y superiores del cuerpo, lo cual permite observar con mayor detenimiento si una fractura va acompañada de osteofitos, quistes o esclerosis, trastornos que pueden registrarse perfectamente.

Por lo que respecta al procedimiento, se introduce al paciente en la habitación donde se encuentra el escáner y se le pide que se recueste en una plataforma que se desliza en el interior de un tubo de unos cincuenta centímetros de longitud, de manera que quede dentro la parte del cuerpo que debe examinarse. La plataforma se mueve a través del tubo y se detiene de manera periódica tras seleccionar la región que ha de escanearse. El operador se encuentra en una sala aparte —aunque visible— y se comunica con el paciente a través de un micrófono para que éste le informe de su estado. Al cabo de unos veinte minutos, la sesión se da por acabada, si bien la toma de una imagen no suele llevar más de 45 segundos. Mientras se lleva a cabo el proceso, el paciente debe mantenerse completamente quieto y no percibe nada extraño, salvo el sonido del movimiento computerizado de la máquina de rayos X a lo largo de su cuerpo. Por lo general, todo se lleva a cabo con bastante comodidad.

### Registros médicos futuros

Quizás en un futuro no muy lejano todos llevemos un historial médico grabado en una tarjeta inteligente que podremos llevar en la cartera. Allí estará todo: desde nuestras radiografías y escáneres hasta las notas de los especialistas que nos han atendido. Al cambiar de doctor de cabecera, tan sólo tendremos que facilitarle la tarjeta y éste volcará su contenido en su base de datos. Al final de cada visita, podremos obtener una versión actualizada de nuestro historial.

DR. DOUGLAS H. BROWN

## CUIDE SUS RADIOGRAFÍAS Y ESCÁNERES

El mundo de la medicina está en pleno proceso de renovación, tanto por lo que respecta a la sanidad pública como a la privada. A lo largo de nuestra vida, cambiamos varias veces de médicos y nuestro historial pasa por distintas manos. Si es posible, intente conseguir una copia digitalizada de todas sus radiografías y escáneres, así como de las anotaciones de sus especialistas para guardarlas en un disco. De este modo, podrá poner al día rápidamente a cualquier facultativo al que consulte.

### Guarde sus imágenes e informes médicos

Compile todo su historial en un disco. Si es muy extenso, ocupará dos o tres o, si lo prefiere, un DVD. En el caso de que viva en una área rural donde no haya una unidad asistencial conectada al sistema PACS, guarde las radiografías y escáneres dentro de sus sobres y deposítelos en un lugar oscuro y fresco. A ser posible, déjelos en un armario o una habitación bien ordenada pero en la que no suela cambiar las cosas de sitio para evitar posibles extravíos. Asimismo, prepare una copia debidamente fechada de su historial casero (pág. 83) y guárdela con el resto de información. Puede serle muy útil dentro de unos años, cuando deba comparar su estado de salud presente con el del futuro.

Tal vez esta anécdota le sea útil para entender lo importante que es un diagnóstico por imagen prematuro. Un paciente llegó a mi consulta quejándose de un dolor en la rodilla. El examen por resonancia magnética mostraba una preocupante disminución del riego en el fémur porque el cartílago corría el riesgo de colapsarse y de provocar una artritis ósea. Cuando observé una resonancia realizada cuatro años atrás, vi que el estado en aquel momento era mucho peor, por lo que pude deducir que su organismo había iniciado un lento proceso de mejora. En lugar de prescribir una intervención quirúrgica, preferí esperar un poco más y ver cómo se desarrollaba todo. Esa antigua resonancia fue determinante a la hora de tomar una decisión.

# 7. El tratamiento correcto... y usted

Una rodilla sana requiere ejercicios de estiramiento y tonificación diarios. Cuando su estilo de vida es dinámico e incluye diversas actividades, la rodilla se ve obligada a mantener su resistencia y movilidad. Sin embargo, cuando está dañada, puede obligarlo a prescindir de sus actividades favoritas y llevarlo al círculo vicioso que vimos en la página 35.

A la hora de afrontar su tratamiento, puede hacerlo de manera más comprometida si es consciente de la existencia de un círculo virtuoso como el que se muestra a continuación.

Para empezar, debe escoger entre estos tratamientos conservativos que permitirán la entrada en la fase de *menos dolor*. Usted puede seguir los cinco primeros por sí mismo.

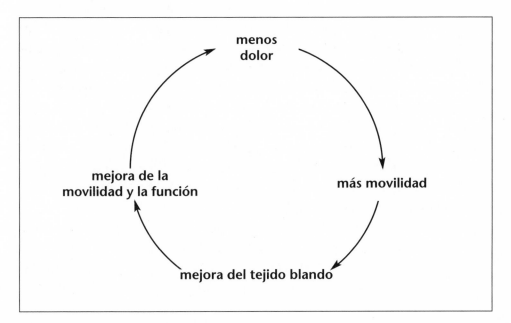

Para los restantes necesitará ayuda de un nutricionista que le programe una dieta para perder peso, un fisioterapeuta, un especialista en Pilates o en yoga, y un acupuntor o un fitoterapeuta que le asesore en medicinas alternativas.

1. *Reduzca las actividades de riesgo*. Evite en lo posible actividades cotidianas que puedan sobrecargar su rodilla como, por ejemplo, subir escaleras, cargar paquetes pesados, tomar líneas de largo recorrido, realizar trabajos de jardinería o caminar demasiado. Asimismo, también debería dedicar menos tiempo a sus deportes favoritos y alternarlos con ciclismo y ejercicios de mantenimiento en la piscina o en la máquina de esquí. (Consulte la escala Huey-Klapper de actividades deportivas de la pág. 67.)

## El cuerpo está preparado para curarse

Cuando el dolor persiste, el proceso de curación parece estar bloqueado. Algunos de los tratamientos descritos en este capítulo pueden ayudarle a reactivarlo. Cuando el dolor comience a desplazarse y los síntomas cambien, se habrá iniciado la curación. Sólo hay que dejar que el cuerpo se encargue de ello.

2. *Calce zapatos ergonómicos*. Un calzado inadecuado que no permita una buena distribución del peso puede acabar afectando a todas sus articulaciones, incluidas las rodillas, y acabar por lesionar los cartílagos y la superficie del menisco. Muchas veces, todo comienza cuando se lleva calzado deportivo durante todo el día. A pesar de haber sido diseñado para proteger el pie, sólo se ha tenido en cuenta un tipo de esfuerzo y de medio muy concretos, por lo que no puede utilizarse para cualquier circunstancia. Tenga en cuenta las normas de vestimenta de su lugar de trabajo y hágase un favor. Tampoco son recomendables las botas porque el incremento de peso afecta directamente a la patela. Por mucho que le gusten, intente estar una semana sin ellas y notará la diferencia. Úselas solamente en ocasiones especiales.

3. *Aplíquese frío y calor*. El hielo es el analgésico menos conocido. No precisa prescripción, se aplica fácilmente, actúa con rapidez y es barato. Al aplicarlo sobre una rodilla dañada se reduce el riego sanguíneo, la transmisión nerviosa se vuelve más lenta y aumenta la resistencia al dolor. De

hecho, éste, al desaparecer, hace que ya no sea necesario tomar ningún tipo de medicación.

Rellene un estuche o un neceser de cremallera con cubitos, envuélvalo con una toalla o una tira de papel de cocina y colóquelo sobre la zona de la rodilla afectada. Manténgalo durante diez o quince minutos. Al retirarlo, séquese la piel húmeda con una toalla. Notará cómo comienza a desentumecerse. Si la rodilla le duele en otro punto, aplique de nuevo el hielo y repita todo el proceso.

En las farmacias puede encontrar bolsas de gelatina que se hielan con gran rapidez. Algunas de ellas llevan una brida que se cierra con velcro y permite una mejor sujeción a la zona dañada. De hecho, algunas pueden llevarse mientras se realiza alguna actividad, aunque lo mejor es mantenerse en reposo durante su aplicación. En el caso de que requiera un poco de calor —como se detalla más adelante—, algunas pueden introducirse en el microondas.

El frío detiene el metabolismo celular y aumenta la rigidez de los tejidos. El calor desencadena el efecto contrario. Ambos ayudan a mitigar el dolor. El hielo debe usarse sólo durante las primeras cuarenta y ocho horas. Si el problema de la rodilla se considera crónico, pueden emplearse ambos remedios. Para ello debe aplicar primero calor e, inmediatamente después, frío. Repita la operación varias veces. El calor provoca una vasodilatación que aumenta el riego en la región. El frío, en cambio, causa una vasoconstricción que reduce el flujo sanguíneo. Este contraste hace que el cuerpo se enfrente a estímulos confusos y bombardea la zona con estimulantes y sustancias de defensa que aceleran la sanación. Si lo desea, puede utilizar una de esas anticuadas pero siempre eficaces bolsas de agua caliente.

En el caso de utilizar bolsas de gelatina, puede calentarlas en el microondas durante un minuto aproximadamente. A continuación, cúbralas con un paño para evitar quemaduras y colóquelas sobre la zona dañada. Un cuarto de hora después, déjelas diez minutos en el congelador. Al aplicarlas, notará cómo el dolor disminuye rápidamente y los músculos se entumecen. Al volver a calentarlos, experimentará una sensación de «deshielo» muy agradable. Coloque el hielo durante diez minutos más y dé por terminada la sesión. Las duchas y baños calientes y fríos son igualmente apropiados. Para ello, basta con sentarse de manera que pueda dirigirse el chorro de agua con facilidad.

4. *Tome analgésicos y antiinflamatorios*. Cuando en estos casos se habla de automedicación —muchas veces descontrolada—, suele hacerse referencia a los acetaminofenos y a los antiinflamatorios no esteroidales. Entre los primeros, el más común es el Tylenol, un analgésico y antipirético. Por lo que respecta a los segundos, el más habitual es la aspirina, que mitiga el dolor y reduce la fiebre y la inflamación.

Antes de abrir el botiquín, lo mejor es telefonear al médico de cabecera para que nos recomiende algún medicamento que no requiera receta. Él sabrá cuál es la medicación que solemos tomar y nos aconsejará la más adecuada en nuestro caso. No alargue demasiado su ingesta: lo mejor es que el cuerpo actúe por sí mismo.

## Terapia génica

En un futuro próximo, tal vez de aquí a diez años, se habrá aislado el gen que provoca la artritis ósea. Los hijos de padres que posean ese gen tal vez puedan ser tratados para evitar que ese gen se active cuando tengan treinta o cuarenta años y el cartílago articular comience a degradarse. En ese momento, se habrá encontrado la verdadera cura contra la artritis.

5. *Practique ejercicio con regularidad*. Hace unos años los médicos solían afirmar que la artritis se debe a un deterioro del cartílago crucial causado por el ejercicio continuado. Sin embargo, en la actualidad se ha demostrado que, por el contrario, si el ejercicio se realiza con ciertas garantías, ayuda a mantener las articulaciones en buena forma. De este modo, mientras algunas personas que padecen lesiones de rodilla deben reducir el tiempo que dedican a ciertas actividades deportivas, otras necesitan poner fin a su estilo de vida sedentario y comenzar a practicar a diario ejercicios de mantenimiento durante los cuales el cartílago se comprime y absorbe fluidos como si se tratase de una esponja. La ausencia de estos nutrientes hace que éste se seque, pierda espesor y aumente el riesgo de lesión. En el caso de que no haya realizado ningún tipo de ejercicio durante muchos años, es conveniente que busque el asesoramiento de un especialista para que le prepare un programa de rehabilitación adaptado a sus necesidades.

6. *Siga una dieta sana y mantenga el peso justo*. Todo cuanto come afecta a sus rodillas, para bien o para mal. Su cuerpo necesita una dieta que le ayude a mantener las articulaciones en buenas condiciones y, si fuera necesario, a regenerarlas. Consulte algunas publicaciones sobre dietética y acuda a la consulta de algún nutricionista para que le ayude.

Cada vez que da un paso, sus rodillas soportan una presión que triplica su peso corporal. Por lo tanto, por cada kilo que pierda, sus rodillas se liberarán de otros tres.

### La obesidad perjudica a las rodillas

Los investigadores han relacionado de manera concluyente entre la obesidad, por un lado, y la artritis ósea de la rodilla, por otro. De hecho, un amplio porcentaje de pacientes que sufrían esta dolencia había experimentado un aumento de peso anteriormente. Los últimos estudios realizados por el Hospital for Special Surgery de Nueva York muestran que la obesidad (considerada a partir de los 10 kg de sobrepreso) es un factor clave en muchos de los pacientes que requieren un recambio de rodilla. Por otra parte, los pacientes obesos que se han sometido a intervenciones quirúrgicas no suelen reponerse demasiado bien y corren grandes riesgos de sufrir complicaciones durante el postoperatorio. En vista de los perjuicios que acarrea el sobrepeso, el mantenimiento de su peso justo es una de las mejores maneras de prevenir lesiones de rodilla.

No hay nada misterioso en la pérdida de peso. Basta con aumentar el ejercicio y reducir la ingesta de comida. El cambio de hábitos alimentarios puede ser complicado, sobre todo si otros miembros de la familia no están dispuestos a apoyarle en su decisión. Intente cepillarse los dientes después de haber comido el plato principal. Verá cómo disminuye su apetito… y evitará tener que comerse el postre.

Muchas personas no pueden perder peso por sí mismas, por lo que es preciso prepararles un programa en el que se combinen las dietas con el ejercicio. No hay que tomárselo en broma, sobre todo si las rodillas están en peligro. Piense por un momento: ¿acaso son más importantes las patatas fritas, las tartas, las pizzas o los helados con chocolate fundido que sus rodillas? Si es plenamente consciente de ello, verá cómo las golosinas comienzan a perder su atractivo. Todo cuanto usted necesita es una cantidad menor de comida sana que le permita ver cómo su balanza marca cada vez un número menor. Ahora es el momento de comenzar con una dieta que le haga perder peso y un programa de ejercicio moderado.

7. *Comenzar un programa de fisioterapia*. Los fisioterapeutas han desarrollado diversos tratamientos que incluyen ultrasonidos, movilización de tejidos blandos, movilización de articulaciones y ejercicios terapéuticos. Si recurre a los consejos de un experto, podrá disponer de un programa de ejercicios que le ayuden a tonificar los músculos que rodean la rodilla y a fortalecer la articulación.

7.1. *Ultrasonidos*. Es una terapia que consiste en la estimulación mecánica de los tejidos mediante la aplicación de altas frecuencias. Estos micromasajes aumentan la temperatura y la circulación sanguínea, lo cual incrementa el metabolismo celular y acelera el proceso de sanación. El medio conductor es un gel de base acuosa al que en ciertas ocasiones se le añaden ciertos medicamentos que se infiltran a través de la piel y llegan a los tejidos dañados. Este tipo de tratamiento se conoce como *fonoforesis*.

### Modalidades

Cuando los médicos o los fisioterapeutas hablan de alguna *modalidad,* se refieren a la aplicación de un agente terapéutico (como hielo, calor o electroterapia). Hay diversos tipos, si bien todos se caracterizan por reducir el dolor y las inflamaciones. En la medida en que su función es lograr una mejoría, pueden considerarse un aditamento a los ejercicios que componen el programa de recuperación. Por ello, no deben considerarse como algo más que una solución temporal al dolor. El aumento de la fuerza muscular y la flexibilidad requieren más tiempo.

7.2. *Movilización de los tejidos blandos*. Músculos, tendones, ligamentos y haces recubren las rodillas. Cuando esos tejidos se dañan o se rompen, se contraen y, por decirlo de una manera comprensible, se «congelan». Un fisioterapeuta puede manipularlos para restituirles el calor y hacer que recuperen su elasticidad y movilidad habituales.

7.3. *Movilización de las rodillas*. Cuando la movilidad de la articulación de las rodillas disminuye, la estructura y la función de la región comienza a cambiar. La cadera y los tobillos pueden comenzar a moverse de manera excesiva para compensar la disfunción y el cartílago de la rodilla pierde grosor. Un fisioterapeuta sabe cómo aplicar una cierta presión para mover la articulación en la dirección deseada para aumentar la capacidad de movimiento y restituir la función a la vez que desaparecen los espasmos musculares y el dolor.

7.4. *Ejercicio terapéutico*. Si recobrar el tono muscular y la funcionalidad en la rodilla fuese tan sencillo como volver a la actividad anterior, todos podríamos rehabilitarnos por nuestra cuenta. Sin embargo, muchas personas no saben cómo hacerlo: cuánto tiempo deben dedicar al ejercicio, cuántas repeticiones cabe hacer, cuánto esfuerzo es necesario... Un fisioterapeuta posee la experiencia para establecer programas para que los pacientes mejoren lenta y gradualmente la condición de sus rodillas sin excesos ni daños derivados. En los capítulos 10 y 11 se presenta en detalle la rehabilitación fisioterapéutica tanto en tierra como en la piscina.

## Inyecciones de cortisona

Si usted padece diabetes o una enfermedad que afecte a su sistema inmunitario, no debería someterse a un tratamiento con inyecciones de cortisona. Es más, los médicos saben muy bien que este tipo de terapia, cuando se aplica en las articulaciones, acaba por dañar las superficies de los tejidos articulares. A pesar de que se trate de un antiinflamatorio de resultados espectaculares que elimina el dolor y las inflamaciones (en algunos casos de manera momentánea y, en otros, permanentemente), a escala celular, la sustancia utilizada como conservante se convierte en un abrasivo de las partes blandas de la articulación. De hecho, la inyección continuada de cortisona puede llegar a deshacerla literalmente. Los médicos lo saben, pero muchas veces prefieren tomar una solución expeditiva. Personalmente, suelo inyectarla en situaciones excepcionales, como cuando una actriz sufre una lesión durante una representación y quiere terminarla o cuando un hombre se ve en la tesitura de quedarse en casa guardando reposo o salir de viaje para llegar al nacimiento de su nieto. De todos modos, en ambos casos aviso al paciente del riesgo.

DR. ROBERT KLAPPER

8. *Terapias alternativas*. Tal vez esté más interesado en los masajes, la acupuntura, la quiropráctica o la fitoterapia.

8.1. *Masajes terapéuticos*. Mediante la flexión, elongación y la manipulación de los tejidos suaves, un experto puede hacer que los músculos se recobren de sus espasmos, los tendones dejen de estar inflamados y tensos, se incremente el riego sanguíneo y, en general, se recupere la forma y la funcionalidad de la rodilla. Cuando las manos del masajista presionan sobre los tejidos, usted puede sentir dolor. Sin embargo, muy pronto podrá sentir cómo recupera la movilidad y las molestias desaparecen.

8.2. *Acupuntura*. Si esta terapia se ha venido utilizando en China desde hace miles de años, se debe a su poder curativo. Los acupuntores emplean finas agujas para eliminar el dolor y estimular los sistemas naturales de curación del cuerpo. Mientras que en Oriente se utiliza para tratar todo tipo de dolencias, en Occidente se recurre a ella para aliviar el dolor crónico provocado por la artritis, la migraña o las lesiones en la espalda. En el caso de la rodilla, se ha probado con notable éxito, sobre todo al tratar la artritis ósea y reumatoide, los traumatismos y las lesiones causadas por sobreesfuerzo.

8.3. *Quiropráctica*. El nombre de esta terapia procede de las palabras griegas *cheir* («mano») y *praxis* («tratamiento»), por lo que podría traducirse como «tratamiento manual». Los especialistas en esta disciplina leerán detenidamente su historial, le someterán a una breve revisión e incluso le tomarán radiografías. De este modo observarán cuál es el área de su cuerpo que funciona mal y debe reajustarse. Las manipulaciones permiten desbloquear articulaciones y terminaciones nerviosas que provocan dolor de rodillas y restablecen la función de los músculos y ligamentos. En algunos casos, el problema procede de un bloqueo en la espalda y el quiropráctico intentará resolverlo en colaboración con un cirujano ortopédico. Algunos especialistas ofrecen además tratamientos con ultrasonidos y otras modalidades propias del campo de la fisioterapia.

8.4. *Fitoterapia*. Las antiguas fórmulas chinas a base de hierbas y plantas medicinales fueron desarrolladas hace 3.000 años. Un especialista en medicina natural conoce el uso de unas 300 variedades que puede combinar en miles de prescripciones distintas. La mayor parte de las recetas se basan en la mezcla de una cantidad variable de especies —entre dos y veinte— con las que se tratan los síntomas y se estimulan los mecanismos naturales de regeneración. Los remedios antiinflamatorios naturales pueden ser una buena alternativa a los medicamentos convencionales, sobre todo si se han sufrido efectos secundarios con los no esteroidales (pág. 122). De hecho, el uso de estos fármacos durante un periodo demasiado prolongado, puede dañar el estómago, los riñones y el hígado, por lo que los remedios herbales pueden ser la mejor solución para tratar dolencias crónicas como la artritis ósea de la rodilla. Las plantas medicinales suelen ser tan eficaces como cualquier otro producto farmacéutico y, debidamente administradas, pueden ser muy útiles para tratamientos a largo plazo. Asimismo, su prescripción es recomendable cuando el dolor va acompañado de ansiedad y depresión, sobre todo cuando la lesión viene acompañada de problemas crónicos y obliga a abandonar ciertas actividades de ocio.

9. *Yoga o Pilates*. El yoga ofrece la posibilidad de aumentar nuestra flexibilidad y fuerza. Para lograrlo, deben practicarse las posturas unos cuantos minutos al día. La respiración lenta y profunda ayuda a reducir la tensión muscular, la ansiedad y el dolor. A medida que nos relajemos al practicar estos estiramientos, nuestros cuádriceps, tendones, gastrocnemio y articulaciones de la rodilla recuperarán su capacidad de movimiento.

De todos modos, evite cualquier postura que le resulte dolorosa o que pueda forzar innecesariamente las rodillas.

## Yoga

Conviene escoger con cuidado las clases de yoga. Hoy en día existe una amplia oferta, pero en la mayoría de los casos consisten en una adaptación «occidentalizada» más cercana a la noción de entrenamiento que la original, centrada en la meditación mediante la respiración profunda y la relajación de la musculatura. Decídase por un curso centrado en los estiramientos que se realizan en posición sedente o yacente, y evite las posturas estáticas o los movimientos que impliquen saltos. No se olvide de que le interesa aliviar el dolor, no forzar las rodillas.

Se conoce como Pilates un conjunto de ejercicios orientados a desarrollar diversos grupos musculares que proporcionan la estabilidad necesaria para realizar cualquier movimiento. Desarrollado por el centenario Joseph Pilates, esta técnica requiere un compromiso por parte del alumno con el profesor, ya que se debe dedicar bastante tiempo a modificar la postura corporal. Al igual que el yoga, este método pretende acompasar el cuerpo y la mente. Las clases suelen ser individuales y se intenta obtener el mayor rendimiento reduciendo los riesgos de lesiones. La fisioterapia clínica suele incluir algunos ejercicios de este tipo en sus programas de rehabilitación.

10. *Terapia en la piscina*. El ejercicio en el agua es el mejor método para reducir el dolor. Desarrolla la circulación de manera natural, libera endorfinas (analgésicos naturales) y estimula los mecanismos de recuperación naturales. Este tipo de tratamiento permite asimismo prevenir un buen número de intervenciones quirúrgicas, sobre todo si se padece de sobrepeso, dolor o debilitamiento muscular.

En el capítulo 9 se presenta un programa de trabajo en la piscina que se comenta con más detalle en el capítulo 10. Con él, podrá entrar en el círculo virtuoso del que hablábamos antes.

# 8. Preparar un programa a medida

*En colaboración con Tanya Moran-Dougherty, fisioterapeuta*

Ahora que ya está preparado para empezar con su programa de ejercicios, tal vez piense «¿por dónde empiezo?». En este capítulo hay algunos consejos para lograr una rehabilitación progresiva y completa. No son unas normas demasiado complicadas. De hecho, todas se basan en una: prestar atención al cuerpo. Si el dolor aumenta con el ejercicio (en tierra o en el agua), pueden reducirse las repeticiones así como la amplitud de movimiento o bien abandonar el ejercicio. Usted mismo debe encargarse del programa escogiendo las actividades acuáticas y terrestres de los capítulos 10 y 11, respectivamente.

Las molestias y dolores son las mejores señales para saber si un ejercicio es adecuado. Sin embargo, no espere a sentir lo mismo cada día, ya que el dolor cambia de intensidad y lugar. Comience la sesión lentamente, prestando atención a cualquier síntoma de empeoramiento, y sopese los resultados cuando realiza un ejercicio con mayor o menor rapidez, o reduce la amplitud de movimientos y, en consecuencia, modifique el programa a su conveniencia.

## Cómo tratar una lesión de rodilla aguda

Si ha sufrido una torcedura pero no es preciso intervenir quirúrgicamente, usted necesita seguir un programa de rehabilitación que evite posteriores complicaciones. Antes de hacerlo, deberá preguntar al médico qué tipo de lesión padece. Las torceduras de primer y segundo grado se caracterizan por presentar roturas parciales de los ligamentos. Para tratarlas, habrá que seguir las indicaciones para la recuperación postoperatoria del menisco que se dan en las páginas 236. Si en cambio padece una torcedura de tercer grado, la rotura del ligamento será total y deberá seguir las incicaciones para la rehabilitación del ligamento crucial anterior (LCA) que comienza en la página 222.

## CONSEJOS PARA UN PROGRAMA DE REHABILITACIÓN EN TIERRA Y EN PISCINA

- *Primera semana: tres sesiones de ejercicios en la piscina.* Siga los ejercicios en el orden presentado. Si no siente ningún dolor, incorpórelos al programa. Si, por el contrario, encuentra alguna dificultad al realizarlos, déjelos y vuelva a intentarlo dentro de una semana. Se sorprenderá de la rapidez con la que se adapta a los ejercicios en el agua. Comience por un programa de intensidad baja, alternando los movimientos con periodos de reposo y reduciendo el número de repeticiones prescritas. A medida que la dificultad desaparezca, sea más exigente y aumente la intensidad y el número de repeticiones cada semana sin caer en la fatiga. En el caso de que sienta molestias o cansancio, vuelva a la fase anterior.

- *Absténgase de realizar los ejercicios de entrenamiento acuático (21 al 26) en las primeras semanas.* Los ejercicios de salto pueden empeorar el estado de su rodilla, por lo que convendrá esperar a que ésta haya ganado fuerza, flexibilidad y un mejor tono muscular. En el momento de practicarlos, deberá utilizar un cinturón de flotación. Al cabo de unas semanas, prescinda del cinturón y realice los ejercicios con mesura. Si alguno de ellos aumenta el dolor, vuelva a colocarse el cinturón durante una o dos semanas más.

- *Si nunca ha realizado ejercicio, añada dos sesiones del programa de recuperación en tierra a su plan semanal. Puede* comenzar por los ejercicios 1 al 11 (págs. 24-26). Si el dolor en la rodilla es persistente, reduzca el margen de movimiento y practique sobre una alfombra, una estera o una silla, procurando no forzarla demasiado. Siga el orden en el que se presentan los ejercicios e incorpore al plan semanal aquellos que no le causan ninguna molestia. En el caso de que haya alguno que se le resista, déjelo para otro momento. Procure hacer diez repeticiones de cada uno.

- *A medida que el dolor desaparezca y su fuerza y movilidad mejoren, aumente el número de repeticiones.* Cuando pueda realizar las series sin experimentar ninguna molestia, haga dos de diez repeticiones. Si le parecen demasiado fáciles, pase a tres. Puede incrementar progresivamente el esfuerzo hasta que comience a sentir molestias en la rodilla. Si éstas persisten al día siguiente, reduzca el número de repeticiones.

- *Si ha practicado ejercicio cuatro o cinco veces a la semana en los últimos meses, prográmese dos sesiones de ejercicios en tierra y tres de ejercicios en la piscina.* Estos ejercicios tal vez resulten demasiado abusivos. No obstante, preste atención a su cuerpo después de cada sesión. Su rodilla es el eslabón más débil y merece un respeto. Si nota que falla, aplíquele un poco de hielo y deje el ejercicio por ese día.

- *Practique sólo ejercicios en tierra o en la piscina el mismo día.* Para evitar un empeoramiento, realice una sola sesión al día, sea de ejercicios en tierra o en la piscina. A medida que gane fuerza y capacidad de movimiento, podrá desarrollar más su programa de rehabilitación. Pronto se convertirán en todo un desafío.

- *Descanse uno o dos días a la semana.* Aunque usted se sienta muy bien practicando estos ejercicios, su rodilla necesita tiempo para recuperarse de una sesión a otra. Si usted trabaja con sus músculos fatigados o dañados, es muy posible que adopte posturas impropias que acaben por provocar lesiones en la rodilla y los tejidos que la recubren. Recuerde: el trabajo y el descanso llevan a la mejora. Deje un hueco en su programa para los días de reposo.

- *Relacione mentalmente piscina y tierra firme.* Tenga en cuenta que su cuerpo desarrollará su fuerza y sus aptitudes funcionales (carrera, paseo, ascenso, flexión, deambulación y descenso) en la piscina. Sin embargo, debe acostumbrarse a repetir esos mismos movimientos en tierra, por mucho que le cueste. Muy pronto se dará cuenta de que era tan fácil como en el agua.

- *Si usted puede realizar 20 o 30 repeticiones con el* step *en el agua (ejercicio 34, pág. 175), pase a los ejercicios 12 al 15 de las páginas 192-193.* Comience con diez repeticiones y, cuando pueda realizarlos sin ninguna complicación, realice dos series. Al cabo de un tiempo, pase a tres. Aumente el esfuerzo cada semana de manera gradual hasta que no aprecie ningún dolor en la rodilla ni fatiga. En el caso de experimentar un cierto empeoramiento, reduzca el número de repeticiones.

- *Prepare una serie en la que se combinen tres sesiones diarias de ejercicios en la piscina con dos de ejercicios en tierra.* El programa de ejercicios en la piscina debe ser de intensidad media, en zona de aguas profundas y con intervalos de 30 a 50 repeticiones. Las sesiones en tierra deben centrarse en los ejercicios de descarga.

- *A partir de ese momento, invierta el programa: dos días en la piscina, tres en tierra*. Aunque disfrute de los ejercicios en la piscina, su rodilla debe funcionar correctamente en tierra firme, por ello puede practicar los ejercicios funcionales 16 al 21 (págs. 194-197). Comience haciendo diez repeticiones a cada ejercicio. Si le parecen demasiado fáciles, pase a dos sesiones. Y cuando note que ya no realiza ningún esfuerzo, haga tres. En el caso de que su rodilla se resienta, reduzca el número de repeticiones.
- *Si nota molestias en la rodilla después del entrenamiento, pero éstas desaparecen por la noche, continúe con el programa*. Sin embargo, si el dolor se mantiene durante las siguientes veinticuatro horas, deje el ejercicio, aplique hielo sobre la rodilla y espere uno o dos días antes de retomar el programa, aunque con una intensidad mucho menor.

### Enfríe su rodilla después de cada sesión

El hielo es el mejor antiinflamatorio natural. Aplíquelo sobre su rodilla después de cada sesión durante diez o quince minutos. Si no tiene ninguna cubitera a mano, le será muy útil un paquete de guisantes congelados. De hecho, su acción refrescante es más uniforme, ya que se adapta mejor al contorno del cuerpo. Para evitar quemaduras, cúbralo con una toalla o una funda de almohada para que no entre en contacto con la piel. (Consulte las páginas 78 para saber algo más acerca de las técnicas de enfriamiento para las rodillas.)

## CONSEJOS PARA UN PROGRAMA DE REHABILITACIÓN EN TIERRA

Aunque lo idóneo sería realizar un programa que combinase ejercicios en tierra y en agua, en algunos casos no siempre puede accederse a una piscina o tal vez usted es demasiado sensible al cloro o el agua le causa demasiado respeto. De todos modos, si se esfuerza un poco y se sobrepone a estos impedimentos, su rodilla se recobrará mucho más rápidamente que si practica tan sólo un programa de recuperación en tierra. A pesar de todo, si desea practicar los ejercicios en casa, puede prepararse un programa como el siguiente:

- *Primera semana: tres sesiones de ejercicios.* Si su capacidad de movimiento ha quedado muy limitada a causa del dolor desde hace unos meses, lo mejor será comenzar por una o dos sesiones de ejercicios. Preste atención a su rodilla, así como al resto del cuerpo. En el caso de que la lesión haya afectado a su vida cotidiana, siga también estas indicaciones hasta que le sea cómodo realizar tres sesiones por semana.
- *Comience con el primer grupo de ejercicios de equilibrio (1 al 11).* Durante las primeras semanas, practique sólo una serie de diez repeticiones. Guíese por el dolor. Si un ejercicio le resulta especialmente incómodo, reduzca la amplitud de movimiento o abandónelo. También es posible que note ciertas molestias al hacer las repeticiones.
- *Pase al segundo grupo de ejercicios de equilibrio (12 al 15) cuando la rodilla pueda sostener el peso del cuerpo durante al menos cinco segundos sin experimentar ningún dolor.* En el caso de que practique ejercicios en tierra tres veces por semana, usted tal vez podrá dedicarse a esta fase al cabo de dos semanas (es decir, seis sesiones). Si usted no ha sentido ninguna molestia mientras se apoya sobre la pierna dañada, practique los siguientes ayudándose de una mesa, un aparador o una silla. Complete una serie de diez repeticiones de los ejercicios 1 al 11 y a continuación siga con otra de los ejercicios 12 al 15. Cuando pueda realizarlos sin dificultad, haga dos series de diez repeticiones de los ejercicios 1 al 15.
- *Pase al grupo de ejercicios funcionales (16 al 21) cuando pueda realizar dos series de diez repeticiones de los ejercicios 1 al 15 tres veces a la semana.* Probablemente usted podrá alcanzar esta fase tras cuatro semanas de práctica. Siga el orden de los ejercicios y si usted puede realizarlos sin experimentar ningún dolor, incorpórelos al programa de rehabilitación. En el caso de que alguno de ellos le resulte molesto, reduzca la amplitud del movimiento y ayúdese de una silla. Si persiste, abandónelo. Ya lo intentará la semana siguiente. Después de haber completado dos series de diez repeticiones de los ejercicios 1 al 15, añada otra más de cada uno de los ejercicios funcionales. Cuando no aprecie ninguna dificultad, pase a practicar dos series de diez repeticiones de los ejercicios 1 al 21. Si la sobrecarga le parece llevadera, pase a hacer tres series.
- *Los ejercicios con Thera-Band le ayudan a aumentar la resistencia del programa avanzado.* Una vez domine perfectamente los ejercicios 1 al

21, puede utilizar la Thera-Band para obtener una resistencia mayor al realizar los ejercicios 22 al 25. Si siente ciertas molestias después de practicarlos, puede emplear un Thera-Band menos fuerte (pág. 198) o dejarla de lado durante algunas sesiones.

No estará de más que consulte este capítulo cuantas veces sea necesario, tal como se le recomendó que hiciese con el dedicado a los programas de ejercicios acuáticos. De este modo, usted podrá prevenir o, por lo menos, retrasar unos cuantos años una operación de rodilla.

# 9. Antes de volver a la piscina

Cuando una rodilla se lesiona, notamos una pérdida de movilidad e incluso molestias al ponernos de pie. Sin embargo, en el agua podemos movernos con más soltura. Gracias a la misma presión que nos mantiene a flote, el dolor se reduce y experimentamos una agradable sensación de relajamiento.

El hecho de flotar se debe al empuje hacia arriba que ejerce el agua sobre un cuerpo parcial o completamente sumergido. De ahí que al entrar en contacto con ella tenemos la impresión de ser más ligeros. Si nos desplazamos a una zona de la piscina en la que el agua nos cubra sólo hasta la cintura, el cincuenta por ciento del peso corporal deja de ejercer una carga sobre las articulaciones; si nos vamos a otra más profunda, que nos cubra hasta el pecho, la cantidad de peso corporal desalojado alcanzará el setenta por ciento y si, finalmente, el agua nos llega al cuello, se eliminará casi un noventa por ciento. Por si no fuese suficiente, basta con utilizar un cinturón de flotación para tener una sensación de ingravidez completa. Gracias a este fenómeno que neutraliza los efectos de la fuerza de gravedad sobre las rodillas, podrá realizar cómodamente movimientos que en tierra antes le parecían imposibles.

La resistencia del agua permite considerar el cuerpo como un peso muerto similar al de las pesas en el gimnasio. Este fenómeno, llamado *resistencia iso-cinética,* lo convierte en la resistencia que usted mismo debe superar. Da igual la fuerza con la que golpee: la corriente generada le responderá con la misma intensidad. Gracias precisamente al hecho de que la resistencia que encontramos equivale a la fuerza que nosotros mismos generamos, el ejercicio en el agua se convierte en la mejor manera de fortalecer una rodilla lesionada.

La cantidad de resistencia que el cuerpo encuentra en el agua es directamente proporcional a la velocidad del movimiento que realiza. Por ejemplo, si usted mueve su pierna lentamente, sólo notará una débil resistencia. En cambio, si duplica la fuerza, la resistencia será también el doble de la anterior. El agua se adapta al impulso y se convierte en una de las «máquinas» de entrenamiento mejor regulables que podemos encontrar. Con ella podemos trabajar cada ejercicio con la suavidad y rapidez que más nos convenga.

La presión hidróstática ejercida por el agua en la superficie corporal es proporcional a la profundidad del agua. Es decir, cuanto más nos cubra, mayor será. Tenga en cuenta que el agua se adapta al contorno del cuerpo y realiza la misma función sobre pies, tobillos y pantorrillas que ciertos ejercicios de mantenimiento. La presión hidrostática ayuda a que la sangre que circula por las venas regrese al cuerpo y desaparezcan las hinchazones, especialmente en brazos y piernas. Al movernos, el efecto masajeador del agua en el cuerpo ayuda a relajar y estirar los músculos suavemente mientras la presión hidrostática ayuda a drenar y eliminar productos de desecho como el ácido láctico que se acumula en los tejidos cansados.

Asimismo, el agua funciona también como un poderoso analgésico, ya que los impulsos nerviosos estimulados por ésta contrarrestan los generados por el dolor y bloquean su transmisión al cerebro, de ahí la sensación de alivio que experimentamos.

El entrenamiento en el agua es un poderoso método de relajación. El agua nos permite desplazarnos suave y rítmica mente, reduce la tensión muscular y aumenta la capacidad de movimiento. Además, el estrés mental y emocional causado por el dolor, así como la disminución de las capacidades físicas, tienden a mitigarse una vez comenzamos a trabajar. Tan pronto como entre en la piscina, notará cómo se siente mejor y realiza los ejercicios con más calma.

## Recuperar el movimiento

La presión hidrostática puede aportar otros beneficios interesantes. El estímulo del agua sobre su piel produce una valiosa sintonización entre el cerebro, los músculos y las articulaciones. Si los mecanismos de monitorización naturales de sus rodillas —los proprioceptores— han sido dañados a causa de una operación o un accidente, deberá aprender a calcular el ángulo de flexión de su rodilla utilizando otro tipo de información, como por ejemplo la sensación que aporta el agua al entrar en contacto con la epidermis de esa zona. Ese nexo extra le será de gran ayuda a la hora de practicar un programa de mantenimiento en la piscina que le permita perder la movilidad perdida.

## EL EQUIPO NECESARIO

Para realizar el programa de diez minutos de ejercicios presentado en el capítulo 1, no es preciso ningún tipo de accesorio —con excepción del bañador—. Sin embargo, para poner en práctica el que aparece en el capítulo 10, necesitará un cinturón de flotación para alcanzar la completa ingravidez en la zona de aguas profundas. A medida que aumente su fuerza, puede utilizar otros complementos para obtener mejores resultados. Si lo desea, puede consultar la lista de material recomendado en el apéndice de la página 206.

- *El bañador.* A los hombres les basta con un par de pantalones cortos que les permitan saltar y desplazarse con soltura. Para las mujeres es más recomendable un modelo de una pieza que un bikini, ya que es mucho más cómodo y permite realizar todo tipo de movimientos sin tener que preocuparse demasiado por las apariencias.
- *Cinturones de flotación.* Como se ha comentado anteriormente, permiten que el cuerpo sea más ligero en la zona de aguas profundas y, en consecuencia, garantizan una mayor capacidad de movimiento a brazos y piernas en cualquier posición, sea horizontal o vertical. Cada modelo posee características particulares —mayor o menor rugosidad, brillo, colorido y capacidad de flotación, por ejemplo— que pueden hacerlo más o menos interesante. (Algunos de ellos pueden verse en las fotografías del capítulo 10.) A la hora de escogerlo conviene tener presente que, si nos equivocamos, es muy probable que nos sintamos incómodos durante el entrenamiento porque no flota todo lo que esperábamos o porque aprieta demasiado en la cintura, el pecho o los muslos. Las personas bajitas suelen escoger un cinturón cuya parte delantera es más estrecha que la trasera (como los modelos Wet Sweat, Wave o AquaJogger). Las más altas, al tener un abdomen más largo, prefieren el HAN o el Hydro-Tone. Atletas, bailarines y otras personas musculadas, que requieren una flotación mayor, se inclinan por los Wet Sweat, HAN e Hydro-Tone. Las más robustas —con poca grasa y mucha musculatura— necesitarán dos cinturones. Aunque esta última solución puede parecer un tanto incómoda, sobre todo cuando se debe permanecer en una posición en la que no puede alzarse la barbilla, lo cual altera la posición de la cabeza y, en consecuencia, la del

resto del cuerpo. La mejor combinación de cinturones consiste en colocar un HAN y un Hydro-Tone muy cerca uno del otro y un Wave en la parte más alta. De hecho, el HAN es el mejor en caso de dolores en la zona lumbar, ya que actúa como un corsé ortopédico. No obstante, cuesta bastante colocarlo. El Hydro-Tone, en cambio, es mucho más manejable y se fija con unos sencillos cierres. Los modelos Wet Sweat y Wave permiten, por su parte, un transporte más cómodo, ya que son muy finos y se secan muy rápidamente. En la tabla siguiente pueden compararse sus características más importantes.

| | Nivel de flotación | Frontal estrecho | Frontal ancho | Fácil colocación | Facilidad de transporte |
|---|---|---|---|---|---|
| **AquaJogger** | medio | | X | X | fácil |
| **HAN** | alto | | X | | difícil |
| **Hydro-Tone** | alto | | X | X | fácil |
| **2-belt combo** | muy alto | | X | | complicada |
| **Wet Sweat** | medio | X | | X | muy fácil |
| **Wave** | bajo | X | | X | muy fácil |

- *Lastres*. Hay diversos complementos que obligan al cuerpo a mover mayores masas de agua en cada ejercicio. Gracias a ellos se puede realizar un trabajo similar al de subir pesas en el gimnasio y el resultado es mucho más eficaz. Pese a su utilidad, no deben emplearse hasta que exista la certeza de que los dolores de rodilla han desaparecido desde hace algunas semanas. Mientras tanto, puede utilizarse una tobillera o una bota lastrada. Las tobilleras o muñequeras de flotación permiten doblar y estirar la rodilla; la bota, en cambio, ofrece una mayor resistencia a los músculos y aumentan el esfuerzo.
- *Otros complementos*. Si se desea, puede recurrirse a otros complementos que hagan más cómodas y estables las sesiones de entrenamiento.

A medida que el programa se convierte en un hábito, no estará de más adquirir ciertos accesorios que consideremos útiles.

El calzado para piscina protege los pies y reduce el riesgo de resbalones y caídas. Su uso es especialmente útil cuando se tiene tendencia a perder el equilibrio y *completamente obligatorio* no sólo en la piscina, sino también en las dependencias inmediatas, si se padece diabetes, artritis reumatoide o se ha sufrido un implante de rodilla.

Por lo que respecta a las correas, a pesar de ser un poco engorrosas, pueden ser un complemento de los flotadores y, al estar sujetas al bordillo de la piscina, ayudan a mantener la posición (véase la figura 10-4 en la página 148). Este aparejo proporciona estabilidad y permite mantener una postura correcta mientras se camina o se corre en zonas de aguas profundas. En otras partes de la piscina, ayuda a moverse o a recorrer la piscina sin resbalar. Además, en el caso de que se practiquen los ejercicios en un recinto público, puede convertirse en una buena manera de indicar al resto de los bañistas que está practicando ejercicios terapéticos.

- *Ropa para mantener el calor.* Durante las primeras sesiones, es recomendable no moverse con demasiada rapidez. Si la temperatura de la piscina oscila entre los 28 y los 30 °C, tal vez encontrará el agua un tanto fría y necesite unos veinte minutos para aclimatarse. Para hacer la experiencia más llevadera, puede tumbarse sobre una colchoneta hinchable o una placa, semejante a una tabla de surf, que le ayudará a mantener el calor. Las prendas de neopreno, tanto los modelos de manga larga como los de manga corta, son muy recomendables en estos casos. (Para más información, puede consultarse el Apéndice de la pág. 133.)

## LA PISCINA

Quizás posea una piscina en su jardín o pueda acceder a la de un gimnasio o a una pública. De cualquier modo, lo importante es que posea la profundidad y la temperatura apropiadas para realizar los ejercicios. Aunque al principio le suponga un pequeño desembolso, tenga en cuenta que esta terapia le ayuda a ahorrarse una enorme cantidad de dinero en otros tratamientos.

En la actualidad existe una buena red de piscinas municipales cuyas cuotas no son en absoluto exorbitantes. Asimismo, hay muchos gimnasios que por el mismo precio ofrecen servicios adicionales de sauna, masaje o jacuzzi. En algunos casos, incluso se puede acceder a las piscinas de algunos hoteles.

Para llevar a cabo los ejercicios de rehabilitación de la rodilla, es preciso que la piscina sea lo suficientemente grande como para compensar su peso corporal. Por ejemplo, si usted mide 175 cm, necesitará una profundidad de unos 130 cm para que el agua le cubra por el pecho. Si en cambio alcanza los 190 cm, deberá asegurarse de que la zona más baja tiene, por lo menos, 150 cm. La mejor manera de saber si la piscina reúne las condiciones adecuadas consiste en echar un vistazo. De todos modos, tenga en cuenta que no es tan importante que pueda sumergirse completamente como hacer pie y moverse con comodidad.

Cuando comience a practicar los ejercicios, conviene que se mueva lentamente. Tal vez una temperatura de 32 a 34 °C sea más agradable. Algunas piscinas suelen ser bastante calurosas, sobre todo si se están dedicadas a la hidroterapia. A medida que se vaya acostumbrando, quizás preferirá algo más fresco, entre 29 y 31 °C. Con todo, estas temperaturas aún son más altas de lo habitual, ya que la mayor parte de bañistas prefiere que el agua esté a unos 26 °C. Las piscinas «multiuso», dedicadas tanto al deporte como al recreo y la rehabilitación, suelen mantenerse a unos 27 o 28 °C. En vista de todo ello, no es fácil encontrar la piscina que se ajuste perfectamente a nuestros intereses: alguna tendrá la temperatura idónea pero no será tan profunda como necesitamos y viceversa. No obstante, tenga en cuenta que el frío puede combatirse con una buena prenda de neopreno.

Una vez escogidas las instalaciones, es necesario asegurarse de que el programa de trabajo puede realizarse sin trabas. Asegúrese de cuáles son las horas de menor asistencia e intente adaptarse a ellas, pues no hay nada tan molesto como compartir el agua con niños alborotadores o nadadores contumaces. Procure asimismo que la piscina no esté demasiado lejos de su casa —a unos diez o quince minutos— y que los vestuarios estén limpios y sean cómodos. Si «su» piscina queda cerca y se siente bien en ella, entrenará mucho más a gusto y con más frecuencia. De todos modos, procure encontrar otra más a la que pueda acudir cuando la otra esté demasiado concurrida o cierre por alguna razón. Imagine que, sin saber cómo, debe interrumpir su terapia durante una semana por encontrarse cerradas las instalaciones.

## ¿Y SI DECIDE CONSTRUIR SU PROPIA PISCINA?

Hay quien, llegado el momento, aprovecha su situación para hacerse construir una piscina en su jardín. Aunque la idea es muy atractiva, conviene considerar algunas de estas ideas.

- Fíjese en las condiciones climáticas de su región. Si no puede disfrutar de al menos cinco meses de buen tiempo para practicar sus ejercicios, tómese más tiempo para meditarlo. Tal vez sea más recomendable adquirir una piscina desmontable o afiliarse a un buen polideportivo.
- Observe si el lugar donde puede construirla es soleado. No vale la pena tenerla en un lugar donde todo el día se está a la sombra ni en otro donde el sol quema las piedras.
- Preste atención a los árboles de los alrededores y al viento. No es muy agradable pasarse el día limpiando la piscina de flores, hojas y pequeños objetos arrastrados por el viento.
- Pregunte a sus amigos y compañeros de trabajo por una empresa de instalación de piscinas que sea de confianza. Solicite al menos tres presupuestos distintos e infórmese acerca de la calidad de su trabajo.
- Procure que su piscina tenga zonas de diversas profundidades. Tenga en cuenta que para los ejercicios de rehabilitación de la rodilla necesita que el agua le llegue por la cintura mientras que las actividades de refuerzo requieren que el agua le cubra por el pecho.

   *a*) Si su piscina es relativamente pequeña, no estará de más que pida al constructor que el fondo sea lo más plano posible para que usted pueda practicar el paso en aguas semiprofundas. Mida la distancia que hay desde los pies hasta su pecho para calcular la profundidad que necesita. Si se prevé que dos o más personas de diferentes alturas trabajen en la misma piscina, habrá que calcular cuál es la profundidad media deseable.

   *b*) Por otra parte, habrá que calcular la profundidad máxima —en la que no se pueda hacer pie—. Para muchas personas, ésta suele ser de unos 190 o 200 cm. De todos modos, debe informarse de si existe alguna normativa legal en su localidad que especifique cuáles son los límites permitidos así como la forma que debe tener el fondo.

- Instale barras de sujeción para realizar los ejercicios con mayor comodidad, tanto en las zonas de aguas profundas como en las más practicables.
- Escoja un modelo de escalera en que la distancia entre los escalones sea más corta de lo habitual. Es mejor dar cuatro o cinco pasos cortos que tres demasiado largos.
- Asegúrese de que las escaleras están flanqueadas por barandillas para facilitar el acceso. Si prefiere construir un *spa,* añada otra fila de barandillas para ayudarse a entrar o salir.
- Además de las escaleras, considere la posibilidad de instalar una rampa que permita introducirse en el agua sin sobrecargar las rodillas.
- No está de más pensar en una cubierta desmontable para mantener la temperatura durante algunos meses del año. Para ello, lo mejor es que la piscina sea de forma cuadrada o rectangular, pues de otro modo será imposible cubrirla. Si además piensa en añadir un spa, constrúyalo dentro del perímetro de la piscina para conservarlo mejor.
- Piense que el calor solar es mucho mejor que una caldera de gas. Su bolsillo lo agradecerá.

Antes de terminar este capítulo, no estará de más recordarle que el criterio principal a la hora de diseñar una piscina de estas características es el dolor. Evite una instalación demasiado compleja que le obligue a dar demasiadas vueltas para entrar y salir del agua. Lo importante es que se sienta bien en todo momento. Dentro y fuera del agua.

# 10. Un programa de ejercicios para las rodillas

En el caso de que se haya sometido recientemente a una operación de rodilla, consulte el capítulo 14 para adaptar este programa a sus necesidades. Busque el tipo de intervención y siga los consejos oportunos.

Para restablecer las funciones de la rodilla, deberá aumentar la fuerza de los músculos que la integran, recuperar su capacidad de carga e incrementar gradualmente la cantidad de esfuerzo que puede tolerar. En cuanto comience a practicar este programa de recuperación en la piscina, obtendrá maravillosos y quizás inesperados beneficios. Todo su cuerpo ganará en fuerza y flexibilidad, y desarrollará una capacidad cardiovascular mayor que le ayudará a moverse de manera más eficaz y hará que se encuentre mucho mejor.

Si se siente bien en la zona profunda, colóquese un cinturón de flotación y comience por el ejercicio 1. (Consulte la página 137 para saber cuál es el flotador más útil en cada caso.) El programa está compuesto por ejercicios que deben practicarse en zonas más o menos profundas de la piscina. En el caso de que no sepa nadar o le dé miedo el agua, vaya directamente al ejercicio 8. A medida que tome confianza, puede practicar también los siete primeros ejercicios en la parte de la piscina que te indiquen. No obstante, tenga en cuenta que deberá realizarlos en aguas profundas sin sobrecargar la rodilla ni forzarla demasiado, ya que lo más importante es recuperar el tono muscular.

Para no olvidar ninguno de los pasos, puede fotocopiar las imágenes de este capítulo, recortarlas, pegarlas en una hoja de papel por ambas caras y plastificarla para llevársela a la piscina y tenerla a la vista cuando haga los ejercicios.

# EJERCICIOS EN LA ZONA PROFUNDA

### Más vale comenzar poco a poco

Puede empezar por el primer ejercicio caminando lentamente. Al mover las piernas notará que la resistencia del agua es considerable y deberá emplear mucha fuerza para hacerlo bien. Si puede, estire los músculos flexores de las caderas para moverse más rápidamente. Tenga en cuenta que deberá aumentar su velocidad gradualmente a lo largo de varias semanas.

### EJERCICIO 1. PASEO POR AGUAS PROFUNDAS (LENTO, ENÉRGICO, RÁPIDO)

Desde una posición erecta, sin inclinarse hacia delante o hacia atrás, comience por mover el brazo derecho y la pierna izquierda de manera acompasada. Dé el primer paso exagerando el movimiento cuanto pueda, aunque sin doblar las rodillas. Mueva suavemente los brazos y las piernas hacia delante y hacia atrás —el brazo derecho con la pierna iz-

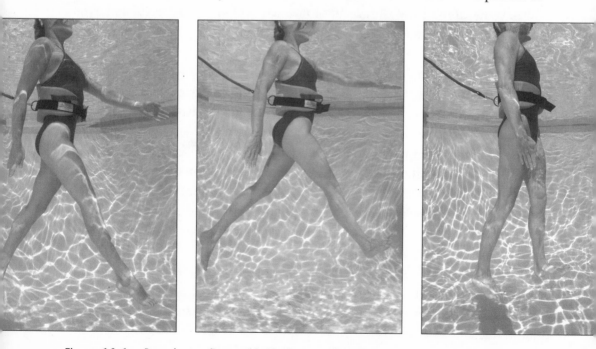

*Figura 10-1a. Paso lento; figura 10-1b. Paso enérgico; figura 10-1c. Paso rápido. (En todos los casos se ha utilizado un cinturón Wet Sweat y una correa.)*

quierda y viceversa— tal como puede verse en la figura 10-1a. Si nota cualquier molestia en la rodilla, intente mantenerla lo más rígida posible. Si el dolor persiste, puede practicar estos ejercicios doblándola levemente.

- **Paseo enérgico.** Coloque las palmas de las manos hacia atrás y utilícelas como si fuesen remos. De este modo aumentará la resistencia en los hombros, el pecho y la espalda. Para que el trabajo de los músculos de las pantorrillas sea mayor, flexione los tobillos de manera que los pies se estiren o se doblen a cada paso, tal como puede verse en la figura 10-1b.
- **Paseo rápido.** Gire las manos de manera que «corte» el agua con su canto. Los hombros y las rodillas deben permanecer rígidos durante el ejercicio. Tense los músculos del abdomen y de los glúteos para que el torso adquiera una mayor resistencia y pueda mover con más rapidez los brazos y las piernas. Estire los dedos de los pies cuando éstos estén planos, como si estuviera en tierra firme; de esta manera le será más fácil doblar las rodillas. Acorte el paso (figura 10-1c) y luego acelérelo suavemente. Si los hombros comienzan a ondular, vuelva a la posición inicial y repita todo el ejercicio.

### EJERCICIO 2. ALETEO

Antes de comenzar, deslícese con lentitud hacia atrás hasta que encuentre un punto de equilibrio para realizar el ejercicio con comodidad. Mueva los brazos y las piernas a la vez, como en la figura 10-2a.

Ábralos hasta alcanzar la posición de la figura 10-2b y vuelva a la posición inicial. Mantenga las manos con las palmas hacia abajo para reducir al mínimo la resistencia

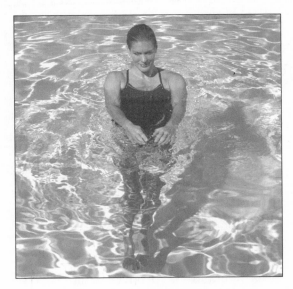

Figura 10-2a. Aleteo.

del agua y no las lleve más allá de las caderas, ya que sólo conseguirá mover el cuerpo hacia arriba y hacia abajo. Si notas que retrocede y se aleja del borde, gire las palmas hacia atrás cada vez que abra los brazos; de esta manera se mantendrá en el mismo sitio.

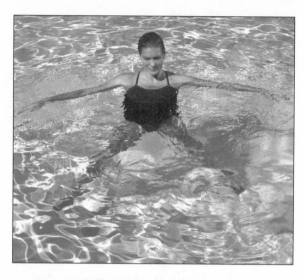

*Figura 10-2b. Aleteo.*

## Ejercicio 3. Carrera en aguas profundas

Si las carreras en la zona profunda aumentasen el dolor en la rodilla, prescinda del ejercicio; ya lo practicará cuando pase a la fase del programa que debe realizar con el agua a la altura del pecho. Las personas que padecen una grave artritis ósea o trastornos del movimiento patelofemoral pueden sentir ciertas molestias al encontrarse en esta parte de la piscina.

Comience a correr siguiendo la misma posición y el mismo movimiento que se adopta en tierra. Alce las rodillas, impulse el pie hacia delante y abajo, siguiendo la flecha que puede verse en la figura 10-3. Al principio la flexión deberá ser mínima. Si su rodilla

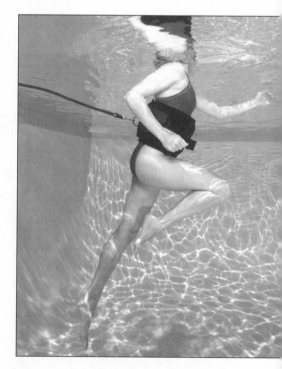

*Figura 10-3. Carrera en aguas profundas con un cinturón HAN y TETHER.*

la tolera, levántela hasta que forme un ángulo de 90° con la cadera y aumente la velocidad. Mantenga la vista fija en un punto del horizonte que le permita mantener la posición sin moverse. Procure que el pecho quede recto y los hombros relajados y bajos. Impulse los brazos adelante y atrás, sin que se muevan lateralmente. Relaje las manos y mueva los codos atrás cuando corresponda. No se incline demasiado adelante para no perder el equilibrio, ni hacia atrás, ya que sólo conseguirá dar pedaladas.

## Ejercicios con las piernas estiradas

Si siente molestias considerables al doblar la rodilla, puede comenzar con este programa de ejercicios con las piernas estiradas que le ayudará a recuperar el tono corporal sin hacer ninguna flexión. Una semana después, intente realizar los demás ejercicios de nuevo y, en el caso de que no note ninguna molestia, incorpórelos a tu programa. En caso contrario, vaya probando cada semana hasta que sea capaz de realizarlos.

Ejercicio  1. Paseo por aguas profundas
Ejercicio  2. Aleteo
Ejercicio  4. Intervalos
Ejercicio  8. Patada hacia delante y atrás
Ejercicio 10. Patada con la pierna estirada
Ejercicio 11. Tijeras
Ejercicio 12. Paseo en aguas poco profundas
Ejercicio 16. Estiramiento del tendón posterior de la rodilla
Ejercicio 20. Estiramiento de gastrocnemio
Ejercicio 28. Alzamiento lateral de la pierna
Ejercicio 29. Balanceo de piernas
Ejercicio 33. Alzamiento de talones y dedos

## ENTRENAMIENTO CON INTERVALOS EN AGUAS PROFUNDAS

Puede aprovechar las aptitudes que haya adquirido al realizar los tres primeros ejercicios para desarrollar una serie en la que refuerce su capacidad cardiovascular. Si al correr siente dolor de rodillas, practique sólo los dos primeros.

El entrenamiento con intervalos implica la realización de un breve programa de competición en el que se alternan el trabajo y el descanso. El paseo lento y enérgico así como la carrera pueden convertirse en ejercicios muy activos si se practican con rapidez o en actividades de descanso si se modera el ritmo. Siguiendo este principio, el paseo rápido tan sólo puede asignarse a la fase de trabajo, mientras que el aleteo, sobre todo si se realiza lentamente, es idóneo para los periodos de recuperación. Si nada más comenzar nota molestias en la rodilla, puede atenuar el programa de desarrollo cardiovascular así como evitar un esfuerzo excesivo en las fases de recuperación. Sin embargo, si la rodilla soporta el reto, podrá aumentar la intensidad y la velocidad de estos ejercicios y aumentar el número de pulsaciones cuanto desee.

La intensidad con la que deben realizarse los siguientes grupos de ejercicios ha de aumentar de manera gradual. Si siente un dolor mayor en cualquier momento, disminuya el ritmo de trabajo. En el caso de que padezca algún trastorno de corazón, deberá consultar este programa con su preparador antes de comenzar y prestar mucha atención a tu ritmo cardiaco en todos los ejercicios.

### Ejercicio 4. Intervalos

El primer día deberá comenzar con el programa de baja intensidad. Tenga en cuenta que no sabrá si las rodillas y los músculos soportan el ritmo o bien se resienten. A pesar de que los intervalos parezcan muy sencillos, no pase de un programa a otro en la misma sesión. Es mejor que espere a la siguiente. En el caso de que el segundo día vea que el programa intermedio también le resulta fácil, termínelo y deje el resto para mañana. Preste atención a cómo responde su cuerpo después de cada ejercicio. Si después de practicar el programa

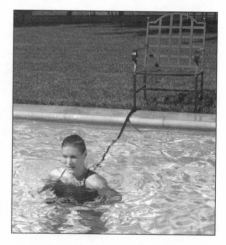

Figura 10-4. Intervalos. La correa se ha sujetado a una silla de jardín.

inicial o el intermedio no aprecia ningún empeoramiento, espere unas semanas antes de pasar al siguiente. Es mejor ir paso a paso, asegurándose del progreso, que arriesgarse a padecer de nuevo el dolor por no haberse preparado bien y verse obligado a suspender el tratamiento durante un par de semanas. Piense que la recuperación de la rodilla puede llevar meses e incluso años y acepte el hecho de que debe invertir el tiempo necesario para lograrla.

Para mantener una buena forma y posición en la piscina, conviene que utilice una correa que puede sujetarse en el bordillo, una barandilla o cualquier mueble de jardín, tal como puede verse en la figura 10-4.

## INTENSIDAD BAJA

Paso relajado o enérgico (aunque lento) durante un minuto.

Aleteo, un minuto.

Carrera acuática (lenta para no aumentar el dolor), un minuto.

Paso relajado o enérgico (aunque lento), dos minutos.

Aleteo, dos minutos.

Carrera acuática (lenta para no aumentar el dolor), dos minutos.

(Comprobación del pulso.)

Conviene repetir este programa en la medida de lo tolerable.

En el caso de que se deba prescindir de la carrera, habrá que practicar el paso enérgico.

Tiempo empleado: 9 minutos o 18 en el caso de que se repita el programa.

## INTENSIDAD MEDIA

Paso relajado o enérgico (aunque lento), dos minutos.

Aleteo, dos minutos.

Carrera acuática (lenta para no aumentar el dolor), dos minutos.

Paso relajado o enérgico (aunque lento), un minuto.

Paso rápido, un minuto.

Carrera acuática (lenta o moderada para no aumentar el dolor), dos minutos.

Paso relajado o enérgico (moderado), dos minutos.

Paso rápido, un minuto.

(Comprobación del pulso.)

En el caso de que se deba prescindir de la carrera, habrá que practicar el paso enérgico.

Conviene repetir la secuencia si la estamina y la rodilla lo permiten.

Tiempo empleado: 12 minutos o 24 en el caso de que se repita el programa.

Incluso si su tono muscular le permite afrontar un programa de intensidad alta, no debe olvidarse de su rodilla. Si el hecho de trabajar con rapidez e intensidad contra la resistencia del agua aumenta el dolor de rodilla, relaje el ritmo. Si le parece que caminar es mucho más sencillo que correr, hágalo, aunque procure apresurar el paso. Si aun así persiste el dolor, prescinda de la carrera.

## INTENSIDAD ALTA

Paso enérgico (aunque cómodo), un minuto.

Paso enérgico (moderado), un minuto.

Aleteo, un minuto.

Carrera acuática (cómoda para no aumentar el dolor), un minuto.

Carrera acuática (moderada), un minuto.

Paso enérgico (vivo), dos minutos.

(Comprobación del pulso.)

Aleteo, un minuto.

Paso rápido, un minuto.

Paso enérgico (vivo), un minuto.

Aleteo, un minuto.

Carrera acuática (dos series de un minuto cada uno si no aumenta el dolor), aumentando el ritmo cada 15 segundos, de manera que se desarrollen cuatro fases con velocidades baja, intermedia, rápida y acelerada. Inmediatamente después, sin descansar, se debe repetir la serie siguiendo el mismo esquema.

(Comprobación del pulso.)

Paso enérgico (vivo), un minuto. Sin descanso.

Paso rápido un minuto. Sin descanso.

Paso enérgico (vivo), un minuto.

(Comprobación del pulso.)

Conviene repetir la secuencia si la estamina y la rodilla lo permiten. Si esta última se resiente, habrá que sustituir los ejercicios de carrera por los de paseo.

Tiempo empleado: de 15 a 30 minutos.

Es preciso aumentar la dificultad cada semana. Si lo desea, puede desarrollar sus propias series de ejercicios a partir de los ejemplos de este libro, procurando que su duración oscile entre los quince y los veinticinco minutos. La variación ayudará a que las sesiones no sean aburridas.

## EJERCICIOS EN AGUAS PROFUNDAS

Si estos ejercicios resultan demasiado duros o si no sabe nadar, puede practicarlo en una esquina o en el bordillo de la piscina. Comience a practicarlos lentamente y, si no siente ningún dolor en la rodilla, aumente la velocidad poco a poco. Si empieza por el programa de intensidad baja, repita diez veces cada uno; cuando pase al de intensidad media, haga cada uno veinte veces y, al iniciar el de intensidad alta, treinta.

### EJERCICIO 5. PATADAS EN POSICIÓN SEDENTE

Colóquese como si se hubiese sentado en una silla (figura 10-5). Mueva las manos lentamente de un lado a otro y hacia delante para mantener el equilibrio.

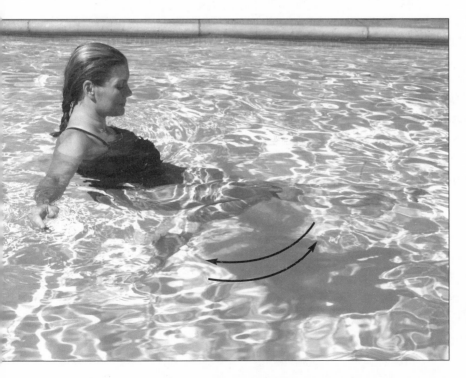

*Figura 10-5. Patadas en posición sedente (cinturón HAN).*

Alce suavemente el pie izquierdo hacia delante y, mientras tanto, mueva el talón derecho hasta tocar las nalgas. Desplace alternadamente un pie hacia delante y otro hacia atrás. Cada vez que dé una patada hacia delante con la pierna derecha, considérela una repetición.

### Ejercicio 6. Alzamiento de talones

Continúe flotando y moviendo las manos suavemente a un lado y otro para mantener el equilibrio o sujétese en el bordillo de la piscina tal como se ve en la figura 10-6. Alce el talón izquierdo como si fuese a tocar las nalgas y estire los pies de manera que, cuando uno se desplace hacia arriba, el otro dé una patada hacia el fondo de la piscina. Tenga en cuenta que cada patada con la pierna derecha se considera una repetición.

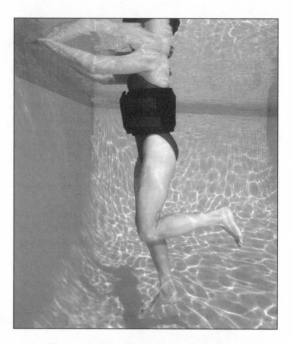

Figura 10-6. Alzamiento de talones (con cinturón HAN).

### Ejercicio 7. Abdominales

Inclínese hacia atrás hasta alcanzar una posición equilibrada en el agua como en la figura 10-7a. Sin separar las piernas, desplace las rodillas hacia el pecho y las manos hacia las rodillas (figura 10-7b) y, a continuación, vuelva a la posición inicial. Mueva las palmas hacia fuera para mantener la posición.

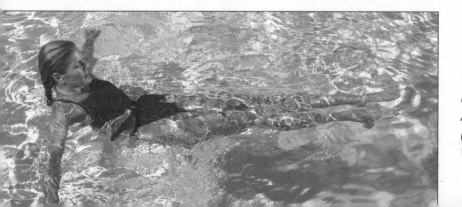

Figura 10-7a. Abdominales (con cinturón Wet Sweat).

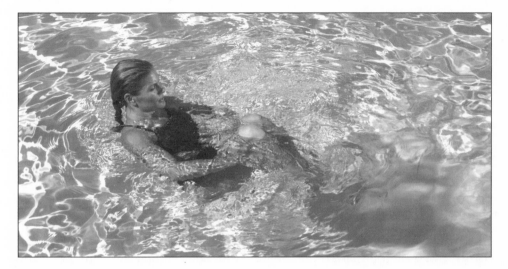

*Figura 10-7b.*

*Variación.* Si le cuesta mantener la posición, puede realizar el ejercicio de pie (figuras 10-7c y 10-7d). Conviene que flexione los abdominales de manera enérgica y equilibrada cada vez que alce las rodillas para fortalecer la cintura. No obstante, tenga en cuenta que de este modo se ejercitan sólo los músculos flexores de las caderas y no los abdominales.

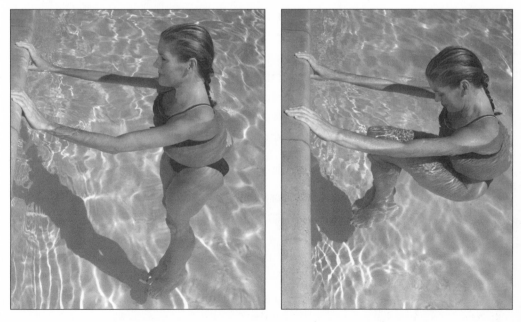

*Figura 10-7c.*                    *Figura 10-7d.*

## ENTRENAMIENTOS EN AGUAS MÁS O MENOS PROFUNDAS

Puede realizar los ejercicios del 8 al 11 en aguas más o menos profundas, con un cinturón flotador o sin él. Si ha pasado por alto los siete primeros ejercicios porque no ha querido trabajar en una zona donde el agua le cubriese, puede hacerlo en otra mucho más cómoda sin cinturón de flotación. En el caso de que los haya realizado, puede ponerse el cinturón de flotación y practicar el resto donde le cubra.

### EJERCICIOS CON PATADA

Busque la posición más cómoda para sus brazos, sujetándose en el bordillo o en la esquina de la piscina. Puede cambiarla cuando pase de un ejercicio a otro. Asegúrese de que los hombros estén bien apoyados. Si le parece más cómodo, puede realizar estos movimientos sobre un *step*. Si aprecia alguna molestia en la rodilla, mueva las piernas lentamente o coloque los pies bajo la superficie del agua. En el caso de que el dolor persista, pase al siguiente ejercicio y vuelva a intentarlo la próxima vez. Verá cómo muy pronto será capaz de realizarlo.

### EJERCICIO 8. PATADA CON FLÚTER (DELANTE Y DETRÁS)

Colóquese de cara al bordillo de la piscina, con las piernas flotando cerca de la superficie del agua, tal como puede verse en la figura 10-8a. Sujétese con una mano y coloque la otra a unos treinta centímetros por debajo para facilitar que las piernas queden flotando. A continuación, dé unas suaves patada con las piernas estiradas. En el caso de que se apoye sobre una repisa o un *step*, procure que los codos y los hombros queden por debajo del agua. Repita el movimiento de 30 a 60 veces pasando de la pierna izquierda a la derecha.

Ahora dese la vuelta de manera que la espalda esté en contacto con la pared y apóyese con los brazos en el bordillo de la piscina. Levante las caderas y las piernas, y comience a dar unas ligeras patadas con las piernas rectas (figura 10-8b). Repita el movimiento de 30 a 60 veces pasando de la pierna izquierda a la derecha.

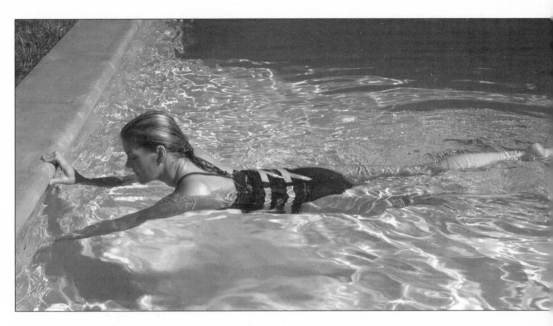

*Figura 10-8a. Patada con flúter (con cinturón Hydro-Tone).*

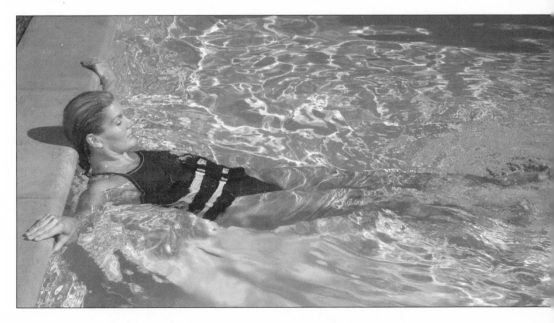

*Figura 10-8b. Patada con flúter (con cinturón Hydro-Tone).*

### Ejercicio 9. Pedaladas

Permanezca con los brazos apoyados sobre el bordillo de la piscina o colóquese en la esquina
para trabajar con mayor comodidad, tal como puede verse en la figura 10-9. Doble las rodillas para
comenzar a dar patadas como si
pedalease. Repita la serie de derecha a izquierda de 20 a 50 veces.

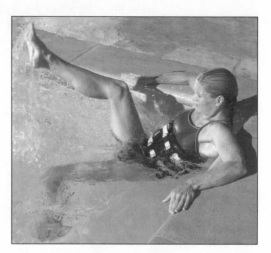

*Figura 10-9. Pedalada
(con cinturón Hydro-Tone).*

### Ejercicio 10. Patada con la pierna estirada

Mantenga ambas piernas estiradas mientras practica el ejercicio. Alce la izquierda hasta alcanzar la superficie del agua mientras golpea con la derecha hacia el fondo de la piscina (figura 10-10). Vuelva a hacerlo pero esta
vez invirtiendo el orden. No pase al siguiente ejercicio hasta haber realizado unas veinte o treinta repeticiones.

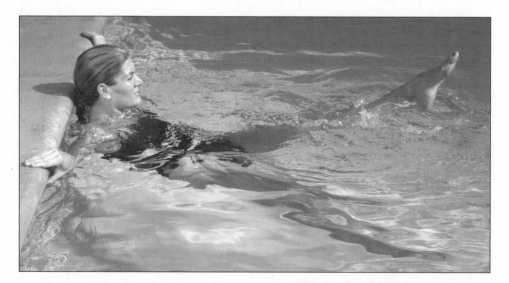

*Figura 10-10. Patada con la pierna estirada (con cinturón Hydro-Tone).*

## Ejercicio 11. Tijeras

Si utiliza un cinturón, deje que su cuerpo siga flotando hacia uno de los lados de la piscina. En el caso contrario, coloque la parte baja de la espalda contra la pared de la piscina y sujétese en el bordillo. Abra las piernas (figura 10-11a) y, del mismo modo que unas tijeras, muévalas hacia dentro hasta que una quede sobre la otra, tal como puede verse en la figura 10-11b y procure estirarlas y abrirlas cuanto sea posible y sin hundirse. Repita el movimiento alternando la posición de las piernas unas veinte o treinta veces.

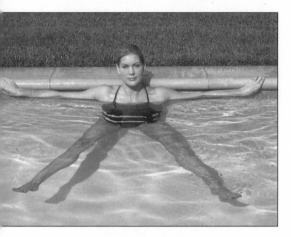

*Figura 10-11a. Tijeras*
*(con cinturón Hydro-Tone).*

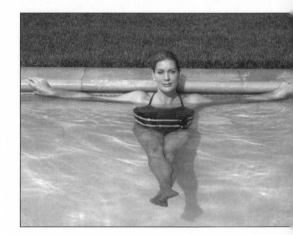

*Figura 10-11b.*

## PROGRAMA EN AGUAS POCO PROFUNDAS

Quienes hayan practicado los ejercicios en aguas profundas pueden ir al extremo menos profundo de la piscina y prescindir de los cinturones de flotación para el resto del programa.

### Entrenamiento de deambulación

Los trastornos de la rodilla pueden deberse a un daño súbito o ser el resultado de un proceso desarrollado durante meses o incluso años. Por otra parte, es posible que se aprecie una alteración a la hora de caminar y que el paso sea irregular a causa del dolor o de una limitación del movimiento de la rodilla. Si el mero hecho de adelantar la pierna es causa de molestias o dolor, puede notar una cierta mejoría si aligera un poco el peso que descansa sobre la rodilla mientras trabaja en el agua. En la zona más profunda puede mitigarlos casi por completo y a la vez aprender de nuevo la manera correcta de caminar.

El calzado para el agua puede proteger los pies y proporcionar una tracción y una seguridad buenas, así como eliminar la posibilidad de resbalar o caer. Si padece de diabetes o artritis reumatoide o se ha sometido a una operación de implante de cadera o rodilla, el uso de este calzado es imprescindible, no sólo en la piscina, sino durante toda la sesión. No obstante, conviene tener cuidado y mirar dónde se pisa.

Camine a un lado y otro a lo ancho de la piscina si es posible para mantener la profundidad y la resistencia del agua mientras realiza cada ejercicio. Hágase la idea de que debe cruzar la piscina de una punta a otra, aunque manteniendo la calma y no forzándose demasiado. Tenga en cuenta que la resistencia depende de la variación de profundidad.

Si siente dolor en la rodilla cuando da un paso, puede seguir estos consejos:

*a*)  vaya poco a poco a una zona más profunda;

*b*)  dé pasos más cortos;

*c*)  utilice un cinturón de flotación.

Antes de realizar los ejercicios 12, 13 y 14, intente imaginarse por un momento caminando correctamente, sin cojear. Céntrese en los pies y las rodillas, y procure que estén alineados con las caderas y los hombros, sin que se muevan hacia arriba, hacia abajo o hacia los lados. Después pase al ejercicio 12 y siga con el resto cruzando una o dos veces la piscina durante las primeras sesiones y algunas veces más en las semanas siguientes.

## Ejercicio 12. Paseo en aguas poco profundas (hacia delante, hacia atrás y a los lados)

Desplazarse hacia atrás en el agua es más fácil que hacerlo hacia delante, por lo que puede comenzar a moverse de esta manera. Colóquese de cara al bordillo de la piscina y prepárese para dar los primeros pasos con la rodilla dañada.

Asegúrase de que no hay ningún obstáculo y comience a retroceder. Si nota cierto dolor, siga los consejos del cuadro de la página 154. Camine lentamente a lo largo de la piscina, dé la vuelta y vuelva al punto inicial. Procure dar pasos cortos hasta que pueda andar sin cojear; a partir de entonces, alargue la zancada. Tras haber repetido el ejercicio varias veces, intente realizarlo caminando hacia delante.

Fije la vista en el centro de la piscina y diríjase allí dando pasos cortos sobre la rodilla dañada. Intente acompasar cada zancada con el brazo opuesto. En el caso de que el dolor vuelva, siga los consejos del cuadro. Asegúrese de que se mantiene la correspondencia entre el brazo derecho y la pierna izquierda y viceversa. Si este patrón de movimiento (véase la pág. 160) resulta demasiado complicado, estire los brazos lateralmente para mantenerse en equilibrio. Aunque pueda aprender a moverse de esta forma, lo importante es que lo haga sin cojear. Cruce la piscina varias veces, dando siempre pasos cortos, hasta que pueda caminar perfectamente. A partir de ese momento, procure dar zancadas más largas.

A continuación desplácese lateralmente por la piscina. Comience dando el primer paso con la pierna más afectada y colocando la más sana lo más cerca del otro pie. Muévase de esta manera a lo largo de la piscina, dando zancadas cortas al principio. Observe la posición de sus pies. Muchas personas los orientan en la dirección en la que caminan, cuando lo correcto es que se mantengan estirados para que el músculo abductor y el aductor queden bien tensos. Por ello es conveniente comprobar constantemente que estén alineados paralelamente y ambos apunten hacia delante. Si nota cualquier tipo de molestia, desplácese hacia una zona más profunda, dé pasos más cortos o utilice un cinturón de flotación. No se dé prisa y procure que los hombros y las caderas estén alineados en todo momento. Cuando haya dado una vuelta completa a la piscina, repita el ejercicio con la pierna opuesta.

### Ejercicio 13. Marcha

Comience a caminar alzando una rodilla a la posición que se ve en la fotografía 10-13a o, por lo menos, tan alta como pueda sin que le duela. Inclínese hacia delante y dé un paso. Levante la otra rodilla del mismo modo. Si nota cualquier molestia en la rodilla dañada, puede seguir los consejos de la página 154 y bajarla un poco. Procure orientarlas correctamente mientras da los pasos. Es posible que la derecha se adelante más que la izquierda o que ésta se desvíe más hacia afuera o hacia dentro. Enderécelas en ese caso. Si al corregir la posición le duelen, coménteselo al doctor. No se preocupe demasiado por las molestias que pueda sentir durante el ejercicio —salvo si comienza a notar un cierto dolor— y continúe con los movimientos. Camine lentamente, marcando el paso con un ligero impulso del pie y doblando el codo opuesto a la rodilla que se adelanta, tal como puede verse en la figura 10-13b. De este modo, además de desarrollar su sentido del equilibrio, reforzará los músculos de la pantorrilla.

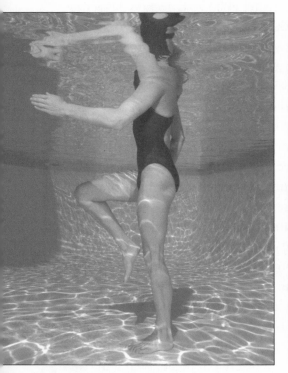

*Figura 10-13a. Marcha.*

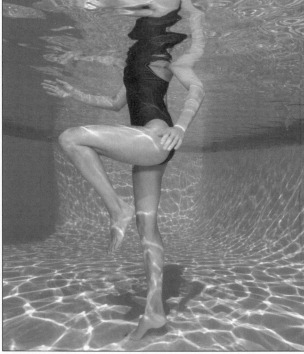

*Figura 10-13b. Marcha de puntillas.*

## Ejercicio 14. Botar hacia delante y hacia atrás

La primera vez que practique este ejercicio, conviene que utilice un cinturón de flotación. Asegúrese de que su rodilla soporta el esfuerzo antes de quitárselo.

Dar botes hacia atrás es mucho más sencillo que hacerlo hacia delante, por lo que nos moveremos de esta manera en las primeras sesiones. Sitúese de pie frente al bordillo de la piscina y doble lentamente las rodillas como si fuese a acuclillarse. Estire las piernas suavemente y dé una suave patada. Notará un ligero desplazamiento hacia atrás. Repita de nuevo el movimiento y deje que el cinturón y el agua se encarguen de compensar su peso corporal. Cuando haya cruzado toda la piscina, puede volver al punto de partida botando hacia delante.

Si no nota ninguna molestia, intente repetir el ejercicio impulsándose con una sola pierna. Hágalo primero con la que esté en mejores condiciones y pase luego a la que debe rehabilitar. En el caso de que note alguna molestia, levante la pierna y deje que el agua le dé un pequeño masaje. Si al repetir el ejercicio siente de nuevo un pequeño dolor, dedique una o dos semanas más a botar con las dos piernas juntas.

## Estiramientos

Los ejercicios de estiramiento reducen la tensión muscular y además permiten que el cuerpo se sienta más relajado. El incremento de la capacidad de movimiento de la articulación de la rodilla ayuda a tener una mayor conciencia corporal. Al estirarse, la rodilla emite señales que debemos saber interpretar.

En el caso de que note algún tipo de dolor en la zona, evite cualquier ejercicio en el que estén implicados los estiramientos, por muy suave que sea. Tan sólo debería hacerlo una sola vez —y con suavidad, respirando profundamente— para determinar cuál es el límite máximo de articulación.

Para realizar los siguientes ejercicios, puede ceñirse un cinturón de flotación y practicarlos en la zona profunda o bien prescindir de él y quedarse cerca del bordillo.

**¿Qué ocurre si una pierna tiene más movilidad que otra?**

No se sorprenda si descubre que una pierna es más flexible o se mueve mejor que la otra. Puede compensar este desquilibrio dedicando más tiempo a la más débil. La manera más sencilla de conseguirlo consiste en practicar un programa de ejercicios de estiramiento en los que comience y termine con la pierna más necesitada.

### EJERCICIO 15. FLEXIONES Y ESTIRAMIENTOS

Sujétese en el bordillo de la piscina con las dos manos. Alce los pies todo lo que pueda, aunque sin hacer demasiado esfuerzo. Flexione las rodillas y acuclíllese todo lo que pueda (figura 10-15a). No se preocupe si siente alguna molestia. En el caso de que duela o le cueste demasiado esfuerzo, baje un poco los pies hasta encontrar una posición más cómoda, respire profundamente y haga cinco flexiones. Repita el ejercicio varias veces.

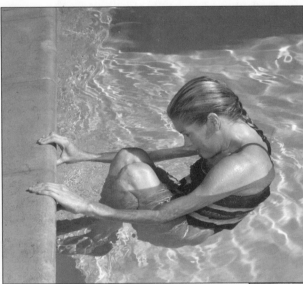

*Figura 10-15a. Flexión y estiramiento con cinturón Hydro-Tone.*

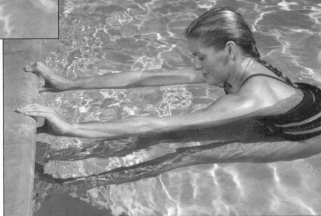

*Figura 10-15b.*

## EJERCICIO 16. ESTIRAMIENTO DEL TENDÓN DE LA CORVA

Continúe sujetándose en el bordillo de la piscina y apoye el pie izquierdo con los dedos hacia arriba en la pared de la piscina, como en la figura 10-16. Procure que el cuello, los hombros, los brazos y la espalda permanezcan relajados durante el ejercicio. Estire poco a poco la rodilla izquierda, lo máximo que pueda, mientras respira lenta y profundamente cinco veces. Si le parece demasiado difícil o doloroso, baje el pie o muévase con mayor suavidad. Repita el movimiento con la pierna opuesta. En las próximas semanas intente colocar el pie más arriba y tocar la pared con la rodilla.

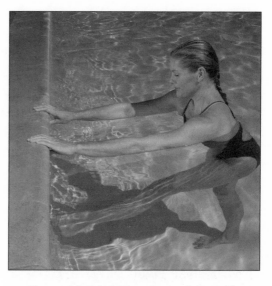

Figura 10-16. Estiramiento del tendón de la corva.

## EJERCICIO 17. BALANCEO

Sin soltarse del bordillo, abra las piernas de manera que las rodillas queden un poco más separadas que los hombros (figura 10-17a) y los pies orientados

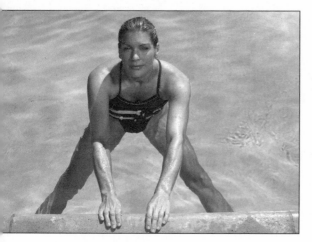

Figura 10-17a. Balanceo (a media altura) con cinturón Hydro-Tone.

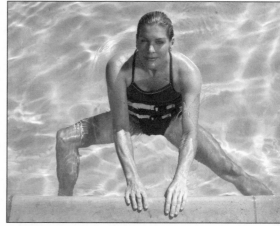

Figura 10-17b. Balanceo (descenso).

hacia fuera. Descargue el peso sobre las puntas de los pies y evite que los talones toquen la pared de la piscina. A continuación, doble la rodilla derecha cuanto pueda y balancéese hacia el mismo lado de manera que la otra pierna esté completamente extendida (figura 10-17b). Recupere la postura inicial e inclínese a la izquierda. Repita el movimiento seis veces sin forzar demasiado la rodilla convaleciente. En el caso de que note los primeros síntomas de fatiga o le duela un poco, respire profundamente y aminore el ritmo hasta detenerse.

### Ejercicio 18. Estiramiento de cuádriceps
Apóyese en el bordillo de la piscina con una mano. Sujete con la otra la pierna más fuerte y estírela lentamente hasta que el talón esté muy cerca de la nalga (figura 10-18). Si no alcanza su tobillo, pase una toalla a su alrededor y, a modo de brida, estire suavemente para evitar el dolor. No separe demasiado las rodillas y compense la tracción con un leve balanceo. Respire profundamente cinco veces para relajar los músculos y vuelva a la posición inicial. Repita el movimiento con la otra pierna, yendo más lentamente. Si nota ciertas dificultades para realizar el ejercicio, pida a alguien que le ayude hasta que pueda hacerlo por su cuenta.

### Ejercicio 19. Estiramiento del flexor de la cadera
En el caso de que padezca alguna dolencia en la zona lumbar, consulte a su médico o fisioterapeuta si puede realizar este ejercicio.

Comience adoptando la posición que se ve en la figura 10-18. Al igual que en el ejercicio anterior, puede utilizar una toalla o recurrir a la ayuda de otra persona si no puede alcanzar el tobillo con las manos. Estire el codo e inclínese levemente hacia atrás, tal como se muestra en la figura 10-19. Alce la cabeza y mire hacia arriba para aumentar el esfuerzo sobre los flexores. Respire lenta y profundamente cinco veces y repita el movimiento con la otra pierna.

### Ejercicio 20. Estiramiento del gastrocnemio
Quítese el cinturón de flotación y diríjase hacia la zona menos profunda de la piscina. Para evitar el impulso del agua hacia arriba, sujétese al bordillo y desplace su peso hacia abajo (figura 10-20). Adelante la pierna lesionada y doble suavemente la rodilla. Coloque la otra cerca del tronco,

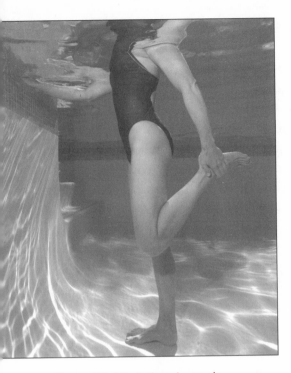

Figura 10-18. Estiramiento de cuádriceps.

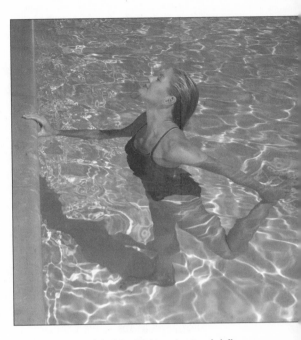

Figura 10-19. Estiramiento del flexor de la cadera.

estirada y con la punta del pie hacia delante, de manera que el talón quede firmemente asentado sobre el fondo. Respire profundamente cinco veces y cambie la posición de las piernas, poniendo especial cuidado en la rodilla dañada. Si no siente ninguna molestia, repita el movimiento con un poco más de energía. En el caso de notar algún dolor, relaje la rodilla y aminore el esfuerzo.

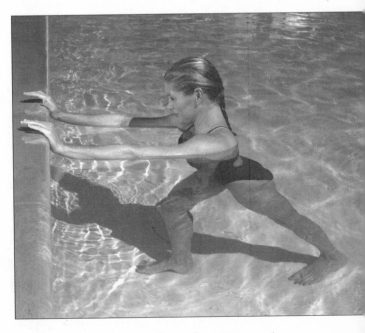

Figura 10-20. Estiramiento de gastrocnemio.

## EJERCICIOS DE ENTRENAMIENTO EN EL AGUA

A medida que su rodilla recupere la fuerza y la flexibilidad perdidas, podrá practicar de nuevo su actividad deportiva habitual. Para asegurarse de que puede hacerlo, realice algunos de estos ejercicios. Si en el transcurso del entrenamiento siente alguna molestia, debe comprender que todavía no se ha recuperado y que debe dedicar un poco más de tiempo a su rodilla incrementando la intensidad y la rapidez en cada uno de los ejercicios. (Si desea ver un ejemplo más claro de cómo llevar a cabo este programa de entrenamiento, puede consultar otras obras de la autora cuyas referencias se dan en el Apéndice.)

No está de más que se ciña un cinturón de flotación durante las primeras sesiones, sobre todo cuando practique los ejercicios de salto. Para evitar malos gestos, debe aprender a canalizar la fuerza a través de la rodilla de manera que el peso del cuerpo se distribuya correctamente. Al principio no sobrepase las diez repeticiones.

Si su rodilla no se resiente, puede incrementarlas de dos en dos hasta llegar a las treinta. Posteriormente, puede prescindir del cinturón y comenzar de nuevo. Se sorprenderá de la fuerza que es capaz de soportar la rodilla. Cuando haya completado una serie de treinta movimientos, pase al ejercicio siguiente y, si lo prefiere, practique un poco su deporte o su actividad física preferidos.

### EJERCICIO 21. ESTOCADAS

Adopte la postura inicial tal como se muestra en la figura 10-21, es decir, adelantando la pierna derecha con la rodilla flexionada y estirando la izquierda hacia atrás.

Cada brazo debe alinearse con la pierna opuesta para así mantener el equilibrio. Dé un salto hacia delante y, sin tocar el fondo con los pies, cambie la posición de las piernas y los brazos. Repita el ejercicio diez veces.

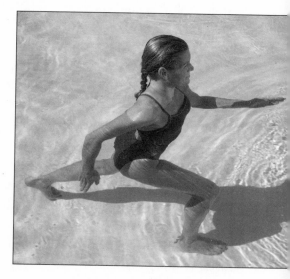

*Figura 10-21. Estocadas.*

## EJERCICIO 22. SALTOS CON LAS RODILLAS FLEXIONADAS

Con la espalda recta y los pies alineados con los hombros, impúlsese levemente (figura 10-22a) y caiga con las piernas separadas y las rodillas flexionadas (figura 10-22b). Repita el movimiento diez veces evitando cualquier tipo de tensión.

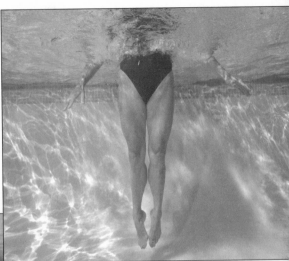

*Figura 10-22a. Salto con las rodillas flexionadas.*

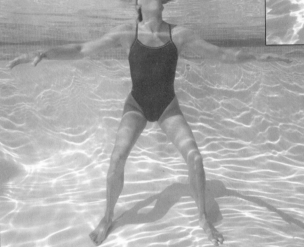

*Figura 10-22b.*

## EJERCICIO 23. SALTO Y BALANCEO DE PIERNAS

Si padece alguna dolencia en la zona lumbar, procure no balancear demasiado las piernas y pose los pies suavemente en el fondo.

Apóyese sobre su pierna sana y mantenga en alto la otra (figura 10-23a). Levante el brazo opuesto para equilibrar la postura y dese un pequeño impulso hacia arriba. Durante el salto, lleve la pierna alzada hacia atrás (figura 10-23b) y, tras otro bote más, recupere la posición inicial. Tómese el tiempo necesario para coordinar el movimiento de las extremidades. Tras haber repetido cinco veces la secuencia, cambie de pierna. Si en algún momento siente dolor, deténgase y descanse. Retome el ejercicio al cabo de una semana y compruebe si su rodilla está en condiciones de soportar el esfuerzo.

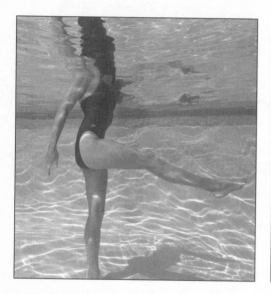

Figura 10-23a. Balanceo de piernas.

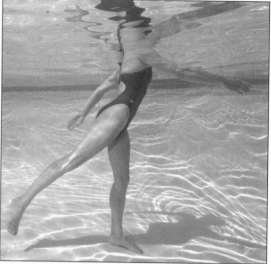

Figura 10-23b.

## EJERCICIO 24. PATADAS HACIA DELANTE

Colóquese de manera que las dos piernas y el brazo izquierdo queden por delante de usted, igual que en la figura 10-23a. Salte y cambie la posición de las piernas y los brazos, de manera que el brazo derecho y la pierna izquierda queden por delante y la pierna izquierda por detrás. Repita el ejercicio diez veces.

## EJERCICIO 25. SALTOS DE RANA

Dé un bote suave con los pies juntos y las piernas abrazadas de manera que las rodillas queden a la altura del pecho (figura 10-25). Al caer, suéltese e intente quedarse de pie sobre el fondo.

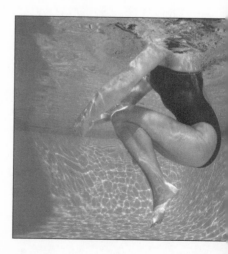

Figura 10-25.
Saltos de rana.

## EJERCICIO 26. SALTOS CON UNA PIERNA

Salte sobre la pierna más fuerte y doble la rodilla lesionada tal como se aprecia en la figura 10-26a. Estire los brazos a ambos lados para mantener el equilibrio. A continuación, impúlsese de nuevo con la misma pierna y dóblela para alcanzar la misma altura que la otra (figura 10-26b). Pósese en el fondo con los dos pies, flexione la rodilla sana y vuelva a impulsarse. Repita el ejercicio con la otra pierna. Para facilitar la tarea, colóquese en una zona donde el agua le cubra menos y levante la pierna lesionada un poco. Si no siente ninguna molestia, puede aumentar la fuerza o desplazarse a una zona más profunda.

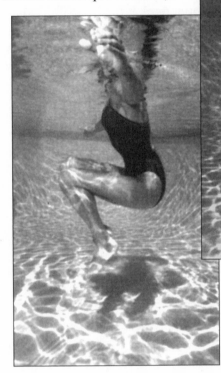

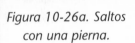

*Figura 10-26a. Saltos con una pierna.*

*Figura 10-26b.*

## EJERCICIO 27. CARRERA EN AGUAS POCO PROFUNDAS

Comience a moverse como si estuviese corriendo en la superficie. No intente desplazarse por la piscina, pues su movimiento generará un reflujo que puede obligarle a adoptar una mala postura que lastime su rodilla. Primero procure mantener el tronco bien erguido y fije la vista en el horizonte. Los hombros deben permanecer bajos y alineados. Levante las rodillas y lleve los brazos hacia delante sin abrirlos demasiado. Cuando comience el ejercicio, asegúrese de que acompasa el movimiento de cada pierna con su brazo opuesto.

Tras adoptar la postura correcta, comience a incrementar la velocidad. Si pierde el equilibrio o le cuesta seguir el ritmo, vaya más lentamente, recomponga la forma y reanude la carrera. Alterne los periodos de esfuerzo con los de reposo. Al cabo de diez minutos, descanse y tómese el pulso.

No se fuerce mucho en la primera sesión. Si le parece muy sencillo, acelere un poco y aumente el esfuerzo. Sin embargo, no se confíe demasiado, ya que deberá esperar a la mañana siguiente para saber cómo han respondido los músculos y la rodilla. Si el segundo día comienza con el programa de intensidad media y también le parece demasiado sencillo, no salte de nivel. Espere a ver cómo responde su cuerpo después del ejercicio. Si los programas de intensidad baja o media no le plantean ninguna dificultad, practíquelos durante unas cuantas semanas antes de pasar al siguiente. Es muy importante que su rodilla se adapte a un proceso de mejora que se desarrolle de manera lenta y estable. De lo contrario, podría llevarse una sorpresa muy desagradable. Un error le obligaría a dedicar una o dos se-

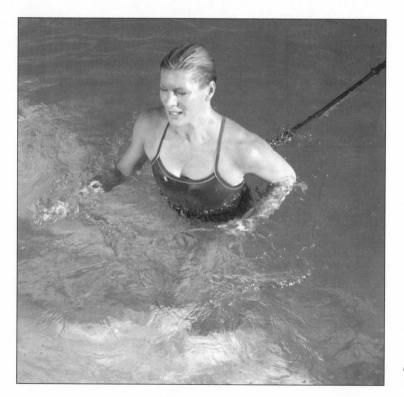

*Figura 10-27. Carrera en aguas poco profundas con correa y arnés.*

manas más en reponerse del daño. Piense que un tratamiento de este tipo requiere varios meses o incluso años y que debe dedicar todo el tiempo necesario para recuperarse.

### PROGRAMA DE INTENSIDAD BAJA

Carrera (suave), uno o dos minutos.

Paseo hasta el otro extremo de la piscina y vuelta.

Carrera (suave), uno o dos minutos.

(Control del ritmo cardiaco.)

### PROGRAMA DE INTENSIDAD MEDIA

Carrera (suave), uno o dos minutos.

Carrera (moderada o rápida), treinta segundos.

Carrera (suave), treinta segundos.

Carrera (moderada o rápida), cuarenta y cinco segundos.

Carrera (suave), treinta segundos.

Carrera (moderada), un minuto.

(Control del ritmo cardiaco.)

Repita la secuencia si lo desea.

Para evitar desplazamientos y graduar la intensidad del ejercicio con mayor precisión, puede utilizar una correa atada a su arnés y que esté fijada en el bordillo de la piscina, tal como puede verse en la figura 10-27. En la página 134 se detallan las características y aplicaciones más eficaces de este tipo de aparato. En el caso de que no disponga de ninguno, puede emplear una correa elástica o bien solicitar a alguien que le ayude a realizar el ejercicio.

### PROGRAMA DE INTENSIDAD ALTA

Carrera (moderada), un minuto.

Carrera (suave), treinta segundos.

Carrera (moderada), un minuto.

(Control del ritmo cardiaco.)

Carrera (rápida), treinta segundos.

Carrera (suave), treinta segundos.

Carrera (rápida), treinta segundos.

(Control del ritmo cardiaco.)
Repita la secuencia.

Carrera (moderada), un minuto.
Carrera (acelerada), un minuto.
(Control del ritmo cardiaco.)
Repita la secuencia.

## Cómo corregir un problema de empuje

Una atleta de elite acostumbrada a lidiar con sus rodillas descubrió que el dolor desaparecía cuando dejaba la zona más profunda de la piscina. Sin embargo, necesitaba mantener la intensidad con la que trabajaba sus cuádriceps y su articulación patelofemoral. Para ello desarrolló el programa siguiente:

| | |
|---|---|
| *Precalentamiento:* ejercicios 12 al 14 | 2 minutos cada uno |
| *Entrenamiento en la piscina:* ejercicios 20 a 26 (primero se estabiliza la postura; luego se salta) | 2 x 20 (sin cinturón) |
| *Carreras:* ejercicio 27 (intensidad alta) | 20 minutos |
| *Patadas:* ejercicios 8 al 11 | 1 minuto cada uno (últimos 30 segundos, rápidamente) |
| *Stretching:* ejercicios 15 al 20 | 30 segundos |

Conviene incrementar gradualmente la dificultad de los ejercicios de mantenimiento en aguas poco profundas. Si no practica ninguna clase de actividad deportiva, puede dedicarse solamente a este tipo de programa, aunque también puede combinar ejercicios de ambos e, incluso, incluir cuantas modificaciones considere pertinentes para el último tramo de quince o veinte minutos —siempre y cuando se atenga a las indicaciones generales que le hemos dado para este tipo de entrenamientos— y de paso evitar la pérdida de interés.

## EJERCICIOS PARA LAS EXTREMIDADES INFERIORES

En las fases anteriores usted ha practicado el estiramiento de los músculos principales que recubren la rodilla. Ahora se ocupará de reforzarlos. Si en el transcurso de las actividades siente algún dolor, aminore la intensidad y reduzca el margen de movimiento. Comenzaremos por mover las piernas para trabajar con la resistencia del agua. A medida que sienta un aumento del tono, puede utilizar ciertos accesorios como lastres para los tobillos y las muñecas que reducen la flotación o botas Hydro-Tone que aumentan el peso y le obligan a incrementar el esfuerzo. Estas últimas distribuyen la resistencia en tres dimensiones, ya que exigen un mayor uso de la fuerza al moverse en una dirección determinada —adelante, atrás, a los lados, arriba y abajo—. Los lastres, en cambio, aun siendo más manejables, también dificultan el trabajo al impedir que las piernas y los brazos se muevan con agilidad. No obstante, las tobilleras, a causa de la inercia que desarrollan al mover los pies, incrementan la eficacia de las extensiones y flexiones de rodilla, tal como podrá ver en los ejercicios 30 y 31, respectivamente.

Tenga en cuenta además que sus rodillas pueden comportarse de manera distinta ciertos días, por lo que deberá ajustar la exigencia de los ejercicios al estado en que se encuentren. Si siente algún dolor, deberá prescindir de cualquier complemento. Espérese a que los músculos de la rodilla se hayan tonificado y esté completamente seguro de que no puede sufrir ninguna molestia.

Comience haciendo diez repeticiones en cada ejercicio, añada dos más en cada sesión hasta llegar a las treinta (si lo desea, puede seguir las recomendaciones del capítulo 8) y, a partir de ese momento, repita el ciclo, esta vez con los lastres.

Antes de practicar los ejercicios, hay que ensayar los movimientos con la pierna sana (o, en su caso, la que esté en mejores condiciones) para que el aprendizaje no suponga un sobreesfuerzo que dañe aún más la rodilla lesionada. A continuación, practique una serie con la pierna más débil, haga otra con la sana, vuelva a repetirla con la lesionada y pase al ejercicio siguiente. En el caso de que note alguna molestia, reduzca el ritmo y considere la posibilidad de aumentar el número de repeticiones para facilitar la recuperación.

### Ejercicio 28. Alzamiento lateral de piernas

Apóyese con una mano en el bordillo de la piscina, tal como puede verse en la figura 10-28a. Sin perder la postura erecta, eleve lateralmente una pierna hasta el punto más alto y sin ladearse (figura 10-28b). Mantenga los pies paralelos, de manera que las rodillas y los pies apunten hacia delante y no hacia arriba. A continuación, vuelva a la postura inicial.

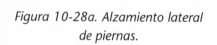

*Figura 10-28a. Alzamiento lateral de piernas.*

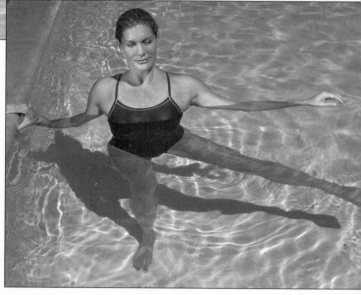

*Figura 10-28b.*

## Ejercicio 29. Balanceo de piernas

La tensión de los músculos abdominales y glúteos le ayudarán a reforzar la zona lumbar.

Al igual que en el ejercicio anterior, colóquese de pie y apóyese con una mano en el bordillo de la piscina. Balancee la pierna hacia delante (figura 10-29a) y hacia atrás (figura 10-29b). Si siente algún dolor, reduzca la amplitud del movimiento.

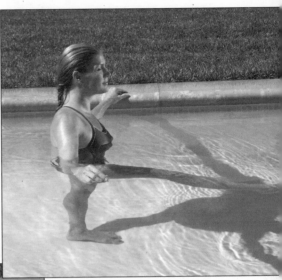

*Figura 10-29a. Balanceo de piernas.*

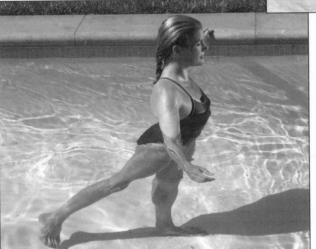

*Figura 10-29b.*

## Ejercicio 30. Extensión de cuádriceps

Al realizar este ejercicio por primera vez, no debe utilizar ningún tipo de lastre o complemento. Sólo tras haber superado un ciclo de treinta repeticiones podrá recurrir a la bota Hydro-Tone.

Adelante la rodilla sana (figura 10-30a), extiéndala con energía (figura 10-30b) y regrese a la postura inicial. A continuación, repita el mismo movimiento con la rodilla lesionada. Si siente algún dolor, muévase más

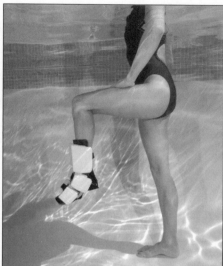

lentamente y reduzca la altura o la amplitud de manera que pueda realizar el ejercicio con comodidad. Al cabo de una semana, cuando las molestias hayan desaparecido, utilice si lo desea una bota, un lastre para la rodilla o una tobillera con flotador para aumentar el esfuerzo.

*Figura 10-30a. Extensión de cuádriceps con bota Hydro-Tone.*

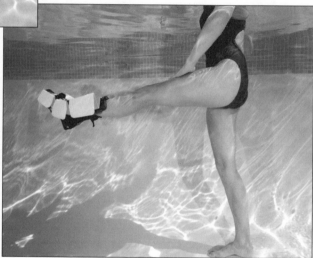

*Figura 10-30b.*

## Ejercicio 31. Flexión del tendón posterior de la rodilla

Al igual que en el ejercicio anterior, comience a practicar los movimientos sin emplear ningún tipo de lastre. Cuando haya podido realizar treinta repeticiones en cada sesión, puede utilizar la tobillera Hydro-Fit.

Manténgase en posición erecta, con las piernas juntas, de manera que las rodillas se toquen suavemente (figura 10-31a). Sin separarlas, eleve la pierna hasta que el talón toque prácticamente las nalgas (figura 10-31b) y vuelva a descenderla hasta posar la planta del pie en el fondo. No fuerce demasiado las articulaciones, ya que lo importante es que en todo momento pueda moverse con comodidad y sin sentir ningún dolor. Tampoco debe preocuparse demasiado si no puede doblar o estirar las rodillas por completo; verá cómo adquirirá mayor agilidad con el paso del tiempo. Cuando haya alcanzado el máximo rendimiento, puede utilizar una tobillera o una bota lastradas para aumentar el esfuerzo.

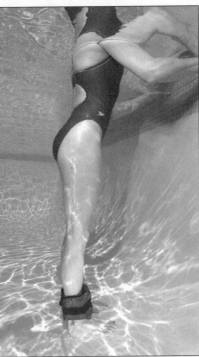

*Figura 10-31a. Flexión del tendón posterior de la rodilla.*

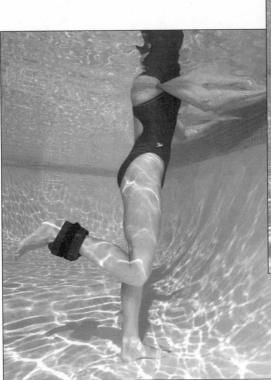

*Figura 10-31b.*

## EJERCICIO 32. FLEXIONES

Sitúese en una parte poco profunda, de manera que el agua le cubra por el pecho, con los pies separados y alineados con los hombros (figura 10-32a). Sujétese con ambas manos en el bordillo y fije la mirada en un punto del horizonte que le permita mantener la cabeza erguida.

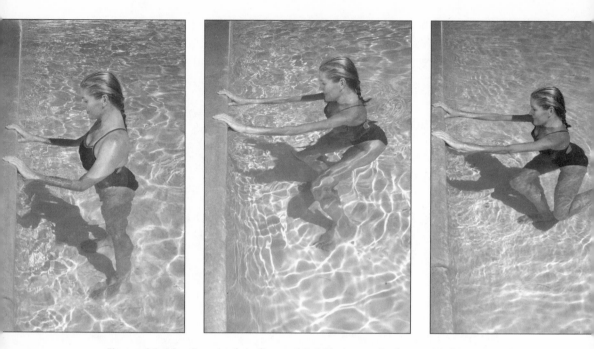

*Figura 10-32a (izquierda); figura 10-32b (centro); figura 10-32c (derecha).*

Sin doblar la espalda, comience a flexionar suavemente las rodillas hasta que la barbilla roce la superficie del agua (figura 10-32b). Cuando note que los talones están a punto de tocar las nalgas, vuelva a la posición inicial. Al cabo de treinta repeticiones, reanude el ciclo, aunque esta vez realizando el ejercicio con una sola pierna (figura 10-32c). Puede comenzar con la que se encuentre en mejores condiciones y, tras una primera fase de diez movimientos, continuar con la rodilla lesionada. Al igual que en el resto del programa, prosiga de manera equilibrada, hasta completar un ciclo de treinta repeticiones.

### Ejercicio 33. Estiramiento sobre talones y dedos

Sin abandonar la postura ni la zona de la piscina donde ha realizado el ejercicio anterior, apóyese sobre el bordillo con las manos. Póngase de puntillas (figura 10-33a) y descienda suavemente los talones sobre el fondo.

A continuación, sin cambiar la posición de las caderas, levante los dedos (figura 10-33b). Procure que los músculos posteriores del muslo no hagan una fuerza excesiva, ya que son las pantorrillas las que deben esforzarse para mantener la postura.

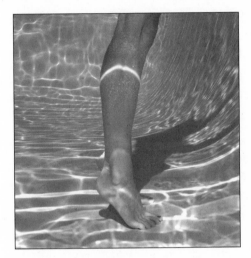

Figura 10-33a. Estiramiento sobre talones y dedos.

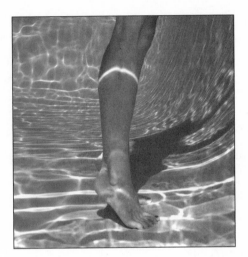

Figura 10-33b.

## EJERCICIO 34. STEPS

Coloque el *step* en una zona no demasiado profunda de la piscina; basta con que el agua le cubra el pecho y los hombros. Los ejercicios de esta serie se han organizado siguiendo un orden creciente de dificultad. Comience siempre con la pierna más sana y prosiga luego con la lesionada.

- *Arriba y abajo*. Sitúese delante del *step* y, sin doblar la espalda, apoye encima la pierna lesionada (figura 10-34a). Seguidamente, suba con la otra pierna (figura 10-34b) y vuelva a la posición inicial. Dicho de otro modo, en el caso de que sufra el daño en la rodilla derecha, el proceso será el siguiente: levante la pierna derecha, levante la izquierda, baje la izquierda y baje la derecha. Al seguir este orden, conseguirá que su rodilla realice un esfuerzo mayor. Durante la primera semana, realice sesiones de veinte repeticiones. Posteriormente, aumente el número progresivamente hasta llegar a las treinta.
- *Adelante y atrás*. Dispóngase a subir al *step* como en el ejercicio anterior (figura 10-34a). Esta vez, en lugar de apoyar la pierna sana sobre él,

deberá pasarla al otro lado sin hacer ninguna pausa (figura 10-34c). Procure que su espalda y sus caderas se mantengan en posición vertical durante todo el proceso. Si en algún momento siente alguna molestia, apóyese con la pierna sana en el *step* y reduzca el ritmo. Puede comenzar con series de diez repeticiones e ir aumentándolas hasta llegar a treinta. Cuando le parezca demasiado sencillo, puede complicar un poco más el proceso deteniendo la pierna dañada al pasar por encima del *step*, mantenerla durante algunos segundos en suspensión sin posarla en él, dar un paso hacia delante y, luego, volver al punto de partida.

- *Flexiones*. Súbase al *step*, separe los pies de manera que queden alineados con los hombros y alce los brazos hasta que formen un ángulo recto con el tronco. A continuación, flexione las rodillas y agáchese lentamente (figura 10-34d). Procure no mover los talones. Haga diez repeticiones en la primera sesión y añada dos más cada día hasta llegar a las treinta.

Quizás este programa no sea el único que usted precisa para recuperar la fuerza, la movilidad y la funcionalidad que necesitará para prevenir una

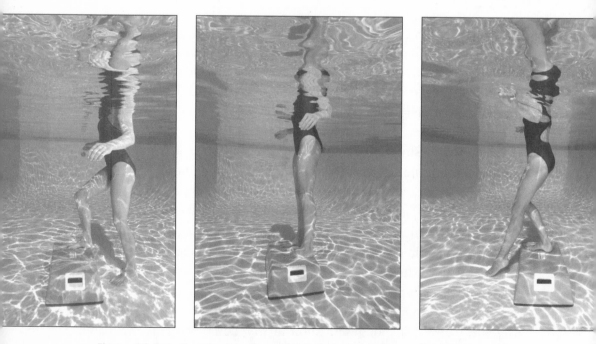

*Figura 10-34a (izquierda); figura 10-34b (centro); figura 10-34c (derecha).*

operación que el doctor y usted tal vez consideren que es inevitable. No obstante, aunque muchos pacientes piensan que su problema puede solucionarse sin pasar por el quirófano, en ciertas ocasiones la lesión es tan grave que la única solución posible es la reconstrucción quirúrgica. Si usted se ha hecho la idea de que, tarde o temprano, deberá dar este paso, puede afrontar este programa como un proceso de prehabilitación que le ayudará a afrontar la intervención con mayores garantías. Cuanto mejores sean las condiciones en que se encuentre su rodilla, más preparado estará el cuerpo para superar los rigores del postoperatorio y recuperar la forma necesaria para volver a realizar las actividades cotidianas y deportivas de

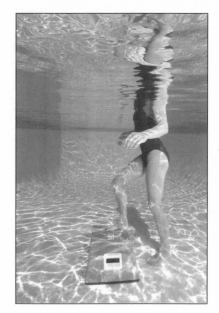

*Figura 10-34d*

siempre. Además, gracias a esta fase preoperatoria, le costará mucho menos someterse al programa de rehabilitación en la piscina.

En el caso de que se haya operado, antes de comenzar a trabajar en serio, será mejor que lea las indicaciones del capítulo 14 para asegurarse la recuperación completa.

Si, por el contrario, no precisa de ninguna intervención, este programa de ejercicios será crucial para usted. Independientemente de su finalidad —la prehabilitación o la prevención de lesiones—, los resultados serán buenos. Tan sólo debe comenzar. Al cabo de dos o tres meses de dedicación, sus rodillas habrán alcanzado el tono y la fuerza necesarios para realizar cualquier tipo de actividad. No obstante, debe recordar que un proceso tan complejo requiere tiempo y no puede improvisarse en unas cuantas semanas. De lo contrario, puede que el tratamiento haya terminado demasiado pronto y acabe por visitar el quirófano antes de lo que se esperaba. Un problema que se ha desarrollado durante varios años no puede resolverse rápidamente.

# 11. Programa de ejercicios en tierra para rehabilitar las rodillas

*En colaboración con Tanya Moran-Dougherty, fisioterapeuta*

Este capítulo ofrece un programa de ejercicios dirigido a aquellas personas que deseen prepararse para una intervención quirúrgica en la rodilla. Si usted ya ha pasado por el quirófano, puede pasar al capítulo 14 para consultar las normas que debe seguir a la hora de practicarlo. La mejor solución consiste, como es de esperar, en una combinación de ejercicios en tierra y en el agua. Sin embargo, si no le es posible acceder a una piscina, puede practicarlos en tierra.

«Si en el agua las rodillas se sienten mejor y los ejercicios parecen más fáciles, ¿por qué es necesario practicarlos en tierra?» Comentarios como éste son muy frecuentes entre pacientes que han seguido un programa de rehabilitación en la piscina. Muchas veces afirman que es mucho más sencillo moverse en el agua que entre los dolores y crujidos que produce el ejercicio en tierra. Tampoco es raro escuchar frases del tipo «mis rodillas están muy bien; me gustaría pasar todo el día en el agua». Sin embargo, conviene tener en cuenta que solemos desarrollar nuestra vida en tierra firme y es en ese medio precisamente donde debemos desenvolvernos. Por muy maravillosa que sea la sensación de estar flotando, no estará de más que salgamos del agua y movamos nuestra rodilla contra la fuerza de la gravedad. Es preciso desarrollar la fuerza, la coordinación y el equilibrio necesarios para realizar nuestras actividades cotidianas fuera del agua. El ejercicio en tierra, por lo tanto, permite afianzar ciertas habilidades como caminar, mantenerse en equilibrio y subir escaleras.

Puede haber otras razones para realizar ejercicios en tierra. Tal vez le dé miedo el agua, su piel sea demasiado sensible al cloro o la piscina queda muy lejos de su casa. Su objetivo principal es volver al gimnasio o a las canchas para practicar su deporte o actividades favoritas y para ello necesita preparar su rodilla para desarrollar grandes esfuerzos. Sea lo que fuere, usted necesitará completar el programa de recuperación para considerar que su rodilla está completamente rehabilitada.

Diferentes leyes de la física inciden en el medio terrestre. A diferencia de la flotación y la resistencia del agua, en este caso usted deberá enfrentarse a la fuerza de la gravedad. Por ejemplo, no puede caminar de la misma manera tanto en el agua como en tierra. Cuando usted pasea por la zona de aguas profundas, probablemente sentirá una leve oscilación al principio y deberá aprender a mantener el equilibrio para superar la resistencia del agua. Por otra parte, esa misma resistencia le permite a usted flotar y aligerar parte del peso corporal que se carga sobre las rodillas, lo cual le permite caminar en posición erecta y sin cojear. En la medida en que se corrige la deambulación en un entorno de gravedad reducida, los músculos se refuerzan y se adopta un paso mucho más equilibrado.

Gracias a este refuerzo usted podrá pasar del agua a tierra firme. La transición le llevará un cierto tiempo —tal vez semanas o incluso meses, dependiendo de la severidad con que se manifieste esa anormalidad—. Cuando intente imitar la postura correcta en tierra, notará que le cuesta más mantenerla porque los músculos todavía no están completamente desarrollados. No obstante, a medida que se refuerce su propia postura en la piscina, deberá practicar ciertos ejercicios en tierra para adoptar un patrón de deambulación normal. Alterne ambos medios para disfrutar de las ventajas que le brinda cada uno. El agua empuja parte del peso corporal, lo cual permite adoptar una alineación y una postura correctas. Por ello, en tierra puede recurrir a lo aprendido para afrontar la dificultad que implica moverse en un medio donde no puede aminorarse la fuerza de la gravedad.

Lo mismo puede decirse del resto de actividades cotidianas. Mientras usted sube escalones y practica ejercicios para mantener el equilibrio en el agua, sólo debe controlar un pequeño porcentaje de su peso corporal gracias a que flota. Cuando intenta repetir estos mismos movimientos en tierra, aplicará la misma técnica, aunque se dará cuenta de que debe realizar un esfuerzo mayor. A medida que vaya transfiriendo esas habilidades al nuevo medio, se dará cuenta de que debe reorientar su atención y recalibrar su experiencia para responder a los nuevos retos que le supone la vuelta a las actividades cotidianas.

Su tarea consistirá, a partir de ese momento, en restablecer sus antiguos hábitos. Imagine, por ejemplo, que usted necesita dar veinte pasos para desplazarse por su casa. Pues bien, debe ser capaz de darlos sin ninguna dificultad. Ha de poder acostarse, tomar un baño, darse una ducha, sentarse en una silla o en un sillón e incluso conducir el coche. Si le es imposible realizar algún movimiento que no haya aparecido en el capítulo 10, puede desarrollar un ejercicio para la piscina que le permita, al cabo de un tiempo, practicarlo en tierra. Si le cuesta pasar la aspiradora por la moqueta, imite el movimiento que hace en la piscina. Al cabo de unas cuantas repeticiones, usted podrá limpiarla sin ningún problema.

## COMENZAR POR LOS EJERCICIOS EN TIERRA

Piense en un astronauta que corre, salta y da volteretas en la superficie lunar. Al volver a la Tierra, le costará más moverse a causa del incremento de la fuerza de la gravedad. Tal vez usted tenga una sensación parecida cuando pasa del programa acuático al terrestre. Su cuerpo parece más pesado y los ejercicios le cuestan mucho más que cuando los practicaba en la piscina. Sin embargo, ha dedicado parte de su tiempo a reforzar sus músculos para mejorar sus movimientos. Esa fuerza y esa técnica le ha permitido responder mejor a los primeros desafíos en tierra firme.

A pesar de que aumentarán las molestias al realizar las primeras sesiones, hay que procurar que el dolor no aumente demasiado. Es preciso desarrollar una cierta tolerancia que permita interpretar esas señales como indicios de que algo falla en la rodilla y de que conviene detenerse. Al practicar los ejercicios hay que prestar atención y adaptar la intensidad y el esfuerzo a las necesidades de cada momento.

Comience por los once primeros ejercicios, para los que no es preciso sobrecargar las rodillas. Son lo más sencillos y pueden practicarse sin dolor. Asegúrese de que se mantiene en todo momento dentro de lo aceptable y procure ampliar su capacidad de movimiento y aumentar el esfuerzo cada semana. Al cabo de unas sesiones, a medida que su rodilla adquiere fuerza y movilidad, incluya en el programa los ejercicios 12 al 25 que se presentan en el capítulo 8. No es preciso que los practique a fondo las primeras veces: basta con un par de repeticiones para cada uno. Si la rodilla le causa demasiadas molestias, deténgase, pase a otro ejercicio y espere una semana para volver a intentarlo.

## Cuándo debe parar

- Si el ejercicio le provoca un dolor agudo en la rodilla.
- Si siente que su rodilla se dobla de manera anómala durante un ejercicio.
- Si nota que el dolor va en aumento y pasa de un grado 4 a un grado 10. (El grado 0 indica la ausencia de dolor y el 10, que debe acudir a un centro de urgencias.)

Durante las primeras semanas, es habitual experimentar un cierto dolor *después* de cada sesión. No se preocupe. No pasa nada malo. Es una respuesta previsible de algo que había permanecido dormido hasta ese momento y que ahora debe despertarse. Mover de nuevo una rodilla «oxidada» es como el despertar de un oso que ha hibernado durante todo el invierno. Antes de volver a sus quehaceres habituales, bostezará, gruñirá y abrirá las fauces. Por ello, no se asuste y continúe con los ejercicios, procurando evitar cualquier tipo de molestias. A medida que pase el tiempo, verá cómo cambia la situación y aumenta su movilidad y comienzan a desaparecer las molestias. Si cree que necesita un programa más intensivo, consulte a su fisioterapeuta.

## Beneficios de un programa de ejercicios en tierra

- Aumento de la capacidad de movimiento gracias a los ejercicios de estiramiento.
- Aumento de la fuerza gracias a los ejercicios con Thera-Bands y contra la gravedad.
- Aumento del equilibrio gracias a los ejercicios diseñados para ellos.
- Aumento de las habilidades funcionales gracias a los ejercicios que imitan el programa de entrenamiento en el agua.

## EJERCICIOS SIN CARGA DEL PESO CORPORAL

El ejercicio 1 permite doblar y estirar la rodilla para recuperar la capacidad de movimiento normal. Los tres siguientes (del 2 al 4) se basan en estiramientos de los músculos que recubren la rodilla. Comience con la pierna sana para familiarizarse con los movimientos y después repítalo con la otra. En todos estos casos, intente alcanzar un punto en el que sienta alguna molestia y vuelva a la posición inicial unos treinta segundos después, antes de comenzar a sentir las primeras molestias. Mientras practica, respire profundamente e intente relajarse después de cada espiración. No se presione demasiado.

Un estiramiento lento que dure poco más de medio minuto es suficiente. Con todo, preste atención a sus rodillas y compare cómo responden. A continuación, vuelva a repetir el movimiento con la pierna dañada y fuerce la rodilla un poco, hasta notar los primeros dolores. Retome la posición inicial y respire profundamente mientras sopesa la intensidad con la que se han manifestado. Si se fija, verá cómo con el paso del tiempo éstos comienzan a desaparecer.

## ¿Cuál es el ángulo de flexión recomendable?

Según los manuales, en condiciones normales, una rodilla debe alcanzar una apertura máxima de 135°. No obstante, a menos que usted sea un atleta, la mayor parte de las actividades cotidianas habituales exigen un esfuerzo mucho menor. A continuación puede ver cuáles son los mínimos exigibles para algunas de las más corrientes.

| | |
|---|---|
| Caminar | 60° |
| Sentarse en una silla o en el retrete | 90° |
| Subir y bajar del coche | 100° |
| Subir y bajar escaleras | 80-90° |

Si su rodilla no puede realizar ni siquiera estos movimientos, los estiramientos que le proponemos le costarán bastante, al menos al principio. No pierda el ánimo. Piense que comenzar una actividad de este tipo siempre comporta alguna molestia y que, con paciencia y tesón, podrá superarlas. Con todo, antes de comenzar, eche un vistazo a los consejos del capítulo 8.

### EJERCICIO 1. DESLIZAMIENTO DE TALONES

Siéntese con la espalda erecta y disponga una toalla a modo de estribo. Sujete con fuerza los extremos, tal como puede verse en la figura 11-1a y estire suavemente mientras dobla la rodilla poco a poco, de manera que su talón se acerque a la nalga (figura 11-1b). Flexiónela todo lo posible, aunque sin llegar a provocarse dolor. Tras conseguirlo, vuelva a la posición inicial. Realice diez repeticiones con cada pierna. Cuando este ejercicio le parezca demasiado sencillo, haga dos repeticiones más. Su objetivo es alcanzar las veinte o treinta repeticiones por sesión.

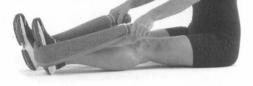

*Figura 11-1a. Deslizamiento de talones.*

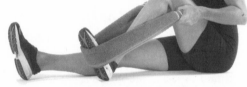

*Figura 11-1b.*

### EJERCICIO 2. ESTIRAMIENTO DEL TENDÓN POSTERIOR DE LA RODILLA

Túmbese y levante suavemente la pierna sana para sujetarla con una toalla a modo de estribo. Estírela poco a poco hacia arriba, intentando trazar una línea perpendicular al suelo, de manera que la rodilla se extienda por completo (figura 11-2). Mantenga la posición durante unos treinta segundos mientras respira profundamente. Cuando note que los músculos se relajan, intente estirar la pierna un poco más. Vuelva a la posición inicial y pruebe a hacer el mismo movimiento

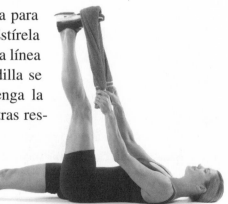

*Figura 11-2. Estiramiento del tendón posterior de la rodilla.*

con la pierna lesionada. Cuando termine, repita el ejercicio dos veces más. Si padece algún problema de espalda, es conveniente que doblar la rodilla de la pierna en reposo para que el pie pueda descansar sobre el suelo.

### Ejercicio 3. Estiramiento de cuádriceps

Estos ejercicios pueden presentar ciertas dificultades cuando duelen las caderas o la zona lumbar, o bien si la movilidad de la rodilla es muy limitada. El primero es el más sencillo, por lo que conviene que se dedique a él hasta que hayan mejorado sus condiciones. De todos modos, si considera que los otros son más sencillos, realícelos. Lo importante es que, pasadas unas sesiones, usted haya mejorado su capacidad de movimiento y sus estiramientos sean más eficaces. No obstante, si opta por las variantes *B* o *C* y todavía no ha practicado los ejercicios de carga, realice los estiramientos sólo con la pierna lesionada.

- Variante A. Túmbese sobre la pierna lesionada, procurando que las caderas estén bien juntas. Doble la rodilla sana y aproxime el talón a la nalga forzando suavemente la postura con la mano hasta que sienta un leve estiramiento en el músculo cuádriceps de la parte delantera del muslo (figura 11-3a).

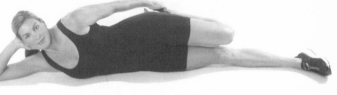

Figura 11-3a. Estiramiento de cuádriceps.

Respire pausada y profundamente mientras mantiene la postura durante treinta segundos. Cuando sienta que los músculos se relajan, aumente un poco la tensión para que la rodilla se doble aún más. Repita el movimiento tres veces en cada pierna.

- Variante B. No olvide que no debe practicar este movimiento apoyándose sobre su pierna lesionada si antes no ha realizado el programa de ejercicios de carga. Sitúese de pie a unos 25 cm de la silla y coloque el pie de la pierna dañada sobre el asiento (figura 11-3b). Sentirá una leve tensión en la parte delantera del muslo. Si no es así, aléjese unos 30 cm más de la silla. Mantenga la posición durante

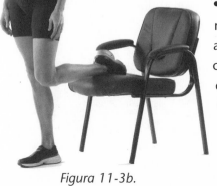

Figura 11-3b.

medio minuto. Repita la secuencia tres veces. Una vez domine los ejercicios de carga, puede practicar con ambas piernas.

- VARIANTE C. Al igual que en el caso anterior, sólo debe practicar este movimiento apoyándose sobre la pierna lesionada cuando haya realizado por completo el programa de ejercicios de carga. Si todavía no puede extender la rodilla, dedíquese a las dos variantes anteriores. Sitúese detrás de la silla y apóyese con una mano en el respaldo para mantener el equilibrio. Doble la rodilla lesionada y estire la pierna hacia atrás (figura 11-3c). Lleve el talón hacia la nalga hasta que note una cierta tensión en el cuádriceps. Respire lenta y profundamente y mantenga la posición durante unos treinta segundos. Cuando sienta que los músculos se relajan, fuércela un poco más para así aumentar la flexión. Repita la secuencia tres veces y, si se encuentra en condiciones, trabaje asimismo con la otra pierna.

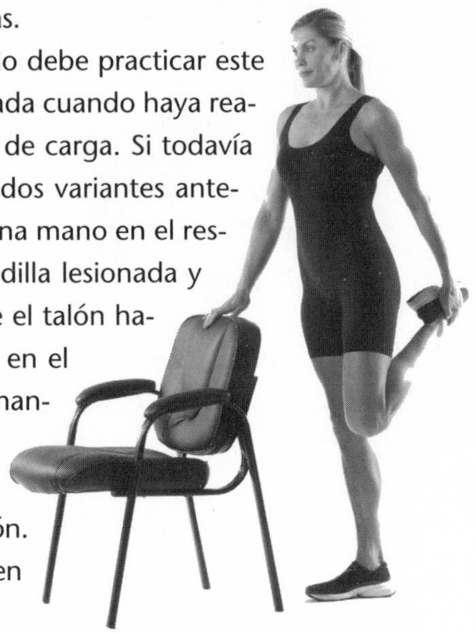

*Figura 11-3c.*

## Ejercicio 4. Estiramiento de gastrocnemio

Comience con la posición A hasta que no haya incluido en su programa algunos ejercicios de carga. A partir de ese momento, pase a la posición B. En las siguientes sesiones puede escoger la opción que le parezca más eficaz.

- POSICIÓN A. Siéntese con la espalda erguida y las piernas estiradas. En las primeras sesiones, debe trabajar sólo con la rodilla sana. Sujete el pie con una toalla a modo de estribo y tire de los extremos para obligarla a que suba. Procure que la pierna esté estirada en todo momento. A continuación, haga que la punta del pie se incline hacia el abdomen hasta que comience a sentir un ligero tirón en el muslo, la rodilla y la pantorrilla (figura 11-4a). Mantenga esta posición durante aproximadamente 30 segundos. Alterne el movimiento en cada pierna y realice tres repeticiones con cada una.
- POSICIÓN B. Al igual que en el caso anterior, no practique esta

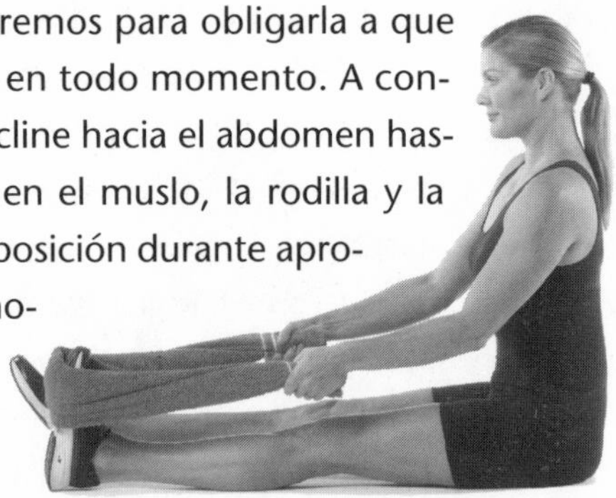

*Figura 11-4a. Estiramiento del gastrocnemio.*

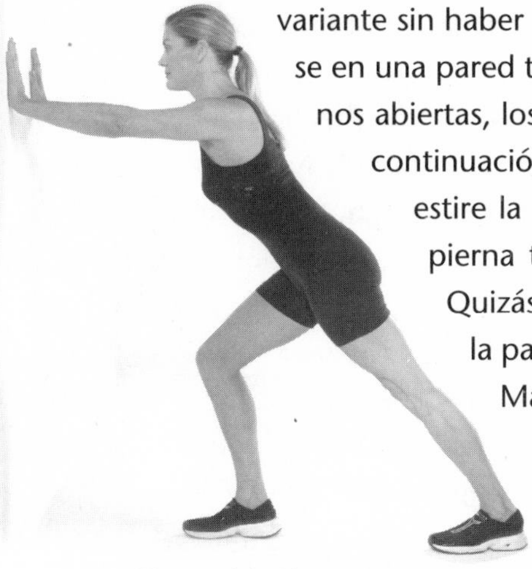

variante sin haber realizado algunos ejercicios de carga. Apóyese en una pared tal como muestra la figura 11-4b, con las manos abiertas, los brazos estirados y los hombros alineados. A continuación, mueva la pierna lesionada hacia delante y estire la otra hacia atrás. Incline el cuerpo y estire la pierna trasera mientras afirma el talón en el suelo. Quizás note una cierta tensión en los músculos de la pantorrilla. Si no, retroceda un poco más el pie. Mantenga la posición durante treinta segundos. Después, vuelva a la posición inicial y cambie de pierna. Haga tres repeticiones con cada una de ellas.

*Figura 11-4b.*

Los ejercicios 5 y 6, de tipo isométrico, le ayudarán a reforzar los cuádriceps y los tendones posteriores de la rodilla sin que sea preciso ningún movimiento de la articulación de la rodilla. Los cinco ejercicios siguientes (del 7 al 11), mucho más activos, le permitirán recuperar el tono de los músculos de la rodilla y la cadera sin tener que descargar el peso corporal sobre ellas. (Para saber más sobre los grupos musculares, consulte la pág. 36.)

Si padece artritis ósea, rotura de menisco o problemas de deambulación, no crea que puede recuperarse practicando estos ejercicios. Conviene que los realice, pero debe ser consciente de que no le curarán. No obstante, con el paso del tiempo comprobará que le ayudarán a mejorar su postura, recuperar su capacidad de movimiento normal, prevenir el deterioro del cartílago así como reforzar la rodilla para que pueda superar la rotura de menisco. (Recuerde la analogía entre este problema y el caso del jardinero del que hablábamos la página 82.) Por otra parte, los músculos, plenamente fortalecidos, absorberán las fuerzas que actúan sobre la articulación y ayudan a mantener los ligamentos que la recubren.

Al empezar el programa, realice todas las series de repeticiones con la rodilla sana y, posteriormente, pase a practicarlos con la rodilla dañada, ya que es necesario que ambas se encuentren en las mismas condiciones. Para ello, intente imitar con esta última los movimientos que ha aprendido con la primera (es decir, si usted refuerza y tensa una rodilla, hágalo también con la otra). Evidentemente, la cantidad de esfuerzo empleada para la sana deberá ser bastante menor que la requerida por la lesionada.

Comience con sesiones de diez repeticiones. Cuando le parezca demasiado sencilla, haga dos y, al llegar a la misma situación, pase a tres. Procure trabajar de manera alternada para que fatigar una pierna antes de empezar con la otra.

### EJERCICIO 5. TONIFICACIÓN DEL CUÁDRICEPS

Siéntese en el suelo, con la espalda recta, las dos piernas bien extendidas y las manos por detrás del tronco para mejorar el equilibrio. Coloque una toalla enrollada por debajo de la rodilla lesionada (figura 11-5). Asegúrese de que los dedos están orientados hacia atrás para evitar daños en las muñecas. Tense los cuádriceps de la pierna sana mientras presiona la toalla con la parte posterior de la rodilla. Si realiza el ejercicio correctamente, verá cómo la rótula se desplaza suavemente hacia la cadera. Mantenga esta posición durante cinco o seis segundos, aproximadamente, y vuelva a la postura inicial poco a poco. Repita el movimiento diez veces y pase a la otra pierna.

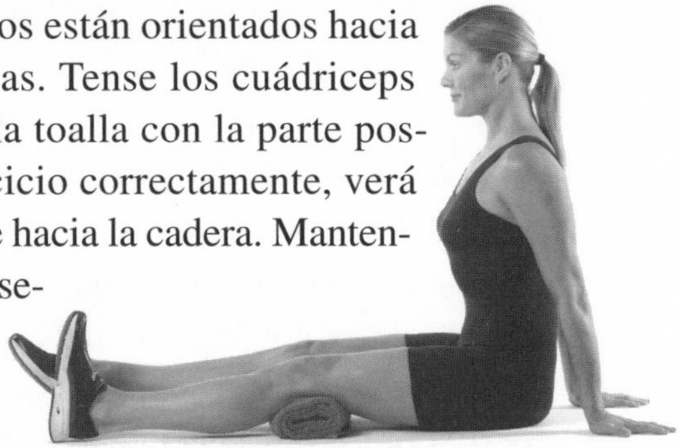

*Figura 11-5. Tonificación de cuádriceps.*

- En el caso de que padezca de problemas patelofemorales, tal vez sienta alguna molestia mientras practica este ejercicio. Para evitarlo, utilice una toalla enrollada como se indica. Si el dolor persiste, tense suavemente los cuádriceps y presione hacia abajo hasta notar los primeros pinchazos. En ese momento, aguante unos seis segundos y vuelva a relajarse. Probablemente no pueda repetir el movimiento diez veces, pero en unas semanas, a medida que vaya esforzándose más, podrá hacerlo sin que el dolor haya aumentado.

### EJERCICIO 6. TONIFICACIÓN DE LA PARTE POSTERIOR DE LA RODILLA

Continúe con la postura del ejercicio anterior, con las dos piernas estiradas por delante. Doble la rodilla sana suavemente hasta que el talón quede apoyado en el suelo o en la estera. Las manos deben quedar por detrás del tronco para mantener el equilibrio. Procure que las nalgas y las caderas estén en contacto con el suelo en todo momento. Presione con el talón de la pierna doblada hacia abajo para contraer los músculos de la región posterior de la rodilla (figura 11-6). Manténgase en esa posición durante seis segundos. Tras un breve descanso, repita el movimiento diez veces y pase a la otra pierna. Cuando note que ya no necesita hacer tanto esfuerzo como antes, doble o triplique el número de repeticiones.

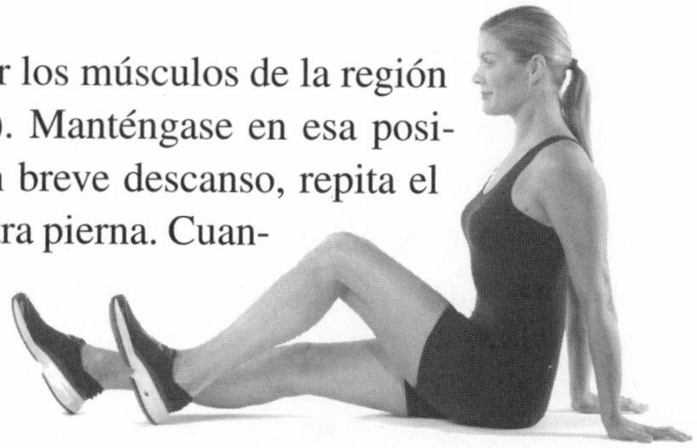

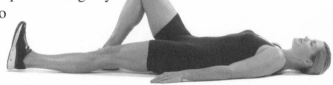

*Figura 11-6. Tonificación del tendón posterior de la rodilla.*

### Ejercicio 7. Estiramiento y alzamiento de piernas

Túmbese sobre su espalda y extienda los brazos paralelamente al tronco, con las manos extendidas para conseguir una mayor estabilidad. Doble la rodilla lesionada para tensar el cuádriceps (figura 11-7a). Procure que las nalgas y las caderas estén en contacto con el suelo en todo momento. Pase ahora a la otra pierna. Sin flexionar la rodilla, tense asimismo los cuádriceps y levántela suavemente

*Figura 11-7a. Estiramiento y alzamiento de piernas.*

hasta que la rodilla sana quede a la misma altura que la otra (figura 11-7b). A continuación, bájela poco a poco hasta volver a la posición inicial. Si ha realizado el ejercicio correctamente, su pantorrilla tocará el suelo antes que el talón. Haga diez repeticiones con cada pierna. En las próximas sesiones, intente llegar a las veinte y, más adelante, a las treinta.

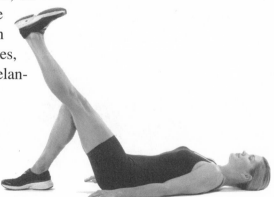

*Figura 11-7b.*

## Ejercicio 8. Abducción de cadera

Échese sobre la pierna lesionada, de manera que una cadera repose sobre la otra y las rodillas queden bien estiradas (figura 11-8a). Levante suavemente la pierna sana procurando no mover la otra (figura 11-8b). A continuación, vuelva a la posición inicial. Haga diez repeticiones y, después, repita el movimiento con la pierna lesionada. Posteriormente, pase a realizar dos o tres series de diez repeticiones.

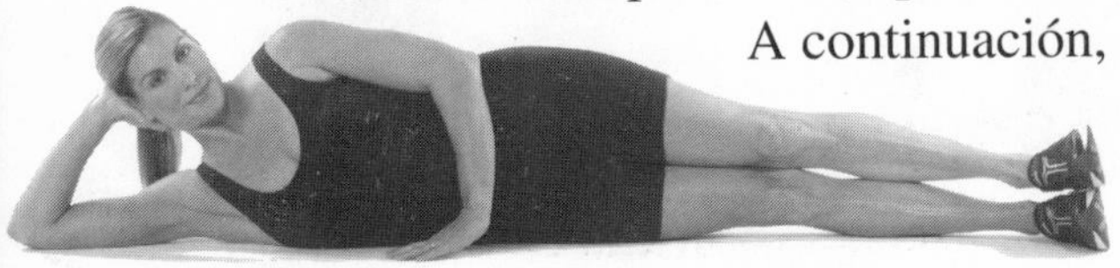

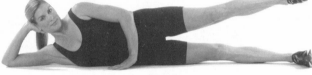

Figura 11-8a. Abducción de cadera.

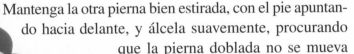

Figura 11-8b.

## Ejercicio 9. aducción de cadera

Colóquese en la misma posición que en el ejercicio anterior. Doble la rodilla lesionada y apóyela sobre el suelo por delante de usted (figura 11-9a). Mantenga la otra pierna bien estirada, con el pie apuntando hacia delante, y álcela suavemente, procurando que la pierna doblada no se mueva (figura 11-9b). A continuación, vuelva a la posición inicial. Repita el movimiento diez veces con una pierna y, luego, pase a la otra. Más adelante, cuando no encuentre más dificultades, pase a practicar dos series y, posteriormente, tres.

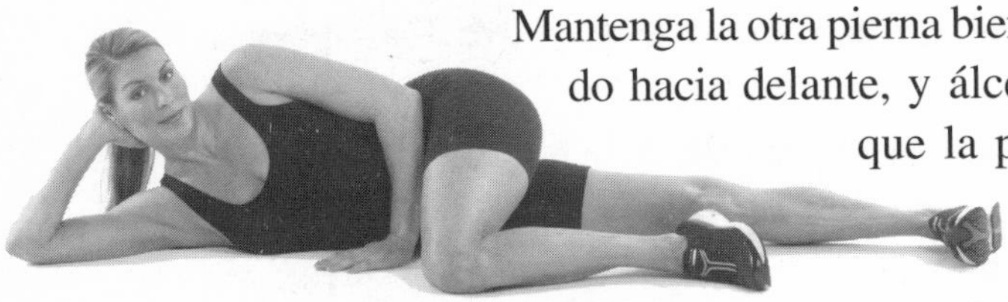

Figura 11-9a. aducción de cadera.

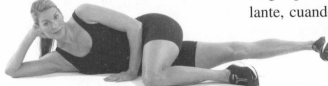

Figura 11-9b.

## Ejercicio 10. Extensión de cadera

Absténgase de practicar este ejercicio si padece algún problema de espalda. Túmbese boca abajo con los brazos cruzados bajo la barbilla (figura 11-10a). Estire la pierna sana lentamente sin doblar la rodilla (figura 11-10b). Procure no girar las caderas ni arquear la espalda. Repita el movimiento diez veces con una pierna y, luego, hágalo con la otra. Más adelante, si considera que el ejercicio es ya demasiado fácil, pase a practicar dos series y, posteriormente, tres.

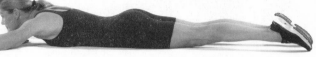

*Figuras 11-10a. Extensión de cadera.*

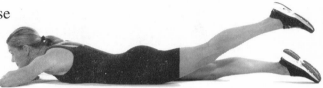

*Figura 11-10b.*

## Ejercicio 11. Extensión de cuádriceps

Siéntese en una silla, con los pies apoyados por completo en el suelo y las manos a los lados para asegurar el equilibrio (figura 11-11a). Estire lentamente la rodilla sana para tensar los cuádriceps (figura 11-11b). Vuelva a la posición inicial. Repita este movimiento diez veces y, luego, pase a la otra pierna. Cuando note que puede realizar el ejercicio con comodidad, pase a practicar dos o tres series de diez repeticiones.

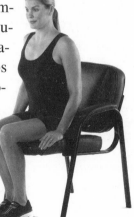

Si nota cualquier molestia en la rodilla lesionada mientras mueve la pierna, absténgase de completar el estiramiento y limite el ángulo de elevación.

*Figura 11-11a. Extensión de cuádriceps.*

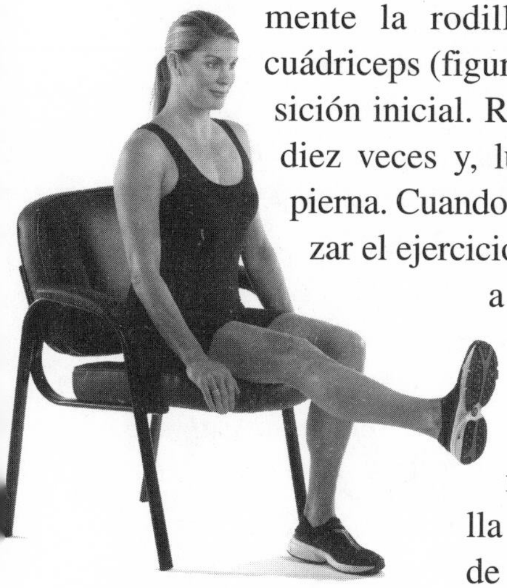

*Figura 11-11b.*

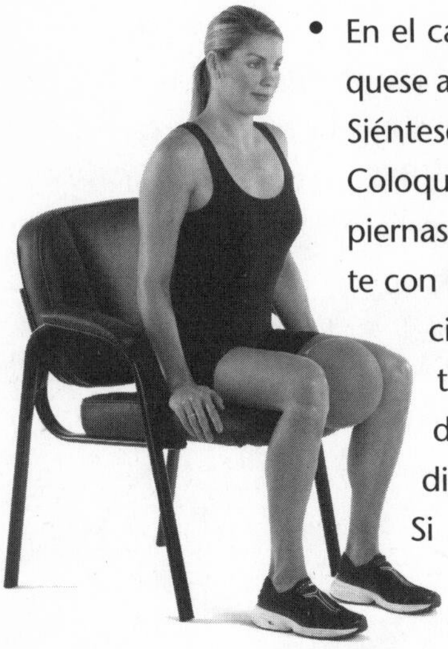

- En el caso de que padezca algún problema patelofemoral, dedíquese a fortalecer el músculo vasto medial oblicuo (VMO, pág. 46). Siéntese en una silla tal como se describe en este mismo ejercicio. Coloque una pelota o una almohadilla entre las piernas (figura 11-11c) y comprímalos lentamente con la rodilla sana (figura 11-11d). Preste especial atención a los cuádriceps de la parte interior de la rodilla. Al igual que en el resto de los ejercicios, repita el movimiento diez veces y pase a la pierna lesionada. Si nota alguna molestia, no tense tanto los músculos y procure reducir la amplitud de este movimiento.

*Figura 11-11c. Extensión de cuádriceps centrado en el VMO.*

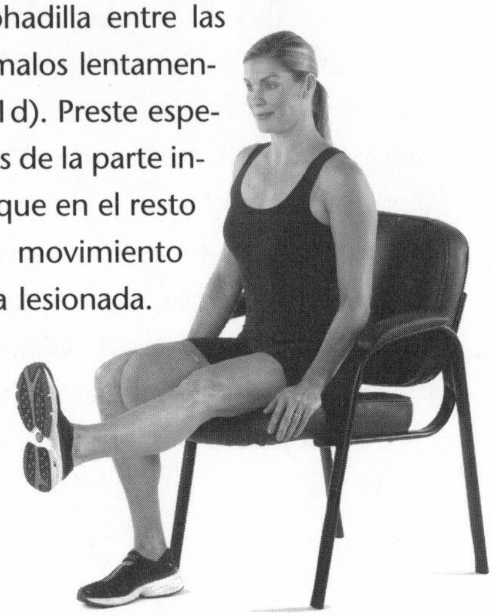

*Figura 11-11d.*

## EJERCICIOS DE CARGA

Para recuperar la plena funcionalidad de las rodillas y regresar a la normalidad cotidiana, debe estar en condiciones de soportar su propio peso corporal a lo largo del día. Los ejercicios siguientes (del 12 al 15) se han concebido para fortalecer los músculos que envuelven la rodilla y que permiten que se alce, baje, se doble y mantenga el equilibrio. Si en algún momento siente dolor o agarrotamiento, abandone el ejercicio y descanse. Siga con el resto del programa y espere una semana antes de retomarlo.

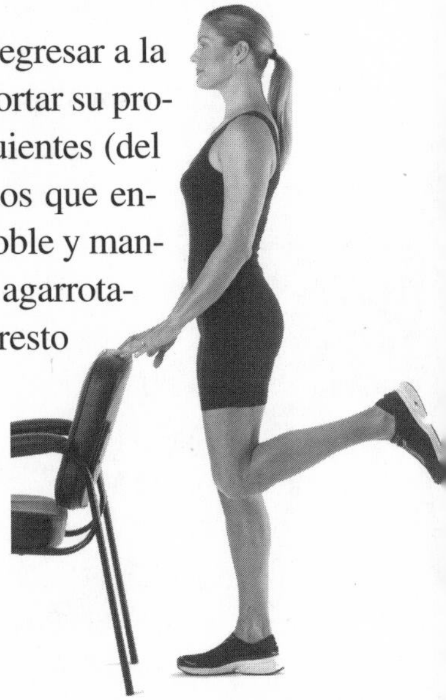

### EJERCICIO 12. FLEXIONES DEL TENDÓN POSTERIOR DE LA RODILLA

Apóyese en el respaldo de una silla o sobre el tablero de una mesa. Con las piernas juntas, doble la rodilla sana y, sin desplazarla hacia delante, intente tocar la nalga con el talón (figura 11-12).

*Figura 11-12. Flexiones del tendón posterior de la rodilla.*

Procure que los músculos posteriores se tensen. Repita el movimiento diez veces y luego pase a la otra. Cuando la serie no le exija ningún esfuerzo, haga dos y, más adelante, tres.

### EJERCICIO 13. ALZAMIENTO SOBRE LAS PUNTAS DE LOS PIES

Apoye bien los pies en el suelo y sujete bien el respaldo de la silla para mantener el equilibrio. Poco a poco, póngase de puntillas (figura 11-13). No incline los brazos o haga fuerza con ellos. Repita el movimiento diez veces e inmediatamente después pase a la otra. Cuando la serie no suponga ningún esfuerzo, haga dos y, más adelante, tres.

### EJERCICIO 14. DESCANSO SOBRE UNA PIERNA

Continúe apoyándose el respaldo de la silla o el tablero de la mesa. Cargue sobre la pierna más sana y doble la rodilla lesionada (figura 11-14), procurando mantener el equilibrio unos treinta segundos. Repita el ejercicio con la pierna más débil.

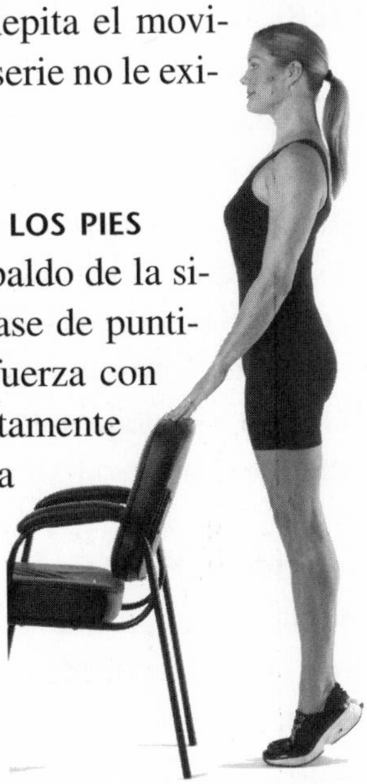

*Figura 11-13. Alzamiento sobre las puntas de los pies.*

Pase de una a otra hasta completar cinco series. Cuando pueda realizar el ejercicio sin dificultades, intente hacerlo con las manos levemente separadas del punto de apoyo (al que podrá volver si ve que pierde el equilibrio). Si todo sale bien, vaya un poco más allá y, con las manos apoyadas de nuevo, practique el ejercicio con los ojos cerrados.

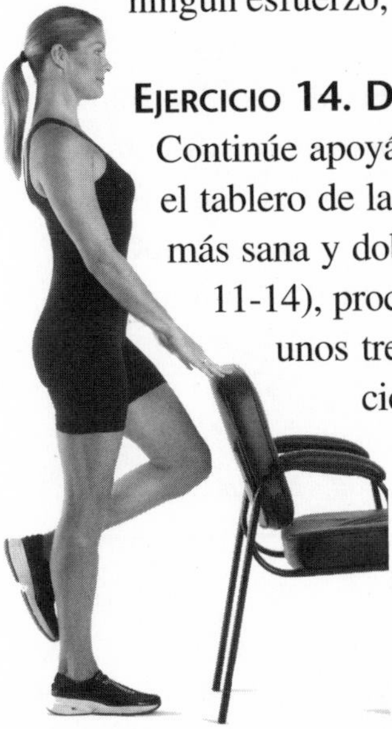

*Figura 11-14. Descanso sobre una sola pierna.*

### EJERCICIO 15. ALZAMIENTO SOBRE UN PIE

Este ejercicio puede considerarse una versión avanzada del 13. Después de haber practicado durante unas semanas el ejercicio anterior, intente alzarse sobre un solo pie, cambiando de pierna cada vez. Parta de la posición inicial que se muestra en la figura 11-14 y siga hasta alcanzar la que aparece en la figura 11-15.

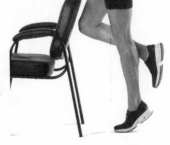

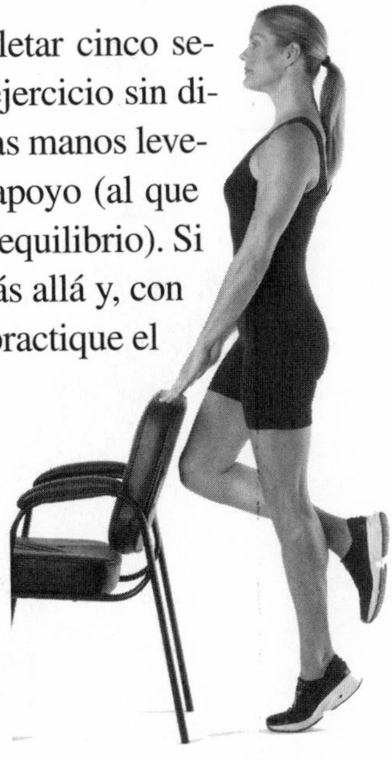

*Figura 11-15. Alzamiento sobre un pie.*

## EJERCICIOS DE ENTRENAMIENTO FUNCIONAL

Para realizar los ejercicios de carga, usted debe ser capaz de sostener todo su peso corporal con una sola pierna. Esta habilidad, por sí sola, es valiosísima, ya que permite que caminemos con un patrón de deambulación correcto y que realicemos otras muchas actividades, como ponernos los pantalones estando sentados. Gracias a los siguientes ejercicios (del 16 al 21), usted puede afinar estas habilidades para distribuir mejor el peso corporal al levantarse de la silla, así como doblarla en el transcurso de las tareas cotidianas o subir o bajar las escaleras.

### EJERCICIO 16. DESLIZAMIENTO POR LAS PAREDES

Incline la espalda hasta posarla suavemente en la pared. Alinee los hombros con las rodillas y adelante estas últimas unos cincuenta centímetros. Apoye los brazos contra la pared para aumentar la estabilidad y asegúrese de que los pies apuntan hacia delante en todo momento. Si se ha colocado bien, habrá adoptado una postura como la de la figura 11-16a. Sin apartar

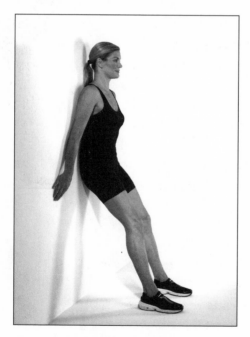 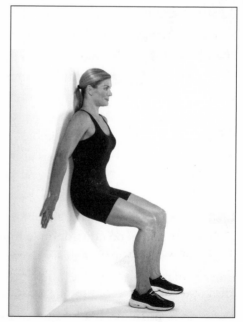

*Figura 11-16a.*
*Deslizamiento por las paredes.*

*Figura 11-16b.*

la espalda de la pared, descienda poco a poco hasta alcanzar una posición sedente. Deténgase si nota cierto dolor en las rodillas. En el caso de que no pueda adoptar una postura como la de la figura 11-16b, deténgase en cuanto comience a sentir las primeras molestias. Vuelva a la posición inicial y repita el ejercicio diez veces. Cuando la serie no le exija ningún esfuerzo, haga dos y, más adelante, tres.

## EJERCICIO 17. BUENOS DÍAS

Apóyese sobre la pierna sana y doble lentamente la rodilla lesionada, tal como se muestra en la figura 11-17a. Fije la vista en un punto del horizonte y procure que la espalda se mantenga recta en todo momento. Mantenga los brazos a los lados para asegurar el equilibrio. Si aun así trastabillea un poco, apóyese en el respaldo de una silla o en el tablero de una mesa y practique el ejercicio de esta forma durante toda una semana. Repita el movimiento diez veces sobre una pierna y luego pase a la otra. Cuando la serie no le exija ningún esfuerzo, haga dos y, más adelante, tres.

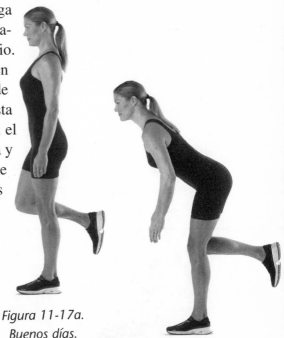

*Figura 11-17a.*
*Buenos días.*

*Figura 11-17b.*

## EJERCICIO 18. STEP-UP

Colóquese frente a un *step*, un taburete de unos diez centímetros de alto o un libro grueso. Si tiene problemas de equilibrio, busque un apoyo. Sin inclinarse, suba al *step* con la pierna sana (figura 11-18a), aunque sin balancear las caderas.

A continuación, lleve la otra al mismo sitio (figura 11-18b). Al bajar, dé un paso hacia atrás con esta pierna. De este modo, conseguirá realizar el

movimiento sin dañar la rodilla lesionada. Repita el
ejercicio diez veces cambiando de patrón: primero
con la pierna sana y luego con la otra. Al cabo de
unos cuantos días, comprobará una cierta mejoría.
Si es así, deberá realizar dos sesiones, primero, y
tres más adelante. Cuando el ejercicio le parezca
muy sencillo, cambie el *step* por uno de veinte
centímetros de alto o coloque más libros.

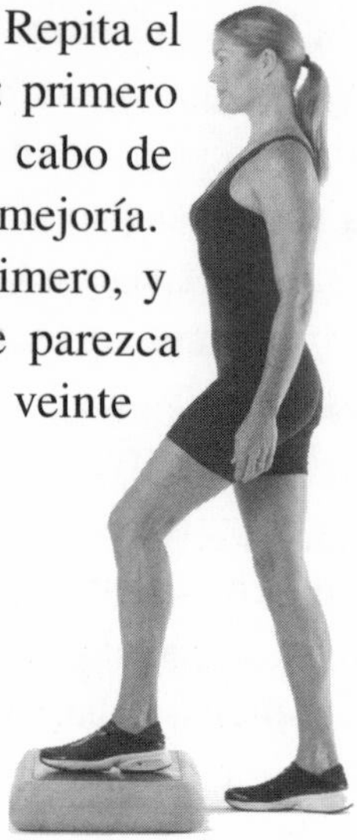

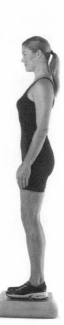

*Figura 11-18a. Step-up.*

*Figura 11-18b.*

## Ejercicio 19. Step-up lateral

Colóquese al lado del *step*, el libro o la base que ha utilizado en el ejercicio anterior. Suba lateralmente impulsándose con la pierna más sana (figura 11-19a), permanezca unos segundos
arriba (figura 11-19b) y baje con la lesionada. Este patrón de movimiento
permite que la rodilla más débil repita el ejercicio sin esforzarse apenas.
Practique una serie de diez repeticiones y, en las próximas ocasiones, trabaje el doble o el triple. Cuando le
parezca demasiado sencillo realizar
tres series, aumente la altura del *step*.

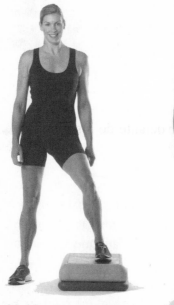

*Figura 11-19a. Step-up lateral.*

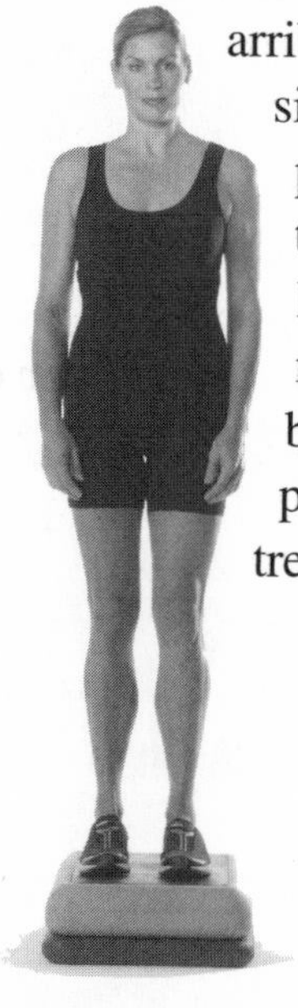

*Figura 11-19b.*

## Ejercicio 20. Deslizamientos contra el muro con una sola pierna

Este ejercicio es un desarrollo del ejercicio 16. Adopte la posición que puede verse en la figura 11-16a. A continuación, levante la pierna dañada unos cuantos centímetros y doble la rodilla (figura 11-20a). Agáchese poco a poco hasta sentarse, procurando que el peso se descargue sobre la pierna más fuerte (figura 11-20b). Vuelva a la posición inicial. Si el ejercicio le parece demasiado complicado, después de haberse sentado con una sola pierna, levántese lentamente con las dos. Realice una serie de diez repeticiones con cada pierna y, en adelante, procure practicar dos o tres series.

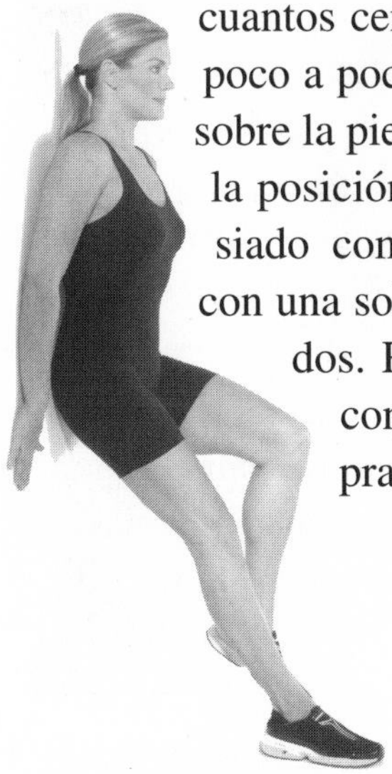

*Figura 11-20a. Deslizamientos contra el muro sobre una sola pierna.*

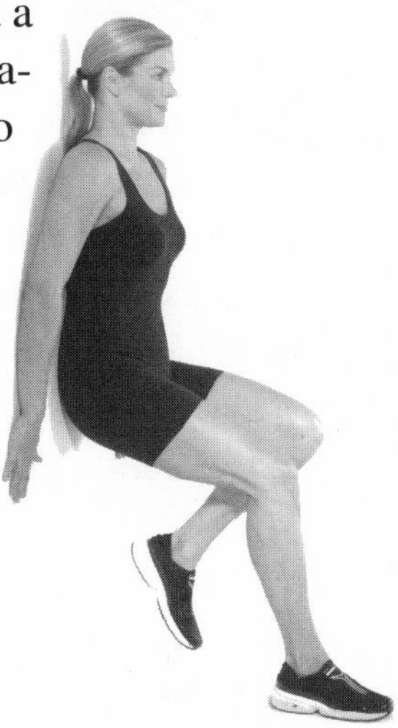

*Figura 11-20b.*

## Ejercicio 21. Miniflexiones

Colóquese de espaldas a la silla procurando que los hombros queden completamente alineados con los pies y las rodillas. Coloque los brazos por detrás del tronco (figura 11-21a). A continuación, doble las rodillas y comience a descender hasta sentarse (figura 11-21b). Mantenga el equilibrio con los brazos y evite que las rodillas queden por delante de los pies. Vuelva a la posición inicial. Repita la serie diez veces y, en futuras ocasiones, haga dos o tres series más.

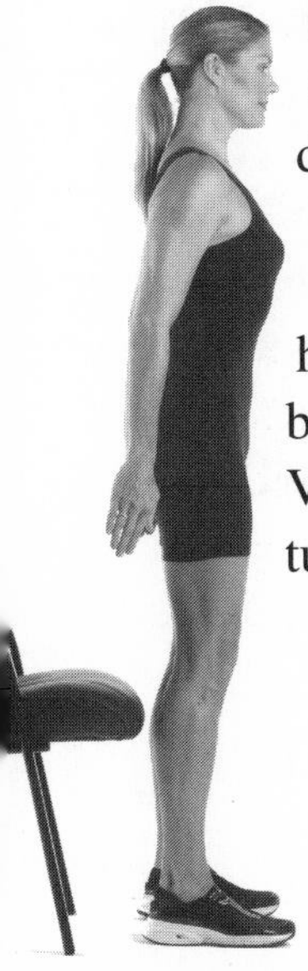

*Figura 11-21a. Miniflexiones.*

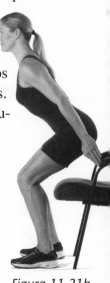

*Figura 11-21b.*

## EJERCICIOS DE RESISTENCIA CON THERA-BAND

Las bandas elásticas de látex, gracias a la resistencia que muestran al estirarse, ayudan a aumentar el esfuerzo. Las Thera-Band tienen unos 15 cm de grosor y se comercializan en varios colores según su grado de resistencia. Las amarillas son las más flexibles; las demás (rojas, verdes, azules y grises), presentan una mayor dificultad. Gracias a ellas, los músculos trabajan más y se refuerzan. En los ejercicios 22, 23 y 24, puede unir los extremos para obtener una cinta elástica. En el último ejercicio, el 25, basta con utilizar una tira.

A medida que los músculos adquieren tonicidad, puede pasar de un tipo de Thera-Band a otro, tal como se ve en la escala de esta misma página. Vaya de la amarilla a la roja cada vez que el ejercicio le parezca demasiado sencillo y busque una resistencia mayor. Siga el mismo criterio para pasar a la verde, la azul y la gris.

### Fases de la progresión con Thera-Band

| Amarilla | 1 secuencia de 10 repeticiones |
|----------|--------------------------------|
|          | 2 secuencias de 10 repeticiones |
|          | 3 secuencias de 10 repeticiones |
| Roja     | 2 secuencias de 10 repeticiones |
|          | 3 secuencias de 10 repeticiones |
| Verde    | 2 secuencias de 10 repeticiones |
|          | 3 secuencias de 10 repeticiones |
| Azul     | 2 secuencias de 10 repeticiones |
|          | 3 secuencias de 10 repeticiones |
| Gris     | 2 secuencias de 10 repeticiones |
|          | 3 secuencias de 10 repeticiones |

### EJERCICIO 22. EXTENSIÓN TERMINAL DE RODILLAS CON THERA-BAND

Sitúese detrás de la silla y apoye las manos sobre el respaldo. Pase la cinta elástica de Thera-Band por una de las patas traseras e introduzca la pierna tal como puede verse en la figura 11-22a. En el caso de que note cierta incomodidad, puede protegerse la rodilla con una toalla o un pañuelo. Alinee paralelamente la cinta elástica y dé un paso atrás para que se tense. Comience a estirar con suavidad la rodilla hasta que sus cuádriceps se hayan tensado por completo (figura 11-22b). Procure no mover las caderas. Repita la secuencia diez veces con cada pierna. Si lo desea, puede aumentar la resistencia y el esfuerzo siguiendo las indicaciones de la tabla que aparece en la página anterior.

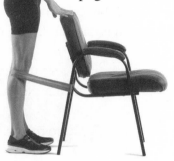

*Figura 11-22a. Extensión terminal de rodillas con Thera-Band.*

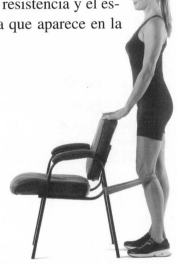

*Figura 11-22b.*

## EJERCICIO 23. EXTENSIONES DE CUÁDRICEPS CON THERA-BAND

Siéntese con la espalda erguida en la silla y colóquese una cinta elástica de Thera-Band en los tobillos (fig. 11-23a). Estire por completo la pierna dañada hasta alcanzar la posición de la figura 11-23b. Repita el movimiento diez veces y, después, vuelva a practicarlo con la otra pierna. Si lo desea, puede aumentar la resistencia y el esfuerzo siguiendo las indicaciones de la tabla de la página 198.

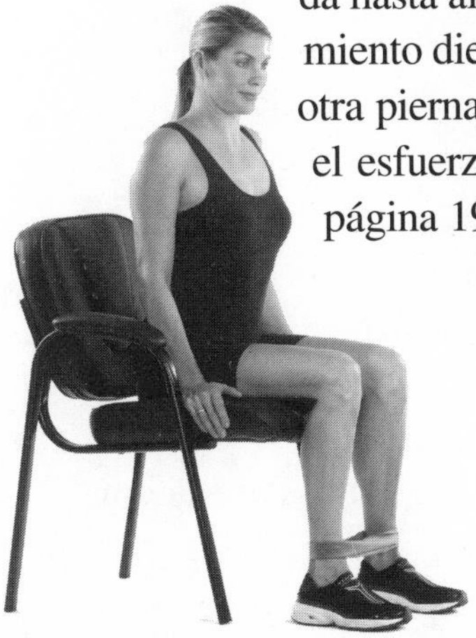

*Figura 11-23a. Extensiones de cuádriceps con Thera-Band.*

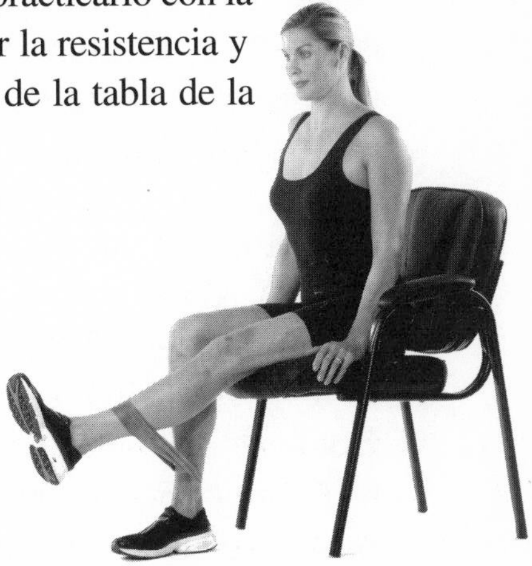

*Figura 11-23b.*

### Ejercicio 24. Flexiones del tendón posterior de la rodilla con Thera-Band

Este ejercicio debe realizarlo *sólo* con la pierna lesionada. Continúe en la silla sin quitarse la cinta elástica de Thera-Band. Estire las piernas tal como puede verse en la figura 11-24a, doble la rodilla dañada llevando el tobillo hacia la nalga (figura 11-24b) y vuelva a la postura inicial. Repita la secuencia diez veces. Si lo desea, puede aumentar la resistencia y el esfuerzo siguiendo las indicaciones de la tabla de la página 198.

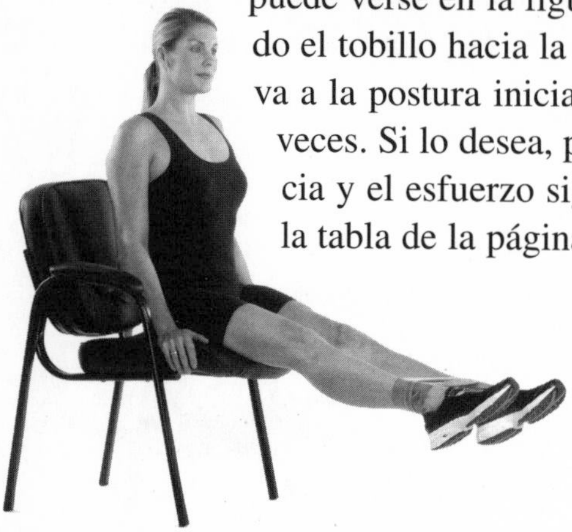

*Figura 11-24a. Flexiones del tendón posterior de la rodilla con Thera-Band.*

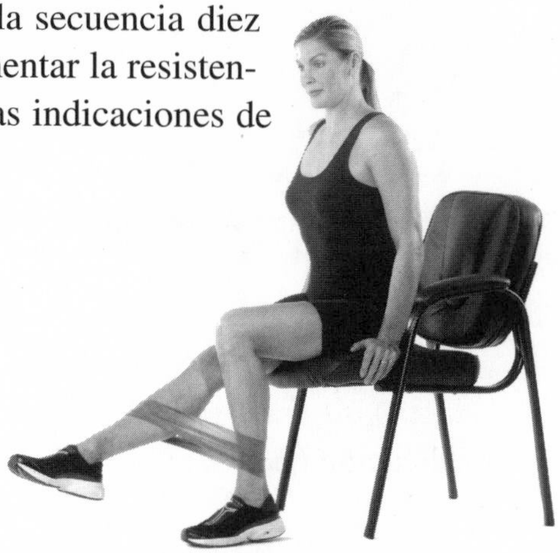

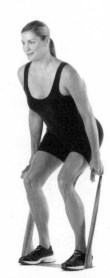

*Figura 11-24b.*

### Ejercicio 25. Miniflexiones con Thera-Band

Colóquese sobre una tira de Thera-Band, con los pies y los hombros alineados. Doble las rodillas hasta alcanzar una flexión parcial y estire la Thera-Band cuanto pueda, tal como puede verse en la figura 11-25a. A continuación, yérgase hasta recuperar la postura inicial sin dejar de estirar (figura 11-25b). Al flexionarse, procure que las rodillas no queden por delante de las puntas de los pies. Repita la secuencia diez veces y, después, incremente la resistencia y el esfuerzo siguiendo las indicaciones de la tabla de la página 198.

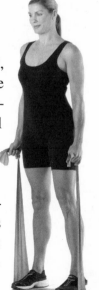

*Figura 11-25a. Miniflexiones con Thera-Band.*

*Figura 11-25b.*

# 12. Cirugía de la rodilla

Esperamos que la información de este capítulo sea completamente nueva para usted.

Si usted se ha tomado en serio el programa de ejercicios en la piscina, en tierra o los dos, pero no cree que hayan mejorado el estado de su rodilla, quizás deba comenzar a pensar en una operación quirúrgica. Tal vez la medicación que tome para el dolor no le sirva de mucho y pase las noches en vela o quizás haya llegado a un punto en que ya no puede moverse como antes. En esos casos, es muy probable que el doctor le haya recomendado pasar por el quirófano.

## Decida si le conviene posponer la operación

El desarrollo tecnológico es una buena razón para dejar una operación para más adelante. Todos deseamos alcanzar una solución menos agresiva para los problemas de la rodilla y cada día parece que estamos más cerca. Probablemente, en cinco o diez años las técnicas quirúrgicas hayan cambiado completamente y podamos utilizar láseres o ultrasonidos para destruir espolones del mismo modo que se eliminan las piedras del riñón. Asimismo, podría desarrollarse una sustancia similar a la que componen los cartílagos para inyectarla en la articulación de la rodilla. Sin embargo, a pesar de lo que puedan anunciar algunas empresas farmacéuticas, todavía no existe. Incluso es posible que la terapia génica pueda sernos útil para prevenir ciertos trastornos.

Todas las intervenciones quirúrgicas que se presentan en este capítulo se han llevado a cabo en el quirófano del hospital Cedars-Sinai de Los Ángeles, si bien también se practican en otros de Nueva York, Seattle, Chicago, Atlanta y, por supuesto, en muchos otros centros europeos.

Esperamos que, gracias a la experiencia de nuestros pacientes, se convenza de que una operación no es algo que deba temer demasiado. En los cuatro casos que se muestran a continuación, se tratarán las siguientes lesiones:

- Menisco.
- Fractura de meseta tibial.
- Reconstrucción del ligamento cruzado anterior (LCA).
- Reemplazo de la articulación (total, unicompartimental, etc.).

## CIRUGÍA DEL MENISCO

En el trancurso de un partido de tenis, un programador informático dio un mal revés y notó una dolorosa punzada en la rodilla. Abandonó el juego, volvió a casa y aplicó frío en ambas rodillas durante todo el día. Aunque no apreció ninguna hinchazón, el dolor persistió durante varios días. Al cabo de una semana, mientras volvía a casa en coche, se dio cuenta de que no podía doblarla por completo. Poco después, por la tarde, comenzó a cojear por culpa de los pinchazos que sentía en la articulación.

Las roturas de menisco pueden ser largas o cortas y se adoptan diversas formas y ángulos. Mientras algunas ocurren de repente y raramente se agravan, una rotura en forma de asa puede agrandarse y provocar un desplazamiento del cartílago. En este caso, un fragmento del menisco flota en la articulación y esa «asa» actúa como un tope que limita el movimiento de la rodilla (figura 3-3, pág. 40).

La cirugía del menisco se basa en la artroscopia, término formado por las palabras griegas *arthron* («articulación») y *skopos* («observación»). Durante este tipo de intervención, se practica una pequeña punción a través de la cual se inserta una microcámara que envía imágenes del interior de la articulación a un monitor.

Antes de que se difundiese esta técnica en la década de 1970, se hacían operaciones abiertas en las que se debía cortar los tejidos cutáneos y blandos que tenía graves consecuencias posteriores. Además, era habitual eliminar el menisco por completo, lo cual aceleraba la degeneración de la rodilla. En la actualidad, los pequeños instrumentos que se introducen en el interior de la articulación permite ver el daño producido en el menisco y decidir si puede repararse o bien hay que retirar los fragmentos.

La figura 12-1 reproduce una fotografía tomada durante una artroscopia. Compárese con la figura 12-2, en la que se aprecia un menisco medial en perfectas condiciones. En la medida en que la rotura se ha producido en la zona blanca (pág. 32), no cabe ninguna posibilidad de que el menisco se regenere, por lo que es preciso repararlo. En la figura 12-3 puede verse el estado del menisco después de haber eliminado el fragmento. Si la rotura se hubiese producido en la zona roja (pág. 32), bastaría con suturarlo y esperar seis semanas a que se recuperase.

El paciente recuperó completamente la movilidad y volvió a la cancha tan pronto como notó que habían desaparecido las molestias. Gracias a que no se inyectó cortisona, el proceso de curación fue real. No se olvide de rechazarla cuando su médico le proponga un tratamiento de este tipo durante la operación y el postoperatorio.

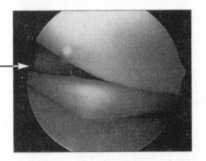

*Figura 12-1. La flecha señala una rotura en forma de asa en el menisco.*

*Figura 12-2. Vista de un menisco en condiciones normales.*

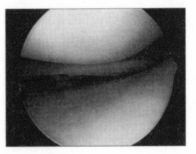

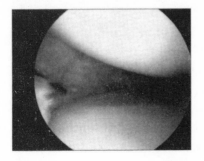

*Figura 12-3. Menisco después de haber eliminado los fragmentos que no han podido reintegrarse.*

## FRACTURA DE MESETA TIBIAL

Un paciente de cuarenta años de edad cayó mientras esquiaba. Sintió un leve estallido en su rodilla y, seguidamente, un dolor agudo que le impedía mantenerse sobre esa pierna. Afortunadamente, una patrulla de salvamento pudo recogerlo y no se le detectó ninguna otra lesión o dislocación. Ya en el centro médico, las radiografías confirmaron que se había fracturado la meseta tibial. Se le aplicó frío en la rodilla y se le preparó para una tomografía para determinar la gravedad del daño. Las pruebas demostraron que debía operarse o bien inmovilizar la zona y obligarlo a caminar con muletas durante las seis semanas siguientes.

En ese caso, se optó por la cirugía para evitar que una abrasión del cartílago causase hinchazones, dolores o malas alineaciones que acabarían por degenerar en una artritis ósea postraumática (pág. 49).

Hasta hace relativamente poco tiempo, ante una fractura de este tipo, se procedía a abrir la rodilla mediante una incisión de unos 15 cm de largo, con el consiguiente daño para la piel y los músculos, y se intervenía directamente sobre el hueso. La solución más habitual consistía en un injerto de hueso mediante el cual se suplía la pérdida fijando un trozo con grapas y tornillos, tal como puede verse en la radiografía reproducida en la figura 12-4a. En la actualidad, basta con practicar una incisión mucho más corta guiada por rayos X para insertar dos clavijas horizontalmente a lo largo de la parte de la tibia que se halla por debajo de la meseta tibial y a las que se fijan dos tornillos. A través de una artrosco-

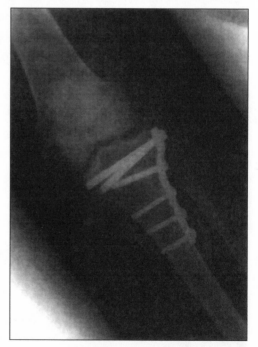

*Figura 12-4a. Según el antiguo método de reparación de una fractura de meseta tibial, los tejidos que recubren la zona afectada son los más dañados a causa del considerable número de tornillos empleados.*

pia en la articulación, se pueden ajustar estas piezas para forzar la reintegración de los fragmentos. Gracias a estos procedimientos, los tejidos no sufren tanto como si se colocase una placa. Según el método antiguo, existía la posibilidad de que alguna de las piezas insertadas provocase inflamaciones de los músculos adyacentes. Gracias a la nueva técnica, la invasión es mínima y la recuperación es mucho más sencilla —y, por lo tanto, más rápida—. En la radiografía reproducida en la figura 12-4b puede verse el resultado de una operación de este tipo.

El paciente recibió el alta dos días después y pudo volver a disfrutar de sus hábitos, incluido el esquí. Las piezas que se le instalaron no le han causado ningún dolor y no es preciso realizar ninguna otra intervención para retirarlas.

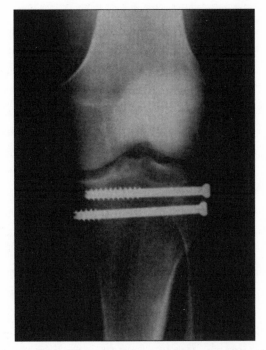

*Figura 12-4b. En la actualidad, para reparar una lesión de este tipo, basta con dos tornillos, por lo que el daño de los tejidos se reduce notablemente.*

## RECONSTRUCCIÓN DEL LIGAMENTO CRUCIAL ANTERIOR (LCA)

Una actriz de treinta y cinco años aficionada a jugar al baloncesto durante los fines de semana saltó para recoger un rebote con la mala fortuna de que, al aterrizar sobre su contrincante, oyó cómo estallaba su rodilla y ésta comenzaba a hincharse. Abandonó la cancha cojeando y de inmediato puso la pierna en alto y se aplicó una bolsa de hielo en la zona afectada. El diagnóstico por resonancia magnética confirmó una fractura del ligamento crucial anterior.

La reconstrucción de este ligamento es uno de los mayores retos para un cirujano, ya que la solución debe ser lo más simple y eficaz posible. En la facultad se enseña que todo ligamento roto debe recomponerse siguiendo la pauta original, es decir, procurando que se inserte en los mismos puntos donde se hallaba, pues de otro modo será muy difícil que el paciente recupere por completo su movilidad y estabilidad. No son pocos los casos en que, tras haberse sometido a una reconstrucción de este tipo, los pacientes no pueden doblar ni estirar la rodilla como antes y lo consideran una fatalidad en la que el cirujano no ha tenido nada que ver. Sin embargo, gracias a la artroscopia puede observarse el interior de la rodilla y localizar el punto exacto donde el ligamento se unía al hueso.

Tras exponer la situación a la paciente y mostrarle todas las posibilidades, optó por un injerto. Los materiales que suelen utilizarse, además del Gore-Tex y otros productos sintéticos, suelen ser ligamentos tomados de un cadáver (con lo cual se habla de un *xenotransplante*) o bien trozos del tendón patelar o del tendón posterior de la rodilla (en cuyo caso se habla de *autotransplante*). La primera posibilidad exige la presencia de un donante, mientras que la segunda se basa en un simple traslado. La extracción de un trozo del tendón posterior de la rodilla, a diferencia de lo que ocurre con el tendón patelar, es muy poco invasiva y no requiere un periodo de recuperación demasiado largo.

## El transplante más recomendable

A pesar de que los ligamentos procedentes de cadáveres ofrecen plenas garantías por lo que respecta al sida y la hepatitis, se han dado casos de contagio o infecciones causadas por xenotransplantes. Cuando se extrae sólo una hebra del tendón, hay que tener en cuenta que ésta es mucho más delgada que el ligamento crucial anterior, por lo que los cirujanos deben buscar el modo de suplir esa carencia. Personalmente, prefiero tomar un trozo del tendón patelar porque me parece más seguro y resistente para la reconstrucción. En el caso de que su médico le recomiende alguna de las otras dos opciones, pídale que le explique las causas de su decisión. Pregúntele si existe riesgo de infección o cómo puede adaptarse una fibra mucho más estrecha al ligamento dañado. Cada una de estas soluciones entraña una operación diferente y usted debe saber cómo va a afectarle.

El ligamento crucial anterior está muy vascularizado, por lo que, al romperse, libera una gran cantidad de sangre en la articulación, de ahí que se produzca una rápida hinchazón. Antes de realizar la resonancia magnética (pág. 109), se debe aspirar el líquido de la articulación mediante la una cánula. En el caso de que se encuentre sangre, puede diagnosticarse una rotura del ligamento. No obstante, el examen por resonancia magnética sigue siendo útil, ya que permite apreciar la lesión con más detalle.

La figura 12-5 reproduce una imagen obtenida por resonancia magnética de un ligamento crucial anterior intacto. La figura 12-6, en cambio, muestra un ligamento roto. Obsérvese las fibras deshilachadas y los hematomas. En la figura 12-7, por último, se aprecia el injerto de un trozo del ligamento patelar tras la reconstrucción.

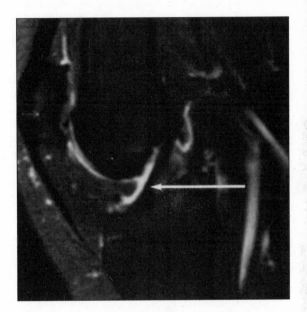

Figura 12-5. La flecha indica un ligamento en perfecto estado. (Imagen tomada por resonancia magnética.)

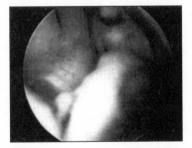

Figura 12-6. Rotura del ligamento crucial anterior en el que se aprecian restos de fibras y hematomas.

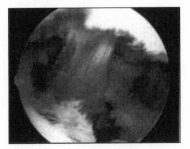

Figura 12-7. Nuevo ligamento tras el injerto.

La paciente pudo volver a practicar deporte, aunque con ciertas precauciones. Durante los tres meses de postoperatorio, debió llevar un vendaje fuerte. Posteriormente, se vio obligada a ponérselo cada vez que debía realizar cualquier tipo de ejercicio en el que fuese preciso saltar o pivotar sobre la pierna. Aunque no le ofrecía demasiada estabilidad, era útil desde un punto de vista psicológico, ya que la obligaba a moverse con más cuidado y le servía para recordar a quienes la rodeaban que debían tomar ciertas precauciones.

## REEMPLAZO DE LA ARTICULACIÓN

Un directivo retirado de cincuenta y cinco años solía jugar al golf y al tenis. Un buen día decidió aumentar el tiempo que dedicaba cada semana a estas aficiones y no tardó mucho en sufrir las consecuencias: un dolor punzante y una molesta hinchazón en la rodilla. Al principio tuvo que dejar de jugar. Unos tiempo después le fue imposible subir las escaleras y los analgésicos dejaron de surtirle efecto. Inició un programa de ejercicio en el agua para evitar una intervención quirúrgica que dio algunos buenos resultados, pero a los tres meses hubo de abandonarlo a causa del dolor. Las radiografías —que aparecen en el capítulo 6— muestran los síntomas típicos de una artritis ósea (figuras 6-2a y 6-2b de la pág. 107), a saber:

*a*) Reducción del espacio articular.
*b*) Espolones (osteofitos).
*c*) Quistes (manchas oscuras en el hueso).
*d*) Esclerosis (áreas excesivamente blancas que indican un aumento del calcio).

El paciente decidió someterse a una operación de reemplazo de la articulación. Las radiografías de las figuras 12-8a y 12-8b de la página siguiente muestran el estado de la rodilla una vez reconstruida. Obsérvese que se han preservado los ligamentos medial y lateral, así como la patela y los músculos. La técnica empleada ha permitido mantener una gran cantidad de hueso. De hecho, sólo se han reemplazado el cartílago y el ligamento crucial anterior, y se ha eliminado el crucial posterior. La pieza, de metal y plástico, se ha ajustado a las terminaciones del hueso.

Tras un postoperatorio de tres días, el paciente fue dado de alta y emprendió un programa de rehabilitación de seis semanas. Seis meses después, volvió a jugar al golf y al tenis. En la actualidad, disfruta de su merecido retiro practicando sus deportes favoritos.

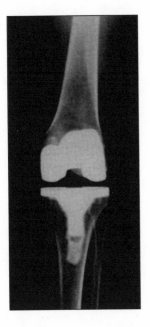

Figura 12-8a. Vista frontal de una rodilla después de una intervención quirúrgica completa.

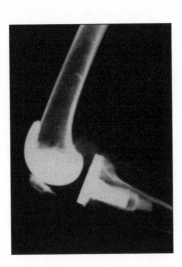

Figura 12-8b (derecha). Vista lateral de una rodilla después de una intervención quirúrgica completa.

## CONVIENE RESPETAR LAS ANTIGUAS INCISIONES

Si usted se ha sometido a una operación de rodilla anterior —tal vez una reparación de fractura o una meniscectomía abierta—, el cirujano debería valerse de la antigua incisión. Antes de cortar, debería comprobar si el tejido regenerado es normal o bien si éste es un grueso amasijo de capas, nervios y vasos, en cuyo caso debería buscar otro punto de acceso, ya que no podría guiarse con plena seguridad. Si lo piensa bien, no le hará ninguna gracia que alguien comience a cortar si no puede distinguir qué está cortando. Para evitar problemas, puede tomarse una muestra y observarla para saber si es practicable o no.

# 13. Dentro y fuera del hospital

Si usted nunca se ha sometido a una operación o nunca ha pasado demasiado tiempo en un hospital, seguramente tendrá muchas dudas y miedos a la hora de afrontar una intervención quirúrgica. En este capítulo le ayudaremos a superar su incertidumbre y a familiarizarse con el nuevo medio del mismo modo en que lo haría un compañero veterano.

Una de las primeras cosas que debe hacer es buscar a un pariente que haya pasado por el mismo trance. Gracias a mi larga experiencia, he podido establecer una tipología de pacientes basada en la edad y los principales rasgos de su personalidad. De este modo, puedo solicitar a algunos de ellos su ayuda a la hora de asesorar o tranquilizar a los recién llegados. El archivo es bastante completo, por lo que puedo buscar, por ejemplo, a una mujer de mediana edad que practique deporte con frecuencia para que hable con otra de su mismo perfil. Además, suelo emparejar a los pacientes por su sexo —es decir, los hombres con los hombres y las mujeres con las mujeres— y por su diagnóstico. Si usted sufre artritis, rotura de ligamentos o de menisco en una o dos rodillas y, por si fuera poco, alguna dolencia en la cadera o la zona lumbar, podrá charlar con alguien que haya padecido lo mismo que usted y se haya sometido a la misma intervención. Probablemente, habrá algunas preguntas que no se atreva a preguntarme, del tipo «¿volveré a ir al baño por mi cuenta?» o «¿cuándo podré hacer el amor de nuevo?». Por extrañas que puedan parecer, son tan importantes como «¿recuperaré el tacto?» o «¿cuál es la mejor postura para dormir?». No obstante, todo depende también del grado de confianza que tenga con el doctor, aunque, si lo piensa bien, tal vez le resulte mucho más cómodo consultarlo con un antiguo paciente.

Si usted ha pasado por una meniscectomía o cualquier otra intervención artroscópica, es muy probable que reciba el alta pasadas veinticuatro horas, aunque todo depende de la decisión del médico y de la cobertura del seguro. Tan sólo en las operaciones más complejas, como el reemplazo de una articulación, es preciso que el paciente permanezca en el hospital durante varios días.

## ANTES DE LA OPERACIÓN

Mientras espera el día en el que debe ingresar en el hospital, debe tener en cuenta algunos detalles que le ayudarán a mejorar los resultados.

a) *Visite a un internista o a su médico de cabecera*. Aunque el modo de trabajar de ambos médicos es totalmente diferente, ambos se preocupan por su estado de salud general. Una semana antes de entrar en el quirófano, deberá someterse a una revisión general para asegurarse de que puede ser operado. El doctor observará la condición en que se encuentran su corazón y sus pulmones, solicitará análisis de sangre y le hará radiografías del pecho. De este modo, se asegurará de que usted puede soportar la anestesia y el daño que supone la intervención.

En la mayor parte de los casos, basta con solicitar una visita con el médico que suele atenderle en el ambulatorio de su barrio. No obstante, si posee un seguro médico privado, también puede acudir a la consulta de un especialista.

b) *Prepare la casa para la vuelta*. Si usted vive lejos del hospital, conviene que tome ciertas medidas para facilitar el regreso. Tal vez deba ayudarse de unas muletas o de un bastón, por lo que no estará de más que intente despejar el camino y mover algún mueble que pueda cerrarle el paso. Si las sillas le parecen demasiado pesadas, coloque algunos cojines para que pueda sentarse con facilidad. Tampoco estará de más que se prepare unos cuantos platos preparados y los deje en la nevera. Los primeros días suelen ser bastante molestos y debe evitar demasiados esfuerzos. Apártese la ropa que piensa ponerse durante esos días y déjela fuera del armario. Eche un vistazo al cuarto de baño y piense en la necesidad de instalar alguna barra cercana al retrete o a la ducha.

*c*) *Asista a alguna reunión en la que se explique con detalle la operación que se le practicará*. En algunas ocasiones, algunos centros preparan alguna sesión informativa sobre diversos detalles relacionados con la intervención a la que va a someterse. En el transcurso de esos encuentros no sólo se explica en qué consiste la operación, sino que se informa de todos los trámites y documentos que deben tenerse en cuenta. En algunos casos, puede que telefoneen para comprobar los datos de su historial, asegurarse de la medicación que toma y, de paso, recordarle que debe presentarse en ayunas.

Si el hospital no programa ninguna actividad de este tipo, no tiene que preocuparse. En este mismo capítulo usted encontrará toda la información necesaria. Por otra parte, también puede hacer todo tipo de consultas al médico o a los enfermeros que le han atendido. Con un poco de paciencia e interés, sabrá todo lo que necesita acerca de la anestesia, los analgésicos, el uso de muletas y andadores, así como lo que ocurrirá durante su estancia en el centro. No debe olvidar, además, que el resultado depende en buena parte de usted, por lo que no estará de más que se informe acerca de los programas de rehabilitación —que dependerán siempre del estado en que haya quedado su rodilla después de la operación—. Tenga en cuenta que la rodilla es una articulación muy compleja en la que se imbrican diversos ligamentos, músculos y cartílagos como el menisco, y que la terapia debe garantizar la recuperación de todos ellos. Usted deberá buscar todo tipo de recursos para contener el dolor y lograr que su rodilla vuelva a flexionarse y estirarse como antes. Las sesiones preoperatorias le ayudarán a tomar conciencia del trabajo que tiene por delante.

*d*) *Póngase en contacto con el banco de sangre*. En la mayor parte de las intervenciones de rodilla, suele aplicarse un torniquete en la pantorrilla, por lo que se pierde muy poca sangre y no se necesita una transfusión demasiado grande. Sin embargo, el cirujano tiene la última palabra y, si lo considera preciso, tal vez le sugiera que usted o algún familiar puede donar una cierta cantidad. Por lo general, no suele pasar del litro, aunque el propio banco de sangre se pondrá en contacto con usted y le indicará todo cuanto debe hacer. Quizás algún familiar o amigo se preste a darla, lo cual es admirable. Asegúrese, no obstante, de que cumple con todos los requisitos sanitarios. No sólo en lo referente al sida —cuya posibilidad de contagio es tal vez el temor más difundido—, sino también a la hepatitis o a otras enfermedades infecciosas. Con todo, si desea estar completamente seguro, lo mejor es que sea usted mismo quien done la sangre para su operación.

Si tiene alguna duda al respecto, consúltela con su cirujano o, si lo prefiere, con el personal del banco de sangre. Piense que suele extraerse con unas semanas de antelación y que, dado que la cantidad es considerable, deberá prever varias sesiones. Si le dan miedo las agujas o tiene algún reparo, coméntelo con los técnicos que le asistan: harán todo lo posible para que su experiencia sea lo más cómoda posible.

e) *Asegúrese de las prestaciones de su seguro médico.* En el caso de que usted haya preferido operarse en un centro privado, deberá ponerse en contacto con su mutua para informarse de todos los detalles y conocer cuáles son los servicios que cubre el seguro y cuáles los que deberá abonar aparte. Por lo general, la empresa se encarga de realizar todos los trámites y le informará puntualmente de todas las gestiones. Si, en cambio, usted dedice recurrir a la sanidad pública, tan sólo deberá esperar a que le asignen un día de ingreso. Ambas opciones son buenas y no tendrá que preocuparse por nada.

De todos modos, es preciso asegurarse de la disponibilidad de material ortopédico (muletas, andadores, bastones, etc.) que tal vez haya de emplear durante el periodo de convalecencia, ya que, si ningún amigo o familiar puede prestárselo, en algunas ocasiones tendrá que adquirirlo o alquilarlo.

## EL DÍA DE LA OPERACIÓN

A pesar de que los quirófanos están abiertos durante todo el día, el cirujano le habrá asignado una hora determinada para realizar la operación sin ningún tipo de prisas. Dependiendo del calendario, tal vez deba acudir a primera hora de la mañana (hacia las ocho, más o menos) o bien a media tarde. Sea como fuere, asegúrese de que ha preparado una bolsa de viaje con todo lo necesario y de que llega con antelación al hospital. No olvide tampoco de que no puede ingerir nada en las últimas cuatro horas. Como puede imaginar, la duración de cada operación depende de la gravedad de la lesión y de cuanto suceda en el quirófano.

Procure no ponerse más nervioso de lo razonable. Llévese una revista o una novela para entretenerse. Imagínese que debe tomar un avión e intente sobrellevar la espera de la mejor manera posible. Si quiere pasar el día de la mejor manera posible, olvídese de cualquier otro asunto y relájese. Deje las prisas y el estrés en casa.

Vístase con predas cómodas y amplias. Piense que cuando le den el alta, volverá a casa con un vendaje bastante aparatoso y sus pies podrán estar levemente hinchados y no podrá caminar demasiado.

La siguiente lista le ayudará a no pasar nada por alto. Como verá, no es nada del otro mundo, y es muy posible que algún conocido que haya pasado por el mismo trance le pueda haber comentado algún detalle al respecto.

## Qué debe llevarse al hospital

- Una lista en la que figure la medicación que suele tomar de forma habitual. No es preciso que se lleve ningún fármaco, ya que el hospital se hará cargo de todo.
- Pijama, zapatillas, cepillo y pasta de dientes, peine, champú, gel de ducha y desodorante.
- En el caso de que se opere en un centro privado, una copia de su póliza de asegurado donde se detallen todos los servicios por los que usted paga.
- Una agenda con todos los números de teléfono a los que puede llamarse en caso de emergencia.
- Un bastón, unas muletas o un andador. Márquelos con su nombre para evitar extravíos.

## Qué no debe llevarse

- Joyas, tarjetas de crédito u otro objeto de valor.
- Una cantidad demasiado grande de dinero. Sus acompañantes ya se harán cargo de las gestiones.

## Qué hacer si se acude a solas

Cada vez son más las personas que, por una razón u otra, deciden vivir solas. En el caso de que se presenten sin ningún acompañante el día de la operación, deben tener en cuenta los siguientes detalles:

- Llévese una copia de su documento nacional de identidad y déjese el original en casa.
- Tome un taxi o pida a un amigo que le recoja. No intente volver por su propio pie o en un transporte público.
- Si debe permanecer en el hospital varios días, solicite a alguna persona de confianza que le lleve alguna muda. De este modo no tendrá que preparar una bolsa de viaje demasiado voluminosa.
- Guarde su mejor reloj de pulsera en casa y llévese uno corriente. Tenga en cuenta que deberá dejarlo en la habitación cuando baje al quirófano.

## REGISTRO Y ACOMODO

Nada más llegar al hospital, debe dirigirse al mostrador de recepción, donde comprobarán que su nombre figura en la lista de pacientes que han de operarse ese día y le indicarán la habitación donde se alojará. Tras acomodarse, una enfermera le proporcionará una bata y le explicará todo cuanto tiene que hacer. Seguidamente, le tomará la presión y se cerciorará de que usted se encuentra en condiciones para ser operado. Poco más le quedará por hacer, salvo cambiarse —procurando guardar la ropa y sus objetos de valor en el armario—. Cuando sea la hora, le dispondrán en una camilla y lo llevarán al quirófano.

En el caso de que lleve gafas, lentes de contacto, audífono o dentadura postiza, no se desprenda de ellas hasta el último minuto. En esos momentos usted se sentirá mejor si puede ver y escuchar perfectamente. No obstante, coméntelo antes. De este modo las enfermeras tomarán nota y podrán custodiarlas durante la operación.

Si sus lentes de contacto son desechables, delas por perdidas al quitárselas. Durante los próximos días no las necesitará.

En algunas circunstancias, el anestesista querrá entrevistarse con usted para recabar más información acerca de las intervenciones pasadas. Si ha sentido náuseas o mareos en la víspera o incluso ese mismo día, no dude en comentárselo; sobre todo si toma alguna medicación especial. Tenga en cuenta que en algunos casos, la anestesia puede interaccionar con los fármacos que usted suele ingerir y causar graves efectos secundarios. Si se nota especialmente mal a causa de los nervios, solicítele un calmante.

Como medida preventiva, el anestesista o la enfermera pueden suministrarle suero por vía intravenosa. La introducción de la cánula es prácticamente indolora y el efecto de la transfusión inapreciable. El suero suele estar compuesto por una solución salina a la que se ha añadido potasio y, en algunos casos, vitaminas. Su cometido es proporcionar los fluidos que el organismo necesita para mantener el metabolismo. En el caso de que se considere necesario, pueden administrarle una dosis profiláctica de antibiótico. El periodo de administración del suero depende de la gravedad de la intervención y de la respuesta del paciente. Si, tras la operación, la presión sanguínea y las constantes vitales se mantienen dentro de lo previsto, se suele retirar el suero y dar al paciente una dieta semisólida. De todos modos, no se impaciente. Aunque su estómago exija comida, el suero aporta todo lo necesario para que su organismo no se debilite. El postoperatorio puede durar de 24 a 72 horas. Excepcionalmente, puede ser de 96 (esto es, cuatro días). Todo depende de sus reacciones a la medicación, de la fiebre que pueda tener, de su tolerancia a los alimentos sólidos y del hecho de si necesita una transfusión de sangre o no.

Antes de la operación, el médico suele visitar a sus pacientes para charlar un poco con ellos y sus acompañantes y tranquilizarlos. Por lo general, hasta que no da su visto bueno, no se administra ningún tipo de anestesia. Personalmente, me gusta explicar al paciente en qué va a consistir su operación y atiendo a todas sus preguntas. Soy consciente de que es un momento bastante difícil y es importante que se sienta acompañado. Al día siguiente, paso a saludarlo y me ocupo de comprobar que evoluciona favorablemente.

## Una señal de acuerdo entre el paciente y el cirujano

En el Hospital Cedars-Sinai pedimos a nuestros pacientes que tracen una gran equis sobre la parte que se debe operar. De este modo los cirujanos pueden orientarse mejor y cerciorarse de cuál es el punto crucial. La autoridad colegial estadounidense (American Academy of Orthopedic Surgeons) recomienda este procedimiento.

Cualquier miembro del equipo quirúrgico puede entrevistarse con usted durante el preoperatorio y se encargará de conducirlo en camilla al quirófano. Por lo general, se aplica anestesia local, si bien es el médico quien tiene la última palabra. En el caso de que deban aplicarle una anestesia general, éste será el último recuerdo que tendrá antes de despertarse en su habitación. (No obstante hay quien recuerda los cambios de intensidad de la luz o algunas voces. Si es así, no se inquiete: es algo normal.)

## CÓMO PREVENIR UNA TROMBOSIS

Por muy pequeña que sea la intervención, siempre existen algunos riesgos de los que debe ser consciente, por lo que no estará de más que los consulte con el médico. Puede haber reacciones negativas a la anestesia; daños en los tejidos nerviosos o en los vasos sanguíneos, dada su proximidad con la zona donde debe intervenirse; posibles infecciones, etc. Sin embargo, la peor complicación de todas es la formación de coágulos en la sangre, pues entrañan un riesgo notable de muerte.

Al hablar de coágulos (o *trombos*) peligrosos, nos referimos a concreciones sanguíneas que se forman en las venas de las piernas. Su aparición es repentina y puede darse inmediatamente después de la operación, al día siguiente, al cabo de unas semanas, de un mes o incluso de casi medio año. El peligro real consiste en que esos trombos pueden desplazarse por el torrente sanguíneo hasta llegar a los pulmones y, una vez allí, atascar alguno de los conductos respiratorios. Si posee un diámetro considerable, puede causar una muerte por asfixia. La aparición de este tipo de coágulos en las venas de las extremidades da lugar a la denominada *trombosis venosa profunda*. En cambio, si el trombo se desplaza y reduce el flujo sanguíneo, provoca una *embolia*. Si el atasco se produce en los pulmones, hablamos de *embolia pulmonar*. Aunque en principio podría pensarse que, dado el objeto de este libro, sólo habría que preocuparse por el primer tipo de trombosis, lo cierto es que cualquiera de ellos puede sobrevenir a raíz de una intervención en la rodilla. El cirujano, nada más terminar, prescribirá la administración de diversos anticoagulantes. No obstante, es preciso que el paciente tome ciertas precauciones.

Durante la operación, se emplean fármacos que reducen la presión sanguínea, lo cual facilita mucho la labor. Una vez finalizada, es muy importante que la recuperación de las constantes vitales del paciente se efectúe con prontitud. Una de las soluciones más eficaces consiste en colocar una media presurizada —similar a la muñequera que se emplea para tomar la presión— en la pierna sana para estimular el riego en la zona afectada. Al hincharse, el paciente nota un leve masaje en el tobillo que se extiende por la pantorrilla y llega hasta el muslo. Tras mantener el aire durante unos segundos, se vacía la media lentamente, siguiendo el proceso inverso: primero se libera el muslo, luego la pantorrilla y, por último, el tobillo. De este modo la sangre que permanecía en las venas es compelida a circular con más rapidez y, por un simple efecto mecánico, pasar a la otra pierna para provocar, al llegar a la zona afectada, una reacción química que propiciará la secreción de anticoagulantes y evitará la formación de trombos. En algunos casos, se bombea aire sólo sobre el pie y se deja libre la pierna. El resultado es el mismo y proporciona una agradable sensación de frescor. Existe una amplia bibliografía que demuestra las bondades de estos procedimientos a la hora de prever y evitar la formación de trombos en las setenta y dos horas posteriores a la operación. Con todo, debe tenerse en cuenta que la posibilidad de que aparezca alguno es todavía considerable, por lo que no estará de más consultar al médico cuál es el método más fiable para mantenerse a salvo durante el periodo de recuperación.

Tras la intervención, aparecerá un edema (es decir, una hinchazón) notable en la rodilla, el pie e incluso en toda la pierna, ya que el daño infringido a los tejidos habrá bloqueado la circulación de los fluidos. No puede establecerse a ciencia cierta cuándo desaparecerá: tal vez basten unos días o tal vez deba esperarse unas semanas o incluso unos meses. A lo largo de este tiempo, puede emplear algún tipo de férula o media o bien recurrir a algún medicamento para aliviarlo.

## Duración de los edemas postoperatorios

- Operación de menisco u otro tipo de intervención mediante artroscopia: dos semanas aproximadamente.
- Reconstrucción del ligamento crucial anterior (LCA): un mes aproximadamente.
- Sustitución de rodilla: tres meses aproximadamente.

## Máquina de movimiento pasivo continuo

Tras una operación del ligamento crucial anterior (LCA) o de sustitución de rodilla, el paciente apenas puede realizar los movimientos necesarios para rehabilitar la musculatura y el cartílago que sustentan la articulación. La máquina de movimiento pasivo continuo permite realizar todo tipo de flexiones y extensiones regulando la intensidad y sin exigir ningún tipo de esfuerzo. La terapia de rehabilitación con este dispostivo es muy cómoda: se dispone al paciente en una camilla y se acomoda la pierna en un soporte acolchado que puede ajustarse con cinta elásticas. La rodilla descansa sobre un gozne dotado de motor que permite flexionarla en el ángulo y a la velocidad deseados. De este modo, el cirujano puede establecer, por ejemplo, un ángulo máximo de 60 grados y una frecuencia de ocho flexiones por minuto. No obstante, antes de empezar a trabajar con este dispositivo, el médico observará el estado de su rodilla y preparará un programa de rehabilitación adecuado a su caso. No se sorprenda si ve que sus compañeros de sala siguen otro completamente diferente; es algo normal. Con todo, no estaría de más que le explicaran por qué.

Pese a los beneficios que puede aportar, no existe unanimidad respecto a su uso y mucho menos en la prescripción del momento en que debe recomendarse. Los partidarios de ella consideran que debe utilizarse cuanto antes. Según algunos estudios, los resultados de una terapia de este tipo y los de otra más convencional apenas muestran diferencias que deban tenerse en cuenta. No obstante, también hay bibliografía que demuestra los beneficios que entraña el ejercicio que esta máquina obliga a realizar. Personalmente, prefiero llegar a un acuerdo con el paciente. Hay personas que optan por un programa más activo y otras que, en cambio, se sienten mejor si se las obliga a moverse.

En el caso de que se someta a un programa de trabajo de este tipo, ha de tener en cuenta que las sesiones suelen ser bastante largas (de seis a ocho horas diarias) y que, una vez en casa, tendrá que utilizarla siempre según lo que su médico decida.

## Rodillera

En el caso de que se haya sometido a una operación de ligamento crucial anterior, necesitará protegerlo hasta que se haya recuperado por completo.

Existen rodilleras ortopédicas que evitan una rotación accidental sin por ello impedir la flexión y la extensión normales. Pese a la presión que ejerce sobre la zona, no produce ninguna molestia y puede llevarse en cualquier momento del día, incluso por la noche. La mayor parte de los modelos presentan unas bridas regulables que puede ajustar siguiendo las indicaciones del médico. Durante la primera semana, por ejemplo, la flexión permitida oscila entre los 0 y los 90 grados. La protección que ofrece basta para garantizar una recuperación correcta y es lo suficientemente manejable como para retirarla con facilidad antes de sentarse, montar en una bicicleta estática o bien realizar una sesión con la máquina de movimiento pasivo continuo. No obstante, si por cualquier razón ha de levantarse, debe colocársela antes de hacerlo para evitar una rotación o una sobrecarga y, sobre todo, *no pivote sobre esa pierna bajo ningún concepto*.

## FÉRULAS Y VENDAJES INMOVILIZADORES

Si se ha sometido a una operación de sustitución de rodilla, no sufrirá ninguna limitación de movimiento, pues no habrá ningún ligamento por el que preocuparse. Sin embargo, para evitar dolores y molestias producidos por espasmos musculares, es recomendable que los pacientes utilicen una férula que les inmovilice la rodilla por las noches. Durante el día, su uso no es necesario, ya que deberá dedicar bastantes horas a los ejercicios de rehabilitación —activos o pasivos— y necesita que la rodilla se mueva con total libertad.

## ANALGESIA CONTROLADA POR EL PACIENTE

A diferencia de la analgesia convencional, administrada por enfermeras de acuerdo con la prescripción del médico, la analgesia controlada por el paciente tan sólo depende de una bomba de suministro que se conecta por vía intravenosa y vierte una cierta dosis de fármacos con una cierta frecuencia (cada ocho o diez minutos, por ejemplo). Por lo general, no suele emplearse en los postoperatorios de intervenciones de menisco o de ligamento crucial anterior. De todos modos, si usted es muy sensible al dolor, puede preguntar al médico si es posible utilizarla.

## EJERCICIOS

Además del ejercicio pasivo, usted deberá practicar diversos ejercicios activos para recuperar el tono muscular de la rodilla. Y tendrá que comenzar cuanto antes. Poco después de la operación, las enfermeras le sugerirán que realice algunas flexiones moviendo los dedos del pie hacia delante y hacia atrás para asegurarse de que todos sus nervios y sus músculos responden perfectamente. Asimismo, este movimiento ayuda a que la sangre circule por toda la pierna con normalidad. Probablemente sentirá un leve dolor. No obstante, si éste se vuelve demasiado molesto, puede tomar algún analgésico —siempre bajo prescripción médica— antes de comenzar las sesiones. No vale la pena hacerlo después, ya que no es fácil controlarlo. De todos modos, si se ha olvidado tomarlo, aminore el ritmo o reduzca la intensidad hasta que desaparezca.

## EL POSTOPERATORIO

Por lo general, al salir del quirófano, pasará unas horas en cama hasta que hayan desaparecido los efectos de la anestesia. El alta dependerá de la gravedad de la lesión y de su evolución en las primeras horas. En el caso de una operación de menisco, el postoperatorio no suele durar más de 24 o 48 horas (pág. 228). Una reparación del ligamento crucial anterior es bastante más complicada, por lo que el tiempo de internamiento será bastante más largo (pág. 229), aunque todo dependerá del tipo de injerto al que se haya sometido, ya que el trasplante del propio tejido muscular ocasiona más daños que el de un donante ajeno.

Durante su estancia en el hospital le administrarán antibióticos y suero por vía intravenosa. Sentirá una cierta sequedad en la boca y bastante sed. Tampoco debe asustarse si siente náuseas o hambre: se trata de reacciones muy habituales. No obstante, conviene que lo comente con las enfermeras para que, si es posible, le den agua y alimentos. Por lo general, si la operación se ha realizado por la mañana, se reanuda la ingesta por la noche.

Las camas suelen tener barandillas para facilitar los movimientos y evitar posibles caídas. Los pacientes a los que han implantado una nueva rodilla pueden ayudarse además de un trapecio para incorporarse. Basta con asirlo con las dos manos y hacer fuerza con los brazos para sentarse o acomodarse mejor. De todos modos, sea cual fuere la lesión, no tardará demasiado en levantarse por su propio pie.

### Escoja la mejor habitación

Cada hospital es distinto. Algunos disponen de habitaciones individuales y otros alojan a sus pacientes por parejas o en salas comunitarias. Los hay que tienen televisión y los hay que no. Incluso algunos permiten que un acompañante duerma con usted. Si acude a un centro privado, asegúrese de que la habitación cumple con todos los requisitos que usted ha contratado. No es bueno llevarse sorpresas en un momento tan delicado como éste.

Respire profundamente para que sus pulmones se llenen de aire y evitar una reducción de su tamaño (atelectasis) que puede llevar a un aumento de la fiebre y a una neumonía si no se evita a tiempo. En algunos casos, la enfermera se anticipará y le ayudará con un espirómetro. Su funcionamiento es sencillo: tan sólo tendrá que soplar con fuerza por una cánula para mantener suspendida una pequeña esfera de plástico que se encuentra encerrada en un tubo. Bastará con hacerlo durante unos cuantos segundos y usted podrá cerciorarse de inmediato del estado de sus pulmones. Si fuese necesario, deberá repetir el ejercicio unas cuantas veces hasta que consiga expeler una cantidad de aire satisfactoria. Aunque puede resultar un tanto enojoso después de salir del quirófano, tómeselo con calma. Imagine que se trata de un pasatiempo y procure obtener el mejor resultado.

## PRIMER DÍA DE POSTOPERATORIO PARA LOS PACIENTES DE SUSTITUCIÓN DE RODILLA

Todos los cirujanos suelen pasar a primera hora de la mañana siguiente a la operación para saludar al paciente y comprobar su estado de salud. No sólo se trata de intercambiar con él algunas impresiones; también es importante que realicen algunos ejercicios para saber si las heridas evolucionan correctamente. A menudo les explico que me interesa ver cómo su cerebro y sus músculos se comunican. De hecho, algunos se sorprenden cuando les digo que el periodo de reposo no consiste en permanecer en cama sin hacer nada. Es muy importante realizar ciertos movimientos con el pie así como algunos estiramientos de cuádriceps sencillos que consisten en ciertas contracciones musculares isométricas en la parte frontal del muslo que deben realizarse sin mover la rodilla ni la cadera. En algunas ocasiones, el fisioterapeuta le ayudará a practicarlos flexionando y extendiendo suavemente su rodilla. Debe realizarlos varias veces al día, esté solo o acompañado, para recuperar la confianza. Cualquier momento es bueno. Por ejemplo, si está viendo la televisión, puede aprovechar los anuncios para practicarlos. Tenga en cuenta que se trata de una buena manera de fortalecer sus músculos y mejorar su respuesta ante los impulsos del cerebro, algo imprescindible a la hora de ponerse en pie y dar los primeros pasos. Habitualmente, los fisioterapeutas lo atenderán una hora antes de la comida.

Cualquier intervención quirúrgica implica una lesión. Voluntaria, no cabe duda, pero dañosa a fin de cuentas. Se han dañado numerosas estructuras —epidermis, músculos, tendones, ligamentos y huesos— y su recuperación requiere un cierto tiempo. Por muy cuidadosa que haya sido la intervención, las suturas tardarán en cicatrizar y, mientras tanto, todas las estructuras de la región operada se habrán debilitado. Una rodillera o una férula son muy útiles en estos casos, aunque siempre deben emplearse por prescripción médica. Asimismo, los ejercicios deben realizarse con precaución para evitar que las heridas se abran. Obsérvelas con atención y no dude en acudir a su médico si ve que supuran. Recuerde que deben estar secas en todo momento.

## 23 HORAS DESPUÉS DE UNA OPERACIÓN DE LIGAMENTOS

Después de que el cirujano se entreviste con usted, no tardará en venir el fisioterapeuta para enseñarle algunos ejercicios de rehabilitación y darle algunos consejos sobre cómo puede realizar sus actividades cotidianas (ducharse, ponerse los calcetines y los zapatos, etc.) sin agravar el estado de la rodilla. Aproveche el momento para explicarle detalladamente cómo pasa el día y consultarle cualquier duda que tenga. Si le han retirado la alimentación por vía intravenosa, deberá comenzar a practicar el paso con muletas, bastones o andadores. Poco después, le darán el alta. En ciertas ocasiones, si ha realizado algunos movimentos con la máquina de movimiento pasivo, puede que se la presten durante unos días.

Al cabo de una semana, deberá visitar al doctor para que le cambie el vendaje y compruebe su estado de salud (para más información, consulte el apartado «De vuelta a casa», pág. 226).

## FIN DEL PRIMER DÍA DE POSTOPERATORIO PARA LOS PACIENTES DE SUSTITUCIÓN DE RODILLA

A pesar de que no tenga demasiadas ganas de hacer algo salvo descansar, los fisioterapeutas le forzarán a practicar algo de ejercicio. Le ayudarán a sentarse en uno de los lados de la cama, con las piernas colgando, le ajustarán las muletas o el andador y le obligarán a dar los primeros pasos. No se extrañe si tiene náuseas o siente un ligero mareo: es habitual. Si toma ciertas precauciones, puede incluso descargar parte del peso corporal sobre la rodilla herida. Si no nota ninguna dificultad al sentarse o levantarse, intente caminar hacia la silla más cercana. De este modo podrá recuperar sus habilidades de deambulación. Permanezca sentado durante unos treinta o cuarenta minutos y, después, vuelva a la cama. No se preocupe por no conseguirlo al primer intento; el fisioterapeuta le ayudará a conseguirlo en el segundo o en el tercero. Cuanto antes lo consiga, más rápido será el proceso de recuperación.

## EN LOS SIGUIENTES DÍAS

En tres o cuatro días le darán el alta. Sin embargo, durante su internamiento debe recuperar ciertas habilidades. Si usted vive a solas, al llegar a casa tendrá que estar en condiciones de realizar todas las tareas. En cambio, si vive con alguien, procure que tengan que ayudarle lo menos posible.

Antes de dejar el hospital, el médico se cerciorará de que su estado es satisfactorio. Le cambiarán el vendaje antes de salir y no deberá tocarlo hasta que vuelva al cabo de una semana para que comprueben la evolución de las heridas.

### Adhesivos milagrosos

En los últimos años han aparecido adhesivos que ayudan a acelerar el proceso de cicatrización. Junto con las suturas y las grapas, estos productos permiten soldar los tejidos de manera casi inmediata, cuando en otros casos se necesitaría diez días para conseguirlo. Además, reducen de manera notable el riesgo de infección así como el tiempo de internamiento y ayudan a recuperar la movilidad con mayor rapidez.

## DE VUELTA A CASA

Según el tipo de intervención al que se haya sometido, el tiempo de internamiento es variable. Los criterios más habituales son los siguientes:

a) *Operaciones de menisco u otras artroscopias*. Por lo general, se administra suero y antibióticos por vía intravenosa y, si no hay complicaciones posteriores, se da el alta el mismo día.

b) *Operaciones del ligamento crucial anterior*. Si el cirujano ha practicado un injerto de tendón —obtenido de un donante ajeno o de la propia región posterior de la rodilla—, podrá volver a casa en menos de 24 horas. Si, en cambio, el injerto se ha producido en la región patelar, es muy posible que deba pasar una noche en el hospital.

c) *Operación de sustitución de la rodilla*. El fisioterapeuta se asegurará de que usted puede incorporarse, caminar hacia el lavabo por su propio pie e incluso caminar por el pasillo antes de recomendar el alta. Tenga en cuenta que, además, deberá estar en condiciones de realizar sus tareas cotidianas y que habrá de comenzar de inmediato el programa de rehabilitación. Si se encuentra con ciertas dificultades para llevar una vida normal durante los primeros días, consulte en la administración del hospital si existe algún servicio de asistencia a domicilio.

A la hora de prescribir la medicación para el postoperatorio, es muy recomendable la ingestión de vitamina C (2.000 mg diarios) para acelerar la recuperación. No estará de más que pregunte al médico si puede tomar otro tipo de suplementos para volver a su antiguo estado de salud.

## Emergencias durante el postoperatorio

En caso de sentir molestias durante su periodo de convalecencia, considérelas una emergencia. Póngase en contacto con la consulta de su médico, hable con él y acuda de inmediato. No lo deje para otro día. Aunque se encuentre en el quirófano en ese momento vale más la pena aguardar en la sala de espera.

Si aprecia alguno de los siguientes detalles, debe comenzar a preocuparse:

- La herida supura.
- Los vendajes se han soltado.
- La rodillera está húmeda.
- Se ha caído cuando caminaba con las muletas.
- La anestesia o los analgésicos le producen picores, náuseas o vómitos.
- Hay un enrojecimiento, un calor o una hinchazón alrededor de la herida.
- Irrumpe un dolor agudo en la pierna, especialmente en la pantorrilla, que podría indicar la existencia de un trombo.

Una o dos semanas después de la operación, tendrá que volver a la consulta del cirujano para que le retire los vendajes, los puntos o las grapas. El estado de su epidermis indicará si el proceso de cicatrización es normal o si existe alguna complicación. Personalmente, hago que los pacientes den una vuelta por la consulta y observo si le han administrado cortisona o si padece diabetes, mala circulación o algún tipo de inmunodeficiencia. Su manera de caminar me aporta toda la información necesaria. En función de cómo vea su herida, decido si el paciente debe guardar reposo o si puede comenzar con el programa de rehabilitación. Es imprescindible que el cirujano que le ha operado siga todo el proceso de recuperación. Sólo él sabe cómo ha llevado a cabo la intervención y cuáles son los daños que ha producido, por lo que será la mejor persona para supervisar su mejoría. Si en algún momento, por falta de tiempo u otra razón, le atiende otro médico —del que no tendrá ninguna queja seguramente—, procure que su cirujano vuelva a verlo en la siguiente visita.

Al final de la primera consulta usted deberá conocer con detalle cuál será su programa de rehabilitación. En mi caso, suelo recomendar a mis pacientes que empiecen con los ejercicios en la piscina dos semanas después de la operación. Como habrá visto en los capítulos anteriores, el entrenamiento en el agua le permiten moverse con mayor seguridad que en tierra. Cuanto antes comience, antes terminará y podrá pasar a practicar una nueva serie de ejercicios en condiciones más reales.

## CONDUCIR TRAS UNA OPERACIÓN

El tiempo de espera antes de volver a conducir dependerá de la gravedad de la operación y del tipo de coche que tenga. Si se ha lesionado la rodilla izquierda y conduce un deportivo (demasiado bajo) o un 4 x 4 (demasiado alto) con cambio automático, tardará menos que si el daño ha sido en la rodilla derecha y conduce un coche deportivo.

## PLAZOS DE RECUPERACIÓN

El tiempo de recuperación depende de diversos factores, entre los cuales destacan las condiciones físicas de cada persona. La evolución de dos pacientes que se hayan sometido al mismo tipo de intervención nunca será la misma y no tiene por qué considerarse motivo de preocupación.

No es sencillo, vista la situación, estipular un periodo con precisión, ya que éste dependerá del estado de salud general del paciente (así como de la otra rodilla, la espalda y las caderas) o del hecho de haberse sometido a una operación anterior. A continuación se detallan algunos de los consejos que suelo dar, si bien es recomendable que hable antes con su cirujano.

### Operaciones de menisco (artroscopia)

- *Puntos de sutura.* Suelen retirarse una semana después. A partir de ese momento, podrá realizar los ejercicios en la piscina (capítulos 9 y 10).
- *Al cabo de una o dos semanas.* Podrá practicar algunos deportes como el golf siempre que no sienta ningún dolor. En caso de notar alguna molestia, dedíquese únicamente a los ejercicios de rehabilitación en la piscina. Al cabo de una semana, pruebe a hacer algunas sesiones de bicicleta o de máquina de esquí (capítulo 4).
- *Al cabo de tres meses.* Al levantarse, ya no pensará en su rodilla. La operación será tan sólo un recuerdo y desde hará un tiempo se dedicará sin problemas a sus actividades cotidianas.

- *Un año después.* La recuperación habrá sido completa. El tejido cicatrizado se habrá convertido en tejido sano y, por lo tanto, completamente operativo. Usted podrá moverse de nuevo con total comodidad.

## Operaciones del ligamento crucial anterior

- *Puntos de sutura.* Suelen retirarse diez o quince días después. A partir de ese momento, podrá realizar los ejercicios en la piscina (capítulos 9 y 10).
- *Al cabo de seis u ocho semanas.* El cirujano le avisará de que puede prescindir de la rodillera. Asimismo, estará en condiciones de hacer recorridos cortos con su bicicleta. No obstante, todavía no podrá pivotar sobre su rodilla.
- *Al cabo de tres meses.* Habrá llegado al final de la primera —y más dura— fase del proceso de recuperación. La mayor parte del dolor y las molestias habrán desaparecido, si bien de vez en cuando escuchará ciertos estallidos o crujidos en la rodilla. No está lejos el día en que se levante de la cama y deje de preocuparse por cuál es el pie que ha de apoyarse. Podrá practicar cualquier tipo de actividad, aunque con prudencia. Si se nota demasiado nervioso, espere. Si no, adelante.
- *Seis meses después.* La operación es un recuerdo ya lejano. Hace tiempo que su rodilla le permite realizar cualquier tipo de actividad.
- *Ha pasado un año.* Su rodilla habrá vuelto completamente a la normalidad y no deberá esperar ningún cambio. El tejido cicatrizado se habrá convertido en tejido sano y resistirá cualquier tipo de movimiento. Deberá acudir a la consulta del médico para asegurarse de que todo ha ido bien y, sólo si se considera imprescindible, puede acordar otra visita más.

## Operaciones de sustitución de rodilla

- *Puntos de sutura.* Suelen retirarse diez o quince días después. A partir de ese momento, podrá realizar los ejercicios en la piscina (capítulos 9 y 10).
- *Al cabo de seis u ocho semanas.* El cirujano le avisará de que puede prescindir de la rodillera. Asimismo, estará en condiciones de hacer recorridos cortos con su bicicleta. No obstante, todavía no podrá pivotar sobre su rodilla.
- *Al cabo de tres meses.* Habrá llegado al final de la primera fase del proceso. El dolor y las molestias habrán desaparecido en su mayor parte, si bien a veces podrá escuchar ciertos estallidos o crujidos en la rodilla. En breve podrá levantarse de la cama y dejar de preocuparse por cuál es el pie que ha apoyado primero. Podrá practicar cualquier tipo de actividad, aunque con prudencia. Si se nota demasiado nervioso, espere. Si no, adelante.

- *Seis meses después.* Podrá practicar algunos deportes como el golf siempre y cuando utilice un coche para desplazarse de un hoyo a otro. En el caso de notar alguna molestia, dedíquese únicamente a los ejercicios de rehabilitación en la piscina y a las sesiones de bicicleta. Durante este periodo, habrá cicatrizado cerca del noventa por ciento del tejido dañado. No obstante, deberá esperar unos seis meses más a recuperarse por completo.
- *Ha pasado un año.* La rodilla se habrá recuperado por completo y no deberá esperar ningún cambio importante. El tejido cicatrizado se habrá regenerado y resistirá cualquier tipo de movimiento.
- *Duración.* Aunque no dé ningún problema, la nueva rodilla requiere revisiones periódicas. El cirujano acordará con usted un calendario de visitas y de vez en cuando le prescribirá radiografías para asegurarse de su estado de conservación, ya que puede que las piezas de plástico se desgasten o la prótesis comience a desplazarse sin que usted perciba nada, ya que los síntomas del problema suelen aparecer más tarde. Por lo general, debería visitar al cirujano al menos una vez al año.

### Programe una visita anual después de una operación de sustitución de rodilla

Un paciente que se sometió a una sustitución de rodilla total en ambas piernas vino a verme diez años después porque sentía molestias en una de ellas. El cirujano que lo operó no programó ningún seguimiento y no había ninguna radiografía que testimoniase la evolución de las prótesis. Las nuevas placas mostraron que la pieza de plástico se había desgastado y había roto la pieza de titanio de la tibia, la cual a su vez también se había fracturado. Si le hubiesen realizado radiografías periódicamente, habrían advertido los primeros indicios de la futura lesión y habrían cambiado la pieza de plástico por otra en mejores condiciones. Los síntomas, como puede verse, aparecieron cuando el proceso de degradación estaba muy avanzado. Al no hacerlo, me vi obligado a operar la rodilla para colocar unos implantes nuevos y reparar la tibia.

La vida de un implante depende del hueso, la calidad de los materiales y del paciente. Más del 90 % se mantiene en perfectas condiciones quince o veinte años después y es muy posible que los utilizados en la actualidad sobrepasen los treinta.

# 14. Después de la operación

*En colaboración con Tanya Moran-Dougherty, fisioterapeuta*

La memoria puede convertirse en uno de sus peores enemigos en las semanas y los meses posteriores a la operación. El recuerdo de las distancias que solía correr o de los *sets* que disputaba o incluso las partidas de golf que solía jugar le llevarán a pensar que aquellos tiempos nunca volverán. Como decía la leyenda del baloncesto Will Chamberlain, «quien dice *solía hacer esto o lo otro* hace tiempo que está muerto». No sirve de nada pensar en lo que solía hacer. Olvídelo y prepárese para algo mejor.

Tras la operación, su rodilla requiere planificación, atenciones y paciencia. Debe preparar un programa de rehabilitación, dispensar los cuidados necesarios para evitar un empeoramiento y tener paciencia con el proceso de recuperación. Éstas son los tres principios del éxito. Tiempo, hielo y ejercicios le ayudarán a recuperar el tono y la flexibilidad, y le harán más cómodo y sencillo el trabajo que supone volver a moverse como antes, tanto en las actividades cotidianas como en su tiempo libre.

Si ha optado por preararse para una operación de rodilla, ya se habrá familiarizado con los ejercicios que forman parte de los programas de agua y tierra presentados en los capítulos 10 y 11. Su esfuerzo le habrá permitido cumplir con la fase de prehabilitación, es decir, con la rehabilitación previa a su entrada en el quirófano. Gracias a ellos, habrá podido afrontar los daños cauados durante la intervención. Si, por el contrario, usted abre este libro después de haberse operado y desea practicar los ejercicios para acelerar su recuperación, en este capítulo encontrará todas las indicaciones necesarias para obtener de ellos el mejor resultado.

**Hielo, hielo y más hielo**

Aplique un poco de frío en su rodilla tres veces al día (por la mañana, por la tarde y por la noche). Procure hacerlo a diario durante la primera semana o, incluso, el primer mes, así como cada vez que aparezcan dolores o inflamaciones. No olvide que el hielo es el analgésico más potente en estos casos.

## LAS TRES FASES DE LA REHABILITACIÓN POSTOPERATORIA

### PRIMERA FASE

Una vez le hayan dado el alta, comienza la primera fase de rehabilitación, que comprende los siguientes aspectos:

a) *Dolor.* Sentirá un dolor constante, ya sea severo o moderado, a diario causado por la inflamación. A medida que aumente el esfuerzo es probable que incluso lo note en la rodilla sana.

b) *Inflamación.* Los tejidos lesionados segregan sustancias irritantes que estimulan los impulsos nerviosos y dan lugar a sensaciones dolorosas. En algunos casos, pueden ocasionar hinchazones.

c) *Hinchazones (edemas).* Se trata de una respuesta natural a la lesión orientada a inmovilizar la región. El aumento de densidad de los tejidos oprime las terminaciones nerviosas y ocasiona dolor además de disminución de la movilidad.

d) *Disminución de la movilidad.* El incremento de la presión sobre la articulación y los tejidos circundantes impide que la rodilla pueda moverse con comodidad. Para protegerla, los músculos suelen agarrotarse.

e) *Pérdidas de funcionalidad.* Al restringirse la capacidad de movimiento, la rodilla deja de realizar su cometido y comienza a entumecerse rápidamente.

f) *Pérdida del tono muscular.* Al no moverse, los músculos se debilitan. Si no se realiza ningún tipo de ejercicio, puede iniciarse un proceso de atrofia.

## Lo sano primero, lo enfermo después

Este lema le ayudará a recordar cómo debe subirse sobre una silla, un taburete o cualquier otro objeto: *primero, adelante la pierna sana y después, la lesionada.* Al descender, siga el proceso contrario: *primero baje con la pierna lesionada y después, con la sana.* Si sigue esta sencilla consigna, su rodilla se restablecerá más rápidamente.

El objetivo principal de esta primera fase es la erradicación del dolor, la inflamación y la hinchazón. Cada uno de los seis factores que la integran puede tratarse con éxito en la piscina. El efecto refrescante del agua contribuye a mitigar el dolor y la inflamación, y la presión hidrostática, que ejerce un suave masaje sobre la zona, ayuda a reducir la hinchazón. Como se ha indicado anteriormente, los ejercicios acuáticos le permitirán recuperar parte de la movilidad de un modo más sencillo que si los realizase en tierra; por ello el programa de rehabilitación debe iniciarse en este medio. No obstante, antes de sumergirse, debe proteger debidamente la herida para evitar infecciones.

En cuanto note una mejoría, debe comenzar con los ejercicios en tierra. La mejor manera de saber cuándo debe dar este paso consiste en prestar atención al dolor. Si al practicarlos percibe un mayor dolor, deténgase. Si estas actividades le parecen demasiado difíciles o dolorosas en un primer momento, dedique una semana más al programa de rehabilitación en el agua. En el caso de que no pudiera acudir a la piscina, realice los ejercicios en tierra con cuidado.

Muchos pacientes toman precauciones a la hora de desplazar su peso corporal sobre la pierna dañada durante esta fase. Para evitar un agravamiento de la lesión, pueden emplearse férulas, bastones, muletas o andadores. No se sienta mal por utilizarlos, ya que constituyen una parte importante del programa. Si tiene dudas acerca de los problemas que puede ocasionar una sobrecarga, consulte al cirujano.

## SEGUNDA FASE

Podría decirse que comienza cuando los síntomas de la primera fase se han reducido de manera notable: el dolor y la hinchazón han decrecido —aunque continuarán presentes— y, por el contrario, han aumentado la funcionalidad y la capacidad de movimiento. A partir de este momento el dolor aparece de manera moderada e intermitente mientras realiza ciertas actividades cotidianas. No se inquiete al ver que todavía no ha recuperado una movilidad completa: aún le queda mucho por recorrer. Debe desarrollar su fuerza y flexibilidad de cara a un programa de ejercicios todavía más intenso en el que continuará notando ciertas molestias. Con todo, salvo en el caso de que le hayan sustituido la articulación por completo, no se exija más de la cuenta.

Los objetivos son similares a los anteriores: reducción del dolor, la inflamación y la hinchazón. Sin embargo, conviene hacer un mayor énfasis sobre la flexibilidad y el fortalecimiento para volver a andar y distribuir el peso corporal de manera normal.

## Cómo asegurarse de distribuir bien el peso corporal

¿Puede mantenerse sobre su pierna sana durante cuatro o cinco segundos sin sentir dolor ni perder el equilibrio? Si es así, puede practicar los ejercicios de carga (del 12 al 15). Si ha notado un pinchazo o un cierto balanceo, es mejor que realice los once primeros en tierra y aumente la intensidad de las flexiones y los *step* en la piscina. De este modo, reforzará los músculos que rodean la articulación y pronto podrá trabajar en tierra con completa comodidad.

## TERCERA FASE

Cuando usted sea capaz de realizar todas sus actividades cotidianas sin sentir ninguna molestia y pueda tolerar ejercicios de carga de una cierta intensidad, habrá llegado a la tercera y última fase. No tiene por qué subir escaleras, hacer flexiones y practicar cualquier tipo de actividad deportiva con demasiado ímpetu. De momento es muy probable que sienta algún dolor leve e intermitente durante la recuperación y que persistan, aunque muy mitigadas, la inflamación y la hinchazón. Muchas personas tienden a exigirse menos al ver que la lesión es muy poco aparatosa. Sin embargo, una hinchazón casi imperceptible, una inflamación crónica, una reducción mínima de la capacidad de movimiento o un ligero debilitamiento, pese a tratarse de las últimas huellas de la operación, son los más difíciles de superar.

Sea constante con el programa de rehabilitación hasta que haya alcanzado todos los objetivos propuestos para esta fase y hayan desaparecido el dolor y todos los síntomas. Tómeselo con calma porque aún le queda casi un año por delante hasta alcanzar la capacidad de movimiento normal.

## Sea precavido y reflexione

Tal vez en algún momento piense «podría jugar al tenis… ¡hoy mismo!». *Ni se le ocurra.* Si se toma unos minutos para pensar cómo ha progresado a lo largo de todo este tiempo, se dará cuenta de que ha logrado sus objetivos gracias al trabajo constante. Si lo pasa por alto, corre el riesgo de sufrir una recaída —con los consiguientes dolores, inflamaciones e hinchazones— que le obliguen a dedicar más tiempo al entrenamiento en la piscina. No se impaciente y concéntrese en sus ejercicios. Piense que los atletas acatan esta misma disciplina y que, a la hora de forzar la rodilla, usted es el único responsable de su estado futuro.

A lo largo de esta fase dispondrá de muchas ocasiones para comprobar su biomecánica. Observe con detenimiento cualquier postura o hábito incorrecto, tanto en sus actividades cotidianas como de mantenimiento, que hayan influido en el deterioro de su rodilla y procure cambiarlos.

## Algunas recomendaciones para las sesiones postoperatorias

- *Enfríe la rodilla después de cada sesión.* En muchas ocasiones, el buen resultado de una sesión de trabajo depende de una bolsa de hielo, ya que evita dolores e hinchazones que le impedirían continuar al día siguiente.
- *No se fuerce demasiado.* Si tras una sesión siente un dolor agudo y aprecia un aumento de la hinchazón pese a haber aplicado frío en la zona, tal vez se haya exigido demasiado. Si al cabo de 24 horas el daño persiste, practique los ejercicios con menos énfasis y muévase con más lentitud.
- *No practique ejercicios correspondientes a otra fase.* Respete los programas. Son el resultado de varios años de experiencia y desarrollo, y han sido pensados para ayudarle, no para aburrirle.

En el caso de que se haya sometido a una operación de menisco, pase al apartado siguiente, donde se le indica cuanto debe saber acerca de las tres fases del proceso de rehabilitación. Si, en cambio, su lesión se localizaba en el ligamento crucial anterior, siga el programa de la página 242. Si su dolencia le ha llevado a sufrir una sustitución de rodilla, vaya a la página 250. Quienes no se adecuen a ninguna de las indicaciones anteriores, también pueden seguir algunos de los programas citados. Por ejemplo, las personas intervenidas para reparar una fractura, pueden realizar los ejercicios recomendados en caso de rotura de ligamentos. Quienes hayan sufrido alguna torcedura, deben consultar a su médico el grado de lesión que padecen. Los pacientes de primer o segundo grado, que padecen una rotura parcial del ligamento, deberán practicar el programa de rehabilitación preparado para las personas que han sufrido una rotura de menisco. Los de tercer grado, con una rotura completa, deben seguir el programa de recuperación del ligamento crucial anterior.

## OPERACIONES DE MENISCO Y OTRAS INTERVENCIONES CON ARTROSCOPIA

Las intervenciones mediante artroscopia son muy poco invasivas. No precisan incisiones de gran envergadura y, a diferencia de otras técnicas, exigen muy poco trabajo dentro de la articulación, por lo que el paciente puede recuperar la facultad de caminar y subir y bajar escaleras con bastante rapidez.

### PRIMERA FASE

Si puede practicar los ejercicios en la piscina, comience cuanto antes y espere dos días a iniciar los ejercicios en tierra. A mediados de la primera semana, dedique un día a descansar con la pierna en alto y a aplicar hielo en la rodilla. A partir de ese momento, deberá alternar los días de ejercicio en la piscina con los de ejercicio en tierra. Si siente alguna molestia, dedíquese únicamente a los primeros.

No se fuerce demasiado: vaya poco a poco y muévase con precaución. Si el dolor aumenta, reduzca la intensidad y el ritmo. Cuando note un debilitamiento de los síntomas, pase a la fase siguiente.

## Piscina

El primer día, si no observa ninguna molestia ni dificultad a la hora de doblar la rodilla, puede realizar diversas flexiones y estiramientos (pág. 157). En el caso de que vaya bien, continúe practicándolas durante una semana o dos. Para proteger la rodilla sana del impacto del agua y una eventual sobrecarga, conviene que se desplace a una zona más profunda. Si no sabe nadar, utilice un flotador (consulte las páginas 134 para seleccionar el modelo que más le conviene). Evite las prisas y no fuerce demasiado la articulación. Vaya con cuidado a la hora de realizar las elevaciones de talón (ejercicio 6) y las flexiones del tendón posterior de la rodilla (ejercicio 31). Cuando sienta dolor, por leve que sea, aminore el ritmo y disminuya la amplitud del movimiento: su rodilla necesita más tiempo para recuperarse. Si tan sólo nota que la dobla con dificultad, haga un pequeño esfuerzo e intente aflojar la articulación para moverla con mayor comodidad.

- INTERVALOS EN AGUAS PROFUNDAS (intensidad baja). 15 minutos. Programa de estiramientos durante varias semanas (pág. 143). Ejercicios 1-4, págs. 140-147.

- ENTRENAMIENTO EN AGUAS PROFUNDAS (patadas, alzamiento de talones), 20 repeticiones. Ejercicios 5 y 6, págs. 147-148.

- PATADAS (de todo tipo), 30 segundos c. u. Ejercicios 8-11, págs. 150-153.

- DEAMBULACIÓN (adelante, atrás, a los lados), 1 minuto c. u. Ejercicio 12, pág. 155.

- ESTIRAMIENTOS (con flexiones de rodilla, cuádriceps y del tendón posterior, y balanceo), 30 segundos c. u. Ejercicios 15-18, págs. 158-160.

- EJERCICIOS PARA LAS EXTREMIDADES INFERIORES (alzamiento lateral de piernas, balanceo de piernas, extensiones de cuádriceps, flexiones del tendón posterior de la rodilla), 15 repeticiones c. u. Ejercicios 28-31, págs. 170-173.

## Tierra

Durante la primera semana, no puede cargar sobre la rodilla, por lo que sólo deberá practicar ejercicios que no le exijan demasiado esfuerzo (del 1 al

11). No se fuerce demasiado y evite cualquier movimiento que pueda causarle dolor, ya que es la mejor manera de asegurar una recuperación satisfactoria. Al doblarla, no pase del punto en el que comienza a sentir una cierta molestia para no agravar su estado. Comience realizando sesiones de diez repeticiones y, al terminar cada una, aplique hielo y mantenga la pierna en alto. Como su intervención apenas habrá sido invasiva, el proceso de cicatrización será bastante rápido, por lo que podrá practicar los ejercicios de carga a partir de la segunda semana. Se sorprenderá de la facilidad con que camina a los pocos días. Al empezar estos ejercicios en tierra, debe obligar a los músculos de la rodilla a realizar los movimientos habituales en sus tareas cotidianas.

Si no puede practicarlos en una piscina, pruebe a sustituirlos por un programa de trabajo con una bicleta estática. Gradúe el sillín para que sus rodillas puedan alcanzar un ángulo de 90 o 100 grados, pero no intente ir más allá, pues la patela puede fatigarse demasiado durante los movimientos de elevación y su sillín no estará lo suficientemente alto como para que se recupere al descender la rodilla.

- EJERCICIOS SIN CARGA. 10 repeticiones. Ejercicios 1 y 5-11, págs. 184, 188-192. Estiramiento del tendón posterior de la rodilla, del gastrocnemio y del cuádriceps. 3 x 30 segundos. Ejercicios 2-4, págs. 184-186

- EJERCICIOS DE CARGA. 10 repeticiones c. u. Ejercicios 12-15, págs. 192-193.

- BICICLETA (ESTÁTICA O RECLINADA). 5-10 minutos. Resistencia 0

## SEGUNDA FASE

El dolor, la inflamación y la hinchazón comenzarán a desaparecer, por lo que será el momento de aumentar el esfuerzo y añadir más ejercicios, más sesiones y más repeticiones. Asegúrese de que no sufre demasiadas molestias y, si éstas no le permiten proseguir, vuelva a practicar los ejercicios de la fase anterior durante una semana. Si todo va bien, se encontrará mucho mejor.

## Piscina

Puede practicar los ejercicios que implican un mayor impacto sobre la rodilla en la parte más profunda de la piscina. Si siente algún reparo, utilice un cinturón de flotación para saltar hacia arriba y aumentar el impulso y la fuerza en la rodilla. No obstante, debe ser consciente de que para entrenarse en tierra tendrá que esforzarse más. Si lo desea, puede continuar utilizando el cinturón cuando practique en aguas menos profundas.

- INTERVALOS EN AGUAS PROFUNDAS (intensidad media). 20 minutos. Ejercicios 1-4, págs. 140-144.

- ENTRENAMIENTO EN AGUAS PROFUNDAS. 30 repeticiones. Ejercicios 5 y 7, págs. 147-149.

- PATADAS (de todo tipo). 45 segundos c. u. Ejercicios 8-11, págs. 151-153.

- DEAMBULACIÓN. 1 minuto c. u. Ejercicios 12-14, pág. 155-157.

- EJERCICIOS DE MANTENIMIENTO. 10 repeticiones con cinturón. Saltos (normales y de rana). Ejercicios 21, 22 y 25, págs. 162-164.
  Carrera con cinturón (baja intensidad). 2-6 minutos. Ejercicio 27, pág. 165.

- ESTIRAMIENTOS. 30 segundos c. u. Ejercicios 15-20, págs. 158-160.

- EJERCICIOS PARA LAS EXTREMIDADES INFERIORES. 30 repeticiones c. u. Ejercicios 28-34, págs. 170-175.

## Tierra

Aumente el número de repeticiones cuando realice ejercicios que no exijan una sobrecarga en sus rodillas. Puede practicar dos series de diez o bien una de veinte. Si no siente ninguna molestia o no pierde el equilibrio al permanecer durante unos cinco segundos sobre la pierna lesionada, intente forzar un poco más los movimientos para aumentar la capacidad de resistencia.

Con el ejercicio 22, utilice la Thera-Band amarilla y reemplácela por otras más rígidas conforme se sucedan las sesiones y se encuentre mejor. Si experimenta cierta fatiga al finalizar las diez primeras repeticiones, no cambie de banda todavía y espere a que los ejercicios no le supongan apenas esfuerzo.

- EJERCICIOS SIN CARGA. 2 x 10 repeticiones. Ejercicios 1 y 5-11, págs. 184, 188-191. Estiramiento del tendón posterior de la rodilla, del gastrocnemio y del cuádriceps. 3 x 30 segundos. Ejercicios 2-4, págs. 184-186.

- EJERCICIOS DE CARGA. 2 x 10 repeticiones c. u. Ejercicios 12-15, págs. 192-193.

- EJERCICIOS FUNCIONALES (deslizamientos, buenos días, *steps,* flexiones). 10 repeticiones c. u. Ejercicios 16-19, 21, págs. 194-197.

- EJERCICIOS DE RESISTENCIA (extensiones de cuádriceps y del tendón posterior de la rodilla con Thera-Band). 10 repeticiones. Ejercicios 22-24, págs. 198-200.

- BICICLETA (estática o reclinada). 10-20 minutos. Resistencia 0

## TERCERA FASE

Ahora ya está preparado para aumentar la intensidad en la piscina y realizar ejercicios más funcionales en tierra.

No obstante, no se precipite: debe incorporar los cambios progresivamente. En la fase anterior pudo practicar tres ejercicios de salto con un cinturón de flotación. Al saltar hacia arriba, se valía de la fuerza muscular, si bien el cinturón —y no la rodilla— se hacía cargo de soportar la mayor parte del peso corporal. A partir de este momento, sólo deberá llevar el cinturón hasta que domine perfectamente la técnica exigida en los seis ejercicios de salto (que tiene que repetir treinta veces en cada sesión). Después, tendrá que quitarse el cinturón y practicar sin ellos. Para evitar un esfuerzo excesivo, debe reducir el número de repeticiones (de trinta a veinte) por sesión. Verá que no es tan sencillo como parece, pero no se desespere y continúe trabajando hasta alcanzar un ritmo más rápido.

De manera similar, al calzarse un lastre en el pie para aumentar la resistencia y la fuerza en las extremidades inferiores, no podrá pasar de las veinte repeticiones para evitar una fatiga que pueda dañar la rodilla. Tómeselo con calma: el proceso de rehabiltación requiere su tiempo. En el programa de ejercicio en tierra, podrá aumentar el número de repeticiones en cada sesión. Al principio de esta fase, deberá comenzar con dos series de ejercicios funcionales y de resistencia (del 16 al 25) y esperar a las últimas semanas antes de realizar tres sesiones de diez repeticiones. Utilice la Thera-Band que le resulte más cómoda y cámbiela siguiendo las indicaciones de la página 98.

## Piscina

- INTERVALOS EN AGUAS PROFUNDAS (intensidad alta). 20 minutos. (Ejercicios 1-4, págs. 140-144.

- ENTRENAMIENTO EN AGUAS PROFUNDAS. 50 repeticiones c. u. Ejercicios 5 y 7, págs. 147-148.

- PATADAS (de todo tipo). 1 minuto c. u. Ejercicios 8-11, págs. 150-153. Aumentar potencia en los últimos 30 segundos.

- DEAMBULACIÓN (sin cinturón). 1 minuto c. u. Ejercicios 12-14, pág. 155-157.

- EJERCICIOS DE MANTENIMIENTO (sin cinturón). 30 repeticiones. Tras quitarse el cinturón, volver a las 20 repeticiones y aumentar progresivamente. Ejercicios 21-26, págs. 162-165.
  Carrera sin cinturón (intensidad alta). 11 minutos. Ejercicio 27, pág. 165.

- ESTIRAMIENTOS. 30 segundos c. u. Ejercicios 15-20, págs. 158-160.

- EJERCICIOS PARA LAS EXTREMIDADES INFERIORES. 30 repeticiones c. u. Ejercicios 28-34, págs. 170-175.

## Tierra

- EJERCICIOS SIN CARGA. 3 x 10 repeticiones. Ejercicios 1 y 5-11, págs. 184, 188-191. Estiramiento del tendón posterior de la rodilla, del gastrocnemio y del cuádriceps 3x30 segundos. Ejercicios 2-4, págs. 184-186.

- EJERCICIOS DE CARGA. 3 x 10 repeticiones c. u. Ejercicios 12-15, págs. 192-193.

- EJERCICIOS FUNCIONALES. 2 o 3 x 10 repeticiones c. u. Ejercicios 16-21, págs. 194-197.

- EJERCICIOS DE RESISTENCIA. 2 o 3 x 10 repeticiones. Ejercicios 22-25, págs. 198-200.

- BICICLETA (estática o reclinada). 20-30 minutos. Resistencia mínima

## OPERACIONES DE LIGAMENTO CRUCIAL ANTERIOR

Su primer interés tras una operación de este tipo es proteger la herida causada por el injerto de ligamento. Para ello, no debe realizar ningún estiramiento de rodilla que entrañe alguna resistencia o sobrecarga durante al menos seis semanas. Si la extiende demasiado, ejercerá una presión directa sobre la región lesionada y aumentará el riesgo de una nueva rotura. Por ello, deberá abstenerse de realizar cualquier tipo de extensión de cuádriceps con lastre en los tobillos o con una máquina de trabajo. Tampoco podrá chutar una pelota, mantener una puerta abierta con el pie o apartar de un puntapié el edredón o la sábana cuando esté en la cama. En cambio, es recomendable que trabaje este tipo de habilidades en la piscina.

Los estiramientos del tendón posterior de la rodilla en un medio en el que la resistencia sea menor son muy beneficiosos, pues se evitará molestias en la zona del injerto. Cuanto más fuertes sean los músculos que recubren la articulación, más protegidos estarán el tendón, la rodilla y la tibia, ya que la buena forma de cada uno de los elementos que la componen evita cualquier movimiento en falso. De hecho, este ligamento y el tendón posterior de la rodilla permiten que este hueso resista fuertes tensiones que, de otro modo, podrían provocar un mal desplazamiento.

Comience los ejercicios de la primera fase lenta y suavemente. Hágalo con cautela. Si nota un dolor punzante cada vez más agudo, reduzca el movimiento y el ritmo de trabajo. Continúe así hasta que los síntomas desaparezcan.

### PRIMERA FASE

Tras haber estabilizado la rodilla con una reconstrucción del ligamento, tal vez piense que puede moverse con plena libertad. Debe comprender que todavía es demasiado pronto y que ha de comportarse con cautela, sobre todo si se ve en el trance de practicar algún movimiento en el que haya de rotar o pivotar sobre una pierna. Durante las seis primeras semanas del programa de recuperación, no puede saltarse ninguno de los consejos y advertencias que se han dado previamente, pues de lo contrario podría arruinar el trabajo del cirujano.

El conjunto de ligamentos que estabilizan la rodilla aporta una serie de indicios al cuerpo que le permitirán hacerse una idea de cómo se desenvuelve usted y de cuál es la respuesta del resto de articulaciones. Este tipo de percepción se conoce como *cinestesia* y sin él no podría realizar una actividad tan habitual como ponerse los pantalones, ya que para ello necesita desplazar de manera inconsciente su peso a uno de los lados para no perder el equilibrio. Tras la operación experimentará una merma de este sentido a causa de la hinchazón, la disrupción de los músculos y el entumecimiento de la región. Además, habrá que sumar a esta inestabilidad el debilitamiento causado por la operación y el reposo. Por ello, es el momento de recuperar el tono para realizar cualquier tipo de actividad. Una buena manera de diagnosticar el estado de la rodilla consiste en observar en el espejo si existe una buena coordinación con el resto del cuerpo.

Para mejorar la cinestesia y avanzar en el proceso de recuperación, debe seguir las siguientes recomendaciones:

- *Control de la hinchazón.* Acostúmbrese a enfriar la rodilla y mantener la pierna en alto durante diez minutos o un cuarto de hora unas tres o cuatro veces al día. Si el tamaño de la hinchazón le parece demasiado exagerado, posiblemente sufrirá una atrofia de cuádriceps —un mecanismo de protección para reducir el riesgo de lesión en la zona.
- *Tonificación de los músculos cuádriceps.* Para afrontar la atrofia de cuádriceps, practique dos o tres sesiones de ejercicios de tonificación de este músculo (pág. 188), como se indica en el programa de entrenamiento en tierra. Los ejercicios de la primera fase de los programas de agua y tierra permiten restituir la fuerza perdida. No obstante, debe ser plenamente consciente de que antes de realizarlos, sus cuádriceps deben estar en condiciones.
- *Practicar algunos ejercicios de carga.* Este tipo de actividad estimulan los receptores de las articulaciones, músculos y ligamentos que a su vez proporcionan información cinestésica adicional. Además, provocan una

contracción simultánea (denominada *cocontracción*) de los cuádriceps, el tendón posterior de la rodilla y el gastrocnemio que asegura una mayor estabilidad. Para ello, deberá acometer los primeros ejercicios en la piscina y pasar después a realizarlos en tierra. Recuerde, no obstante, que incluso en el agua usted debe tener cuidado al girar o pivotar sobre el pie. Antes de practicarlos en tierra sobre la rodilla operada, debe pasar el examen que aparece en la página 234.

## Practique extensiones completas cuanto antes

Las últimas investigaciones muestran que los pacientes que recuperan rápidamente la capacidad de realizar extensiones completas tras una operación de ligamentos sufren dolores patelofemorales menos agudos que los pacientes que se mueven con dificultad. Por ello, debería comenzar cuanto antes a practicarlas en la piscina o en tierra. No obstante, evite hacerlo con brusquedad y, sobre todo, no use ningún tipo de lastre hasta que hayan pasado seis semanas.

Uno de los objetivos más importantes de esta fase consiste en restablecer la extensión completa de la articulación cuanto antes pero sin poner en peligro el injerto. Si no fuese así, usted no podría caminar, pues es del todo imposible hacerlo con una rodilla flexionada ya que causaría un dolor patelofemoral difícil de soportar. Para recuperar esta habilidad, conviene que duerma con una almohada bajo la rodilla. Asimismo, cuando permanezca en reposo, deberá colocar una bolsa de hielo sobre la zona afectada y mantener la pierna en alto. El peso y la fuerza de la gravedad obligarán a que la articulación adquiera poco a poco una capacidad de extensión mayor. No obstante, procure que la herida producida durante la operación no empeore y aplique frío después de cada sesión.

Si no puede practicar los ejercicios en una piscina, pruebe a sustituirlos por un programa de trabajo con una bicleta estática. Es un buen modo de mejorar su capacidad de movimiento así como de fortalecer sus cuádriceps. Sin embargo, antes de emprender el programa, consulte al cirujano si usted se encuentra en condiciones de llevarlo a cabo. Si el doctor no pone ningún reparo, gradúe el sillín para que sus rodillas puedan alcanzar un ángulo de 90 o 100 grados, pero no intente ir más allá, pues la patela puede fatigarse demasiado durante los movimientos de elevación y su sillín no estará lo suficientemente alto como para que se recupere al descender la rodilla. En el caso de que lleve una rodillera, pregunte al médico si es preciso quitársela para realizar el ejercicio.

## Piscina

- INTERVALOS EN AGUAS PROFUNDAS (intensidad baja). 15 minutos. Ejercicios 1-4, págs. 140-144.

- ENTRENAMIENTO EN AGUAS PROFUNDAS (patadas, alzamiento de talones). 20 repeticiones. Ejercicios 5 y 6, págs. 147-148.

- PATADAS (de todo tipo). 30 segundos c. u. Ejercicios 8-11, págs. 150-153.

- DEAMBULACIÓN (adelante, atrás, a los lados). 1 minuto c. u. Ejercicio 12, pág. 155.

- ESTIRAMIENTOS (con flexiones de rodilla, cuádriceps y del tendón posterior, y balanceo). 30 segundos c. u. Ejercicios 15-17 y 20, págs. 158-160.

- EJERCICIOS PARA LAS EXTREMIDADES INFERIORES (alzamiento lateral de piernas, balanceo de piernas, extensiones de cuádriceps, flexiones del tendón posterior de la rodilla). 15 repeticiones c. u. Ejercicios 28-33, págs. 170-174.

## Tierra

- EJERCICIOS SIN CARGA (deslizamiento de talones). 10 repeticiones. Ejercicio 1, pág. 184.
  Estiramiento del tendón posterior de la rodilla y del gastrocnemio   3 x 30 segundos. Ejercicios 2-4, págs. 184-186. 2-3 veces/día.
  Estiramiento del cuádriceps y del tendón posterior de la rodilla. 10 repeticiones c. u. 2-3 veces/día.
  Estiramientos de pierna y cadera, abducción y aducción de cadera, extensión de cuádriceps. 10 repeticiones c. u. Ejercicios 5-11, págs. 188-191.

- EJERCICIOS DE CARGA. 10 repeticiones c. u. Estiramiento del tendón posterior de la rodilla (en la rodilla operada). Ejercicio 12, pág. 192.

- BICICLETA (estática o reclinada). 5-10 minutos. Resistencia 0
  Hay que subir o bajar el sillín (según se trate de una bicicleta estática o reclinada, respectivamente) para acomodar la rodilla a su capacidad de movimiento.

## SEGUNDA FASE

Aunque su seguro médico no lo cubra, no estará de más que se ponga en
manos de un buen fisioterapeuta para que le asesore. La recuperación de
una operación de ligamentos es un proceso arduo que requiere una asistencia especializada para procurar que el trabajo realizado no sea ni excesivo
ni tampoco deficiente.

### Tenga en cuenta el periodo de convalecencia

El injerto del ligamento requiere entre cuatro y seis semanas para cicatrizar
por completo. Durante este tiempo, será muy vulnerable. Vaya con cuidado
si no quiere interrumpir su recuperación de manera abrupta.

### Piscina

Aunque no hayan transcurrido las cuatro o seis semanas de riesgo de rotura del injerto, puede pasar a la segunda fase. Tan sólo debe comportarse con
cautela incluso en la piscina. No pivote sobre el pie cuando realice los ejercicios 12 y 13, ni tampoco rote la rodilla mientras practica el estiramiento
de cuádriceps del ejercicio 18. A la hora de realizar los ejercicios de entrenamiento en el agua (del 21 al 27), deberá ceñirse el cinturón de flotación,
al menos hasta que hayan transcurrido seis semanas.

Al inicio de la segunda fase, trabaje con el *step* en series de veinte repeticiones e incremente la cadencia hasta alcanzar las treinta al terminar el
periodo. Si no puede moverse en tierra con plena comodidad, es necesario
que practique ejercicios de tonificación y flexibilidad con el *step* en la piscina. Sólo cuando pueda realizar series de treinta repeticiones sin notar ninguna molestia, estará en condiciones de practicarlas en tierra.

- INTERVALOS EN AGUAS PROFUNDAS (intensidad media). 20 minutos. Ejercicios 1-4, págs. 140-144.

- ENTRENAMIENTO EN AGUAS PROFUNDAS. 30 repeticiones. Ejercicios 5 y 7, págs. 147-148.

- PATADAS (de todo tipo). 45 segundos c. u. Ejercicios 8-11, págs. 150-153.

- DEAMBULACIÓN (hacia delante, hacia atrás, de lado, marcha). 1 minuto c. u. Ejercicios 12 y 13, pág. 155-156.

- EJERCICIOS DE MANTENIMIENTO. 10 repeticiones con cinturón. Saltos (normales y de rana). Ejercicios 21, 22 y 25, págs. 162-164.
  Carrera con cinturón (baja intensidad). 4-6 minutos. Ejercicio 27, pág. 165. Al cabo de 4-8 semanas, intensidad media.

- ESTIRAMIENTOS. 30 segundos c. u. Ejercicios 15-20, págs. 158-160. Para los ejercicios 18 y 19, conviene utilizar con cuidado las cintas elásticas. Procure no torcer la rodilla.

- EJERCICIOS PARA LAS EXTREMIDADES INFERIORES. 20-30 repeticiones c. u. Ejercicios 28-34, págs. 170-175. Comience con 20 repeticiones y aumente progresivamente hasta llegar a 30.

## Tierra

En el transcurso de la segunda fase, deberá realizar más ejercicios funcionales y de carga en tierra. A medida que aumente su tolerancia al esfuerzo, verá cómo puede soportar el peso corporal en su rodilla y camina mejor. Si lo hace demasiado pronto, preste atención a su sentido de la cinestesia para evitar una sobrecarga. Esta fase es decisiva para su restablecimiento, ya que usted necesita aunar fuerza y equilibrio para proteger el injerto de movimientos bruscos. Para ello, no es conveniente practicar ejercicios que exijan una gran resistencia a sus cuádriceps, tales como extensiones de piernas con lastres o con máquinas de trabajo.

En este momento usted habrá recuperado la extensión completa con su rodilla. Si no es así, ejercite un poco más los estiramientos del tendón posterior de la rodilla y del gastrocnemio tanto en la piscina como en tierra. Utilice un flotador de tobillera para las extensiones de cuádriceps del ejercicio 30. Si lleva puesta una rodillera, pregunte al médico si puede quitársela durante la terapia de rehabilitación. Tenga en cuenta que, por lo menos, deberá llevarla al menos durante cuatro o seis semanas.

- EJERCICIOS SIN CARGA (deslizamiento de talones). 2 x 10 repeticiones. Ejercicio 1, pág. 184
  Estiramiento del tendón posterior de la rodilla, del gastrocnemio. 3 x 30 segundos. Ejercicios 2-4, págs. 184-186. 2-3 veces al día.
  Estiramiento de cuádriceps. 3 x 30 segundos. Ejercicio 3, pág. 185. Cuidado con las torceduras.
  Ejercicios de cuádriceps y del tendón posterior de la rodilla. 2 x 10 repeticiones. Estiramientos y elevaciones de piernas, abducción y aducción de cadera, extensiones de cuádriceps. 2 x 10 repeticiones. Ejercicios 5-11, págs. 188-191.

- EJERCICIOS DE CARGA . 2 x 10 repeticiones c. u.   Flexión del tendón posterior de la rodilla, apoyo sobre rodilla, alzamiento de dedos. Ejercicios 12-14, págs. 192-193.

- EJERCICIOS FUNCIONALES (deslizamientos, *steps,* flexiones). 10 repeticiones c. u. Ejercicios 16, 18, 21, págs. 194, 196, 197. Adopte una postura que evite el dolor. Utilice un *step* de 10 cm.

- EJERCICIOS DE RESISTENCIA (extensiones con Thera-Band). 10 repeticiones. Ejercicio 22, pág. 198.

- BICICLETA (estática o reclinada). 10-20 minutos. Resistencia 0

## TERCERA FASE

Cuando haya pasado el periodo de convalecencia y el injerto no corra ningún peligro de fractura, usted podrá realizar sin problemas todas sus actividades cotidianas e incluso comenzará a soportar una moderada carga del peso corporal sobre su rodilla dañada. A partir de este momento, para lograr una recuperación completa, deberá aumentar la fuerza y la resistencia de sus piernas. Para lograrlo, debe prescindir del cinturón de flotación cuando trabaje en la piscina y utilizar Thera-Band cuando se encuentre en tierra.

## Piscina

- INTERVALOS EN AGUAS PROFUNDAS (intensidad alta). 25 minutos. Ejercicios 1-4, págs. 140-144.

- ENTRENAMIENTO EN AGUAS PROFUNDAS. 50 repeticiones c. u. Ejercicios 5 y 7, págs. 147-148.

- PATADAS (de todo tipo). 1 minuto c. u. Ejercicios 8-11, págs. 150-153. Aumentar potencia en los últimos 30 segundos.

- DEAMBULACIÓN (sin cinturón). 1 minuto c. u. Ejercicios 12-14, pág. 155-157.

- EJERCICIOS DE MANTENIMIENTO (sin cinturón). 20-30 repeticiones. Ejercicios 21-26, págs. 162-165.
  Carrera sin cinturón (intensidad alta). 6 minutos. Ejercicio 27, pág. 165.

- ESTIRAMIENTOS. 30 segundos c. u. Ejercicios 15-20, págs. 158-160.

- EJERCICIOS PARA LAS EXTREMIDADES INFERIORES. 20-30 repeticiones c. u. Ejercicios 28-34, págs. 170-175. Comenzar con 20 repeticiones y aumentar progresivamente hasta las 30.

## Tierra

- EJERCICIOS SIN CARGA. 3 x 10 repeticiones. Ejercicios 1 y 5-11, págs. 184, 188-191. Estiramiento del tendón posterior de la rodilla, del gastrocnemio y del cuádriceps. 3x30 segundos. Ejercicios 2-4, págs. 184-186.

- EJERCICIOS DE CARGA. 2-3 x 10 repeticiones c. u. Ejercicios 12-15, págs. 192-193.

- EJERCICIOS FUNCIONALES. 2-3 x 10 repeticiones c. u. Ejercicios 16-21, págs. 194-197. En los deslizamientos contra el muro, intente alcanzar los 90 grados con una sola pierna. Use un *step* de 15 cm.

- EJERCICIOS DE RESISTENCIA. 2-3 x 10 repeticiones. Ejercicios 22-25, págs. 198-200.

- BICICLETA (estática o reclinada). 20-30 minutos. Resistencia mínima. Hay que subir o bajar el sillín (según se trate de una bicicleta estática o reclinada, respectivamente) para acomodar la rodilla a su capacidad de movimiento.

## OPERACIÓN DE SUSTITUCIÓN DE RODILLA

Tómese su medicación contra el dolor y ajústese el cinturón de velocidad porque la carrera será larga. Su caso es el único que realmente requiere un gran tesón. Necesitará al menos seis meses para recuperar su capacidad de flexión y extensión. No se lamente: ya es demasiado tarde. Seguramente tendrá la sensación de que su rodilla se comporta con total libertad, sin que usted le haya dado ninguna orden. Por ello deberá esforzarse para superar las molestias y los dolores que pueda sentir para lograr que su rodilla funcione como debe.

### PRIMERA FASE

Su implante de rodilla es fuerte y seguro, por lo que no debe temer ninguna rotura. La hinchazón le durará unos tres meses y sentirá dolores durante un año más o menos. A pesar de ello, debe practicar los ejercicios en todo momento para recuperar su capacidad de flexión y extensión, y así volver a sus quehaceres cotidianos tan pronto como sea posible. Céntrese primero en los ejercicios que le permitirán extender la rodilla por completo, ya que es imprescindible para caminar correctamente. Deje los ejercicios de flexión para después. Observe a diario el estado de la herida. El entumecimiento, el calor y las hinchazones son normales. No obstante, consulte de vez en cuando la lista de la página 227 por si aparece alguno de los síntomas susceptibles de un tratamiento de urgencia.

### Piscina

Considere su primera semana una breve luna de miel. Si puede ir a la piscina, practique sólo los ejercicios para aliviar el dolor. Si nota alguna molestia, deténgase de inmediato. La mejor manera de evitarlo es permanecer en reposo. Al día siguiente, ármese de paciencia e inicie el programa de recuperación. Bastará con que haga unas cuantas repeticiones. Durante la segunda semana, deberá poner más empeño y esforzarse por practicar todos los ejercicios. En el caso de que comience a sentir pinchazos, reduzca el ritmo y la amplitud de los movimientos. No obstante, si le parece que la rodilla se entumece, se hincha un poco y está llena de líquido, continúe un poco más. El trabajo en la piscina le ayudará a mejorar la circulación y la presión hidrostática efectuará un leve masaje que le ayudará a reducir la hinchazón. Los estiramientos de cuádriceps le resultarán demasiado complicados, por lo que podrá utilizar una cinta elástica o bien adaptar el ejercicio de estiramiento de cuádriceps en tierra (figura 11-3b, pág. 185) posando el pie sobre un *step* colocado en el fondo de la piscina.

- INTERVALOS EN AGUAS PROFUNDAS (intensidad baja). 15 minutos. Ejercicios 1-4, págs. 140-144.

- ENTRENAMIENTO EN AGUAS PROFUNDAS (patadas, alzamiento de talones). 20 repeticiones. Ejercicios 5 y 6, págs. 147-148.

- PATADAS (de todo tipo). 30 segundos c. u. Ejercicios 8-11, págs. 150-153.

- DEAMBULACIÓN (adelante, atrás, a los lados). 1 minuto c. u. Ejercicio 12, pág. 155.

- ESTIRAMIENTOS (con flexiones de rodilla, cuádriceps y del tendón posterior, y balanceo). 30 segundos c. u. Ejercicios 15-17 y 20, págs. 158-160.

- EJERCICIOS PARA LAS EXTREMIDADES INFERIORES (alzamiento lateral de piernas, balanceo de piernas, extensiones de cuádriceps, flexiones del tendón posterior de la rodilla). 15 repeticiones c. u. Ejercicios 28-33, págs. 170-174.

## Tierra

La realización de los ejercicios de este programa depende del tono muscular y de su capacidad de movimiento en tierra. Por lo general, esta parte suele iniciarse la segunda semana, si bien en algunos casos cabe esperar un poco más. De todos modos, no se eche a trás y muévase. El dolor lo acompañará durante todo un año, así que acostúmbrese a él y continúe con sus flexiones y estiramientos. Las extensiones de cuádriceps plantean ciertas dificultades en esta primera fase a causa de las limitaciones de movimiento. Si es así, déjelas para la segunda fase. Mientras practica el ejercicio 12, los estiramientos del tendón posterior de la rodilla, apóyese sobre su pierna sana y trabaje sólo con la dañada. Si monta en bicicleta, es muy probable que no pueda dar una sola pedalada a causa de estas limitaciones, por lo que deberá contentarse con mover los pedales hacia delante y hacia atrás intentando doblar las rodillas cada vez más.

- EJERCICIOS SIN CARGA (deslizamiento de talones). 1-2 x 10 repeticiones. Ejercicio 1, pág. 184.
  Estiramiento del tendón posterior de la rodilla, del gastrocnemio3 x 30 segundos. Ejercicios 2-4, págs. 184-186.
  Ejercicios (flexión y extensión) de cuádriceps y del tendón posterior de la rodilla, alzamiento de pierna, abducción y aducción de caderas. 10 repeticiones

- EJERCICIOS DE CARGA. 10 repeticiones c. u. (sólo con la pierna operada). Ejercicio 12, pág. 192.

- EJERCICIOS DE RESISTENCIA (extensiones de rodilla con Thera-Band). 10 repeticiones. Ejercicio 22, pág. 200.

- BICICLETA (estática o reclinada). 5-10 minutos. Resistencia 0

## SEGUNDA FASE

El dolor ya no será tan intenso ni tan constante como en la fase anterior. Aumentará su capacidad de movimiento y notará que puede realizar sus actividades cotidianas con mayor comodidad. Aunque todavía sentirá muchas molestias a la hora de levantarse de la silla o del retrete, su rodilla ya no se entumecerá al caminar e incluso podrá subir escalones con la pierna operada, si bien bajará con dificultad. Al montar en bicicleta, podrá dar una pedalada completa. Procure mejorar sus condiciones físicas y, sobre todo, su movilidad.

## Piscina

- INTERVALOS EN AGUAS PROFUNDAS (intensidad media). 20 minutos. Ejercicios 1-4, págs. 140-144.

- ENTRENAMIENTO EN AGUAS PROFUNDAS. 30 repeticiones. Ejercicios 5 y 7, págs. 147-148.

- PATADAS (de todo tipo). 45 segundos c. u. Ejercicios 8-11, págs. 150-153.

- DEAMBULACIÓN. 1 minuto c. u. Ejercicios 12-14, pág. 155-157. Lleve un cinturón de flotación cuando salte (ejercicio 14).

- ESTIRAMIENTOS (flexiones y extensiones). 30 segundos c. u. Ejercicios 15-17, págs. 158-159.
  Extensiones de cuádriceps con cintas elásticas o *step*. 3 x 30 segundos. Ejercicio 18, pág. 160.

- EJERCICIOS DE MANTENIMIENTO. 10-20 repeticiones con cinturón. Ejercicios 21-26, págs. 162-165.
  Carrera con cinturón (baja media). 2-10 minutos. Ejercicio 27, pág. 165

- EJERCICIOS PARA LAS EXTREMIDADES INFERIORES. 20-30 repeticiones c. u. Ejercicios 28-34, págs. 170-175. Puede utilizarse una tobillera en los ejercicios 30 y 31. Coloque el *step* en una zona menos profunda para preparar el trabajo en tierra.

## Tierra

- EJERCICIOS SIN CARGA. 20 repeticiones. Ejercicios 1 y 5-11, págs. 184, 188-191. Estiramiento del tendón posterior de la rodilla, del gastrocnemio y del cuádriceps. 3 x 30 segundos. Ejercicios 2-4, págs. 184-186.

- EJERCICIOS DE CARGA. 20 repeticiones c. u. Flexión del tendón posterior de la rodilla, apoyo sobre rodilla, alzamiento de dedos. Ejercicios 12-14, págs. 192-193.

- EJERCICIOS FUNCIONALES (deslizamientos, *steps,* flexiones). 10 repeticiones c. u. Ejercicios 16, 18, 21, págs. 194, 195, 197. Adopte una postura que evite el dolor. Utilice un *step* de 10 cm.

- EJERCICIOS DE RESISTENCIA (extensiones con Thera-Band). 10 repeticiones. Ejercicio 22, págs. 198.

- BICICLETA (estática o reclinada). 10-20 minutos. Resistencia 0

## TERCERA FASE

Es el momento de realizar toda actividad cotidiana sin molestias. Tal vez persista una cierta hinchazón, pero el dolor será inapreciable o habrá desaparecido por completo. A lo largo de esta fase, debe desarrollar habilidades funcionales que le permitan subir y bajar escaleras con ambas piernas, encaramarse a una silla o agacharse con las piernas flexionadas. Al principio quizá le parezca fatigoso bajar escalones, pero no se preocupe: es normal. De hecho, la adquisición de este patrón de movimiento es uno de los objetivos más complejos del programa. Si en las primeras sesiones no consigue coordinar sus movimientos en una escalera, pruebe a hacerlo subiendo y bajando sólo un par de escalones. En la piscina, puede aumentar la intensidad y el número de repeticiones así como prescindir de los cinturones de flotación para tonificar más los músculos, si bien deberá procurar que no reaparezca el dolor. Por lo que respecta al programa en tierra, bastará con incluir más ejercicios funcionales y de resistencia. De todos modos, absténgase de practicar el ejercicio 20.

### Piscina

- INTERVALOS EN AGUAS PROFUNDAS (intensidad alta). 20 minutos. Ejercicios 1-4, págs. 140-144.

- ENTRENAMIENTO EN AGUAS PROFUNDAS. 30-50 repeticiones c. u. Ejercicios 5 y 7, págs. 147-148.

- PATADAS (de todo tipo). 1 minuto c. u. Ejercicios 8-11, págs. 150-153. Aumentar potencia en los últimos 30 segundos.

- DEAMBULACIÓN (sin cinturón) . 1 minuto c. u. Ejercicios 12-14, pág. 155-157.
- EJERCICIOS DE MANTENIMIENTO (sin cinturón). 20-30 repeticiones. Ejercicios 21-26, págs. 162-165. Carrera sin cinturón (intensidad alta). 6 minutos. Ejercicio 27, pág. 165.

• ESTIRAMIENTOS. 30 segundos c. u. Ejercicios 15-20, págs. 158-160.

• EJERCICIOS PARA LAS EXTREMIDADES INFERIORES. 20-30 repeticiones c. u. Ejercicios 28-34, págs. 170-175. Comenzar con 20 repeticiones y aumentar progresivamente hasta las 30.

## Tierra

• EJERCICIOS SIN CARGA. 3 x 10 repeticiones. Ejercicios 1 y 5-11, págs. 184, 188-191. Estiramiento del tendón posterior de la rodilla, del gastrocnemio y del cuádriceps. 3x30 segundos. Ejercicios 2-4, págs. 184, 186.

• EJERCICIOS DE CARGA. 3 x 10 repeticiones c. u. Ejercicios 12-15, págs. 192-193.

• EJERCICIOS FUNCIONALES. 20-30 repeticiones c. u. Ejercicios 16-19 y 21, págs. 194, 196-197. En los deslizamientos contra el muro, intente alcanzar los 90 grados con una sola pierna. Use un *step* de 15 cm.

• EJERCICIOS DE RESISTENCIA. 3 x 10 repeticiones. Ejercicios 22-25, págs. 198-200. 2-3 x 10 repeticiones.

• BICICLETA (estática o reclinada). 20-30 minutos. Resistencia mínima

## PROGRAMA DE MANTENIMIENTO

Al terminar la tercera fase, podrá respirar con tranquilidad: el largo programa de rehabilitación habrá llegado a su fin. No obstante, a pesar de que se encontrará en perfectas condiciones, deberá continuar trabajando con su rodilla. De hecho, tendrá que continuar practicando. No se asuste: ya no es necesario dedicar cinco o seis días a la semana; bastará con realizar tres o cuatro breves sesiones de intensidad moderada para evitar un sobreesfuerzo que podría causarle otra lesión. Tenga en cuenta que lo importante es que su rodilla se mantenga en forma durante muchos años si no durante el resto de su vida.

# Glosario

**abducción.** Movimiento de una extremidad que se separa de la línea media del cuerpo. (Véase *aducción*.)

**abductor.** Músculo que separa a otro de la línea media del cuerpo.

**aducción.** Movimiento de una extremidad en dirección al cuerpo. (Véase *abducción*.)

**aductor.** Músculo que aproxima a otro a la línea media del cuerpo.

**agudo.** *(Referido a un síntoma o a una enfermedad.)* Que aparece de manera repentina y con una gran intensidad, y desaparece tras un breve periodo de tiempo.

**analgésico.** Medicamento que mitiga el dolor.

**anestesia.** Ausencia de sensaciones normales —y especialmente de sensibilidad al dolor— producida por una sustancia anestésica. Puede ser tópica, local, regional o general.

**anestesista.** Médico preparado para la administración de anestésicos y para proporcionar asistencia respiratoria y cardiovascular en el transcurso de una intervención quirúrgica.

**antalgia.** Postura o posición del cuerpo que se adopta porque reduce el dolor.

**antálgico, paso.** Trastorno de la deambulación provocado para reducir el dolor.

**anterior.** Parte frontal de una estructura.

**antipirético.** Sustancia o procedimiento que reduce la fiebre.

**artro-.** *(Prefijo de origen griego.)* Articulación.

**artroscopia.** Examen del interior de una articulación mediante un endoscopio que se introduce a través de una pequeña incisión.

**aspiración.** Extracción de un líquido del organismo mediante un mecanismo de succión.

**atelectasia.** Trastorno caracterizado por un colapso pulmonar que impide el intercambio de oxígeno y dióxido de carbono. Puede deberse a la obstrucción de las vías respiratorias mayores y los bronquiolos, presión en el pulmón por presencia de líquido o aire en el espacio pleural o compresión debida a un tumor extrapulmonar.

**atrofia.** Desaparición o disminución del tamaño o la actividad fisiológica de una parte del cuerpo.

**autoinjerto.** Trasplante quirúrgico de cualquier tejido de una región a otra del organismo que se practica en el mismo individuo.

**avulsión.** Separación por desgarro de cualquier porción orgánica del resto del cuerpo.

**bursa.** Saco fibroso situado entre determinados tendones y los huesos subyacentes y que está cubierto con una *membrana sinovial* (v.) que segrega *líquido sinovial* (v.) que permite que el tendón se mueva sobre el hueso, se contraiga y se relaje.

**bursitis.** Inflamación de una bursa producida por una artritis, una infección, una lesión traumática o un esfuerzo o ejercicio físico excesivo.

**cartílago articular.** Tejido conjuntivo de sostén, no vascularizado y constituido por diversas células y fibras que se localiza en las articulaciones.

**cartílago hialino.** Tejido conjuntivo cartilaginoso elástico que recubre las superficies articulares, une las costillas al esternón y forma el esqueleto de la nariz, la tráquea y parte de la laringe.

**cinestesia.** Sensación o sentido por el que se perciben el movimiento, peso, resistencia y posición del cuerpo o de sus partes.

**colágeno.** Proteína formada por haces de fibras reticulares que se combinan para formar las fibras inelásticas de los tendones, ligamentos y fascias. Puede transformarse en cartílago y tejido óseo.

**condral.** Que pertenece al cartílago.

**congénito.** Presente en el nacimiento.

**contractura.** Trastorno articular, por lo general permanente, consistente en la fijación en flexión a causa de la atrofia y el acortamiento de las fibras musculares o bien por la pérdida de elasticidad de la piel.

**contraindicación.** Factor que impide la administración de un fármaco determinado o bien llevar a cabo una maniobra en un paciente.

**crepitación.** Sonido parecido a un crujido producido por el rozamiento de los fragmentos óseos.

**crónico.** Se aplica a la enfermedad o al proceso que se desarrolla lentamente y persiste durante un largo periodo de tiempo, incluso durante toda la vida del paciente.

**cuádriceps.** Gran músculo extensor situado en la cara anterior del muslo y que se compone del recto femoral, el vasto externo, el vasto interno y el vasto intermedio. Forma una gran masa muscular que constituye las caras anterior y laterales del fémur.

**diagnóstico.** Identificación de una enfermedad o trastorno mediante la evaluación científica de sus signos físicos, sus síntomas, su historia clínica, los resultados de las pruebas analíticas y otros procedimientos.

**distensión.** Lesión muscular debida a un esfuerzo físico exagerado.

**ejercicio activo.** Movimiento repetitivo de una parte del cuerpo como resultado de la contracción y relajación voluntarias de los músculos implicados.

**ejercicio isométrico.** Movimiento activo que aumenta la tensión muscular mediante la aplicación de presión contra una resistencia estable.

**ejercicio isoquinético.** Movimiento en el que la fuerza máxima la ejerce un músculo en cada punto de su arco de movilidad a medida que éste se contrae.

**ejercicio pasivo.** Movimiento repetitivo de una parte del organismo como resultado de una fuerza aplicada externamente.

**electrocardiograma.** Registro gráfico de la actividad eléctrica del miocardio.

**embolia.** Trastorno circulatorio caracterizado por el desplazamiento de émbolos a través del torrente sanguíneo hasta que se bloquea un vaso.

**embolia pulmonar.** Bloqueo de la arteria pulmonar por un material extraño (grasa, aire, tumores tisulares, trombos) que suele proceder de una vena periférica.

**endoscopio.** Instrumento óptico dotado de un sistema de iluminación que permite visualizar el interior de una cavidad corporal u órgano.

**esclerosis.** Trastorno caracterizado por el endurecimiento de los tejidos a causa de inflamaciones, depósitos de sales minerales e infiltraciones en las fibras conjuntivas.

**espolón.** Crecimiento óseo anormal, a menudo doloroso, que aparece en la superficie del hueso a causa de una disminución del cartílago articular.

**estenosis.** Constricción o estrechamiento de un orificio o una vía de una estructura corporal.

**estevado.** Que tiene las piernas arqueadas de tal modo que, al juntar los pies, las rodillas quedan separadas. (Véase *genu varo*.)

**extensión.** Movimiento realizado por ciertas articulaciones del esqueleto que aumenta el ángulo entre dos huesos adjuntos.

**fascia.** Tejido conjuntivo fibroso que puede estar separado de otras estructuras específicamente organizadas como tendones y ligamentos.

**fémur.** Hueso del muslo que se extiende desde la pelvis hasta la rodilla.

**fibrocartílago.** Cartílago compuesto por una matriz densa de fibras colágenas. Posee una gran resistencia a la tracción.

**flexión.** Movimiento que realizan ciertas articulaciones del esqueleto para disminuir el ángulo entre dos huesos adyacentes.

**fractura.** Lesión traumática de un hueso caracterizada por interrupción de la continuidad del tejido óseo.

**fractura desplazada.** Rotura ósea traumática en la cual los dos extremos del hueso fracturado quedan separados.

**fractura no desplazada**. Rotura ósea traumática en la que no existe separación de los fragmentos.

**fulcro.** Punto de apoyo de la palanca.

**genoma.** Dotación completa de genes existente en los cromosomas de cada célula de un organismo particular.

**genu valgo.** Curvatura de las piernas hacia dentro, de manera que las rodillas rozan entre sí al caminar y los tobillos quedan muy separados.

**genu varo.** Curvatura de las piernas hacia fuera, de forma que las rodillas quedan muy separadas y los tobillos pueden llegar a rozarse.

**hiperextensión.** Extensión máxima.

**hiperflexión.** Flexión máxima.

**injerto.** Tejido u órgano que se toma de un lugar o una persona y se inserta en otro para reparar un defecto estructural.

**internista.** Médico especialista en medicina interna.

**ligamento.** Banda de tejido fibroso flexible, blanco y brillante que une articulaciones o huesos y cartílagos. Es ligeramente elástico y está constituido por fibras de colágeno dispuestas en forma paralela.

**maléolo.** Prominencia ósea redondeada que está situada a ambos lados del tobillo.

**masaje frío.** Aplicación de una sustancia congelada (agua o gelatina) sobre una zona lesionada mientras se realiza una suave manipulación para causar una vasoconstricción que reduzca la hinchazón y produzca una sensación de alivio.

**menisco.** Cartílago curvado y fibroso que se encuentra en las rodillas y otras articulaciones.

**necrosis.** Muerte de una porción de tejido causada por una enfermedad o lesión.

**osteófito.** Deformidad ósea que aparece en las inmediaciones del sistema articular.

**osteoporosis.** Pérdida de densidad de los tejidos óseos producida por la disminución de sus componentes minerales.

**palpación.** Técnica utilizada en la exploración física en la que se inspecciona la textura, el tamaño, la consistencia y la localización de ciertas partes del organismo con las manos.

**patela.** Rótula.

**patognomónico.** *(Referido a un signo a un síntoma.)* Específico de una enfermedad o un trastorno.

**placebo.** Sustancia inactiva (suero salino, agua destilada, azúcar, etc.) que se prescribe como si fuese una dosis eficaz de un fármaco necesario.

**poplítea, arteria.** Prolongación de la arteria femoral que se extiende desde el músculo aductor mayor del muslo, atraviesa la fosa poplítea en la rodilla, se divide en ocho ramas e inerva varios músculos del muslo, la pierna y el pie.

**postoperatorio.** Que pertenece o se refiere al periodo de tiempo que sigue a una intervención quirúrgica. Se inicia cuando el paciente sale de la anestesia y se prolonga hasta el momento en que desaparecen los efectos de los procedimientos quirúrgicos empleados.

**preoperatorio.** Que pertenece o se refiere al periodo que precede a una intervención quirúrgica. Comienza con la primera medida preparatoria para la cirugía —como la interrupción de la alimentación 12 horas antes— y termina en el momento en que el paciente es introducido en el quirófano y se le aplica la anestesia.

**profilaxis.** Prevención o protección de la enfermedad, generalmente mediante un agente biológico, químico o mecánico capaz de destruir organismos patógenos.

**quiste.** Saco cerrado situado en el interior o debajo de la piel, revestido de epitelio y que contiene líquido o materia semisólida.

**rayos X.** Radiaciones electromagnéticas de menor longitud de onda que la luz visible. Pueden penetrar la mayoría de las sustancias y se utilizan para investigar la integridad de determinadas estructuras, destruir tejidos enfermos con fines terapéuticos y tomar imágenes fotográficas útiles para el diagnóstico de algunos trastornos.

**rehabilitación.** Restitución de un órgano o un individuo a la normalidad después de una enfermedad incapacitante, una lesión o un periodo de inacción.

**resonancia magnética nuclear.** Exploración radiológica que permite obtener imágenes del organismo de forma no invasiva, sin emitir radiación ionizante y en cualquier plano del espacio mediante la estimulación del organismo a la acción de un campo electromagnético con un imán de 1,5 Tesla que atrae los protones contenidos en los átomos de los tejidos y los alinea con el campo magnético. Cuando se interrumpe el pulso, los protones vuelven a su posición original de relajacióny emiten señales de radio que capta un receptor y analiza un ordenador que a su vez las transforma en imágenes.

**rótula.** Hueso plano y triangular, situado por delante de la articulación de la rodilla, que presenta un vértice puntiagudo en el cual se inserta el ligamento rotuliano.

**sesamoideo, hueso.** Masa ósea redondeada de pequeñas dimensiones incluida en ciertos tendones que sufren compresión y tensión. El mayor de todos es la rótula, incluida en el tendón del cuádriceps femoral a la altura de la rodilla.

**sinovial, líquido.** Fluido claro y viscoso secretado en las bolsas y vainas tendinosas en las articulaciones.

**tendinitis.** Proceso inflamatorio de un tendón causado por una tensión externa.

**tendón.** Banda fibrosa blanca y brillante que une un músculo a un hueso. Excepto en sus puntos de inserción, está constituido por un tejido conjuntivo fibroelástico.

**Thera-Band.** Banda de látex empleada en los ejercicios de resistencia.

**tomografía axial computarizada (TAC).** Procedimiento diagnóstico no invasivo consistente en la proyección de un rayo X puntiforme dirigido en el plano horizontal o vertical para obtener series de cortes radiológicos que pasan a un ordenador y, tras ser procesados, se representan en una pantalla o sobre papel.

**tróclea.** Superficie lisa articular sobre la cual se desliza otra.

**trombosis.** Situación vascular anormal en que se desarrolla un trombo en el interior de un vaso sanguíneo.

**vasoconstricción.** Estrechamiento de un vaso sanguíneo, especialmente de las arteriolas y venas.

**vasodilatación.** Ensanchamiento o distensión de los vasos sanguíneos, particularmente de las arteriolas.

**zambo.** Que tiene las piernas arqueadas de tal modo que las rodillas quedan juntas y los tobillos separados. (Véase *genu valgo*.)

# Apéndice

## RELACIÓN DE LOS PRODUCTOS MENCIONADOS A LO LARGO DEL LIBRO

**AquaJogger**. Se trata del cinturón de flotación más difundido en todo el mundo. Puede encontrarse en muchos establecimientos especializados. Puede ceñirse a la cintura o, en el caso de que se considere más cómodo, sujetarse a la espalda mediante una cincha que cruza el pecho, si bien en este último caso es más difícil mantener el equilibrio en el agua. Si desea más información, puede consultar el sitio *web* http://www.aquajogger.com.

**Calzado MBT.** Ayuda a recudir notablemente el impacto en las extremidades inferiores. Puede adquirirlo a través de http://www.drleroyperry.com.

**Cinturón HAN**. El accesorio favorito de la directora de la piscina de CompletePT, Pattie O'Leary. Consta de dos piezas y garantiza la flotación equilibrada de todo el cuerpo, además de aliviar las molestias en la zona lumbar.

**Cinturón Wave**. A diferencia de los otros, este modelo presenta una cincha muy estrecha en su parte delantera que puede resultar muy útiles a las personas de poca estatura y con un cierto sobrepeso. Da muy buenos resultados cuando se combina con otros cinturones, como el Hydro-Tone o el HAN, ya que se aumenta la flotación.

**Cinturón y botas Hydro-Tone.** Muy recomendables, sobre todo el primero si usted es una persona especialmente alta o le molesta la sensación de presión en el tórax.

**Correa Waterpower Workout**. Fabricada con un tejido sintético irrompible, facilita la resistencia necesaria para evitar cualquier tipo de desplazamiento mientras se practica el paso o la carrera en aguas profundas, así como la adopción de una postura correcta.

**Lynda Huey's Waterpower Workout video.** Un breve curso de una hora en el que se muestran ejercicios en aguas profundas, estiramientos, flexiones, patadas y otros ejercicios para las extremidades inferiores y superiores.

**Maillot Thermo-X**. Una prenda de neopreno —de manga larga o corta— que le ayudará a mantener el calor corporal.

***The Complete Waterpower Workout Book***. El manual de entrenamiento acuático por excelencia.

**Tobilleras Hydro-Fit.** Permiten aumentar el arco de movimiento de las rodillas durante las extensiones de cuádriceps y las flexiones del tendón posterior. Encontrará más información en el sitio *web* http://www.hydro-actif.com.

**Tru-Fit.** Gel terapéutico que puede enfriarse en la nevera o calentarse en el horno de microondas para aplicarlo sobre una zona dañada y aliviar dolores e hinchazones.

**Wet Shirt.** Una prenda de neopreno, con cremallera y de manga corta, que permite mantener el calor corporal.

Todos estos complementos —con excepción del calzado MBT— pueden adquirirse a través de internet dirigiéndose a la siguiente dirección:

Huey's Athletic Network
http://www.lahuey.com

# Índice de materias

# Índice

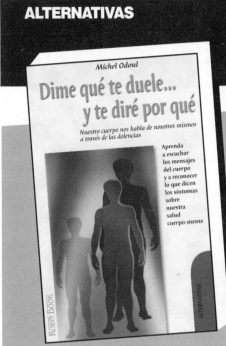
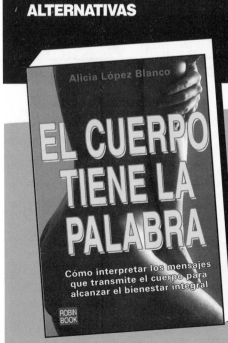

## ALTERNATIVAS

# Los síntomas psicosomáticos, su simbolismo, interpretación y tratamiento.

**Por el autor de los best-sellers** *La enfermedad como camino* **y** *El mensaje curativo del alma.*

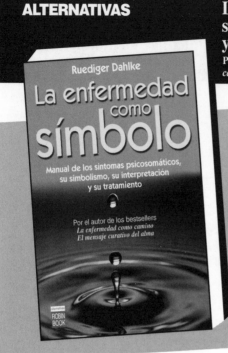

Este libro incluye unos 400 cuadros patológicos con más de 1.000 síntomas. Ruediger Dahlke brinda apoyo tanto al terapeuta como al lector que realiza un tratamiento médico o de autoayuda, y permite al usuario plantearse, bajo su propia responsabilidad, las tareas convenientes que le indica la enfermedad.

- Qué áreas de nuestra consciencia se relacionan con las diferentes regiones y órganos del cuerpo.
- El significado asociado a los problemas que afectan a cada órgano o partes del cuerpo.
- Las terapias adecuadas para cada trastorno o dolencia, tanto en el plano físico como psíquico.
- Los significados últimos de la esclerosis múltiple, el cáncer, el alzheimer, el sida, el estrés, etc.

ISBN: 84-7927-544-8

## ALTERNATIVAS

# El método integral de cultura física más potente que existe para la mente y el cuerpo.

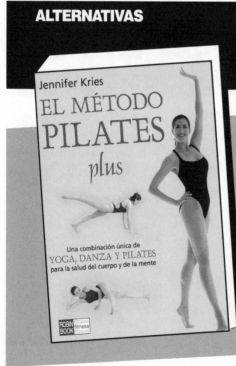

El método Pilates plus ha esculpido los cuerpos de Julia Roberts, Bruce Willis y Madonna, entre otros grandes famosos. La clave de su éxito es la combinación de los beneficios de tres disciplinas: la flexibilidad del yoga, la agilidad y la esbeltez de la danza y la fuerza del método Pilates. El método Pilates, menos conocido que las otras modalidades, fue practicado por bailarines, deportistas de elite, famosos y entrenadores de los mejores clubes de fitness. Actualmente, el mundo del fitness lo ha rescatado y adaptado al gran público.

- Fortalecer los músculos sin que estos aumenten de volumen.
- Dominar nuestra motricidad.
- Reforzar la capacidad de concentración y control del individuo.

*Ilustrado*
ISBN: 84-7927-656-8